SUS
UMA BIOGRAFIA

Luiz Antonio Santini e
Clóvis Bulcão

SUS
UMA BIOGRAFIA

LUTAS E CONQUISTAS
DA SOCIEDADE BRASILEIRA

2ª edição

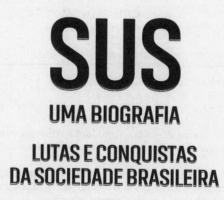

EDITORA RECORD
RIO DE JANEIRO • SÃO PAULO
2024

CIP-BRASIL. CATALOGAÇÃO NA PUBLICAÇÃO
SINDICATO NACIONAL DOS EDITORES DE LIVROS, RJ

B951s   Bulcão, Clóvis
           SUS : uma biografia : lutas e conquistas da sociedade brasileira / Clóvis Bulcão, Luiz Antonio Santini. - 2. ed. - Rio de Janeiro : Record, 2024.

           ISBN 978-65-5587-768-7

           1. Sistema Único de saúde (Brasil) - História. 2. Saúde pública - Brasil - História. I. Santini, Luiz Antonio. II. Título.

                            CDD: 353.60981
23-84533   CDU: 614.2(09)(81)

Meri Gleice Rodrigues de Souza - Bibliotecária - CRB-7/6439

Copyright © Luiz Antonio Santini e Clóvis Bulcão, 2024

Checagem: Mariana Filgueiras

Todos os direitos reservados. Proibida a reprodução, armazenamento ou transmissão de partes deste livro, através de quaisquer meios, sem prévia autorização por escrito.

Todos os esforços foram feitos para localizar os fotógrafos das imagens neste livro. A editora compromete-se a dar os devidos créditos em uma próxima edição, caso os autores as reconheçam e possam provar sua autoria.
Nossa intenção é divulgar o material iconográfico que marcou uma época, sem qualquer intuito de violar direitos de terceiros.

Texto revisado segundo o Acordo Ortográfico da Língua Portuguesa de 1990.

Direitos exclusivos desta edição reservados pela
EDITORA RECORD LTDA.
Rua Argentina, 171 – Rio de Janeiro, RJ – 20921-380 – Tel.: (21) 2585-2000.

Impresso no Brasil

ISBN 978-65-5587-768-7

Seja um leitor preferencial Record.
Cadastre-se no site www.record.com.br
e receba informações sobre nossos
lançamentos e nossas promoções.

Atendimento e venda direta ao leitor:
sac@record.com.br

"Como sei pouco, e sou pouco,
faço o pouco que me cabe
me dando inteiro."

— Thiago de Mello

"O mais importante e bonito, do mundo, é isto: que
as pessoas não estão sempre iguais, ainda não foram
terminadas – mas que elas vão sempre mudando."

— Guimarães Rosa

Sumário

Apresentação, *por Walter Zoss*	11
Introdução	15
1. A medicina brasileira	**31**
Pajés, feiticeiros e a flora do Brasil	32
Casas santas, barbeiros e misericórdias	35
A medicina real	41
Ciência para quem precisa de saúde	44
O tropicalismo baiano	45
Cruz, Chagas & *cruzi*	48
Pandemia, negacionismo e *chloro quinino*	54
Os institutos de seguridade	56
Vendendo a saúde	59
Hospitalocentrismo	60
A máfia de branco e as trambiclínicas, a crise da medicina	63
2. O ensino da medicina	**67**
Tijolo com tijolo num desenho lógico	72
Sem ensino e sem médicos	73
O pós-guerra	75
A Reforma Flexner à brasileira	77
Os militares, os retrocessos e as escolas privadas	79
O retorno dos sanitaristas	83
No planalto central	85

Sanitarismo "pé vermelho"	90
As veredas mineiras	93
Eles não usam estetoscópio	98
Meninos do Rio	101
Fluminenses & papa-goiabas	106
Ocupando espaço	114

3. O Partido Sanitário — 117
O Cebes — 118
Renovação médica — 124
A ascensão — 128

4. A crise do Inamps — 139
Fator incontrolável de corrupção — 141
A crise do Inamps e seu contorno fluminense — 149
O avesso do avesso do avesso do avesso — 156

5. A saúde antes do SUS — 161
Remediado está — 163
Os sem direitos — 166
O irmão do Henfil — 173
SUDS — 180

6. A Constituinte e o surgimento do SUS — 187
Arouca cientista — 188
As esquerdas rachadas — 193
Fiocruz em chamas — 197
Mobilizando — 198
Constituinte – primeiro tempo — 200
Constituinte – segundo tempo — 204
A prorrogação — 206
Metaleiros & alienados — 208
Mão na massa — 218
As perdas — 219

7. O SUS paulista	**223**
Alta tecnologia	226
Os avanços sanitários	228
A gestão em São Paulo	231
8. INCA	**237**
9. A pandemia e o SUS	**247**
A medicina envergonhada	249
Show de horrores	254
10. O futuro	**263**
Financiamento	264
A destruição e o represamento	271
Tecnologia	274
A educação médica	281
Relação com o setor privado	285
Os indígenas	288
As entidades médicas	290
ANS	291
Democracia é saúde	293
Posfácio	297
Agradecimentos	301
Notas	303
Bibliografia	311
Índice onomástico	325

Apresentação

O livro que era para ser: *making of* de uma epopeia

O processo de germinação, gestação e elaboração deste livro foi longo, por vezes engraçado e outras vezes curiosamente sofrido. Nessa trajetória de mais de duas décadas, fui ouvinte, interlocutor, palpiteiro, incentivador e, por fim, também colaborador para que o projeto pudesse ser finalmente materializado nas páginas que aqui estão.

Conheci Luiz Antonio Santini em setembro de 2003. Ele aceitara o difícil desafio de coordenar as ações de planejamento do INCA em meio a uma crise administrativa sem precedentes e, nessa época, eu já trabalhava como jornalista na Divisão de Comunicação Social do instituto. Nos anos seguintes, nos aproximamos ainda mais: como colaborador em sua gestão de diretor-geral do INCA, depois como gerente executivo da Rede de Institutos e Instituições Nacionais de Câncer da América Latina (RINC), idealizada por ele com enorme pertinácia e, além desse tempo, como seu amigo e admirador. Aprendi a ouvir com interesse e deleite suas histórias, relatos e experiências, sempre descritas com precisão e boa dose de humor, que se misturavam de modo flagrante com a própria história da saúde pública brasileira. Santini é um dos médicos remanescentes da luta pela construção do SUS na década de 1980, mas conserva até os dias de hoje uma visão crítica, aguçada e atual de seu desenvolvimento.

Inúmeras foram as vezes em que nas rodas de conversas, profissionais ou privadas, e nas viagens que fizemos juntos por recantos latino-americanos, os relatos de vida de Santini animaram e retroalimentaram as resenhas e discussões sobre a saúde pública e suas perspectivas. Mas eu percebia, também, sua aflição com a possibilidade de que todo aquele rico acervo de memórias ali verbalizado se perdesse no tempo caso não fosse documentado e publicado da forma mais adequada possível. Para Santini essas experiências deveriam ter uma finalidade mais nobre do que a simples satisfação pessoal de uma autobiografia para colocar na estante. A discussão de alternativas plausíveis era recorrente em nossas conversas, porém sem que daí tivesse surgido uma solução definitiva.

Recentemente, durante a pandemia da Covid-19, Santini confessou que a situação dramática na saúde pública brasileira fortalecera ainda mais o desejo de publicar suas experiências e análises como forma de contribuir para o debate sobre o futuro ameaçado do SUS. Da visita que fiz a ele nessa época, em seu refúgio na região serrana do Rio, finalmente saiu uma proposta que foi o primeiro passo para a concretização do livro: gravar por videoconferência depoimentos organizados por blocos temáticos, desencadeados por fotos do arquivo pessoal de nosso protagonista.

Decidimos chamar também a jornalista Cristina Ruas, que acompanhara Santini em várias fases de sua biografia, na UFF e no INCA, para ajudar a conduzir comigo os seis blocos de entrevistas. Com o material gravado, faltava encontrar alguém para contar a história da forma desejada: como biografia do SUS, tendo Santini e sua história como fio condutor na narrativa. O historiador e escritor Clóvis Bulcão, amigo de décadas, pareceu ser o nome ideal para o projeto. Com biografias de sucesso em seu currículo, sobre a família Guinle e a mais recente sobre o empresário Henrique Lage, Clóvis tinha o perfil, a experiência e a competência para abraçar o projeto.

O primeiro encontro entre os dois para discutir a parceria se deu no Bar Lagoa, reduto tradicional da gastronomia carioca, e tudo conspirou a favor. O entendimento entre Santini e Bulcão sobre o que deveria ser a proposta do livro foi imediato. E um fato na mesa ao lado chamou a minha atenção: rolava uma improvável confraternização entre ilustres dirigentes e sócios beneméritos do Fluminense e do Flamengo – dessas coisas difíceis de explicar, mas que pode ter sido a razão inspiradora para a simbiose entre o tricolor Luiz Antonio Santini e o rubro-negro Clóvis Bulcão. O livro começou a ser escrito ali.

APRESENTAÇÃO

Muitos outros encontros aconteceram, discussões se seguiram, dilemas, crises, inclusive de saúde, ameaçaram a produção da obra. Apesar dos reveses, foram entrevistados mais de trinta personagens importantes que testemunharam a criação e evolução do SUS, vasculhados e consultados inúmeros documentos, artigos e matérias dos jornais da época, além da literatura disponível. Quero crer que a obra que aí está é o desfecho feliz de uma epopeia que levou duas longas décadas para se concretizar.

Que assim seja.

Walter Zoss, maio de 2023

Introdução

Quando o médico Luiz Antonio Santini Rodrigues da Silva entrou no elevador da presidência do Instituto Nacional de Assistência Médica da Previdência Social (Inamps) do Rio de Janeiro, na terça-feira, dia 9 de julho de 1985, estava acompanhado de alguns companheiros do chamado Partido Sanitário, um movimento suprapartidário de jovens médicos que iria mudar a história da saúde no Brasil. Em mais alguns instantes, ele tomaria posse como superintendente, um dos postos-chave da saúde pública fluminense e brasileira. Eles sabiam que o auditório do icônico prédio da rua México, 128, no centro, estava lotado. Era um acontecimento estratégico na área da saúde. A sua nomeação era um passo importante para a construção do Sistema Único de Saúde (SUS).

Nos últimos meses, ao lado do ministro da Previdência Social, Waldir Pires, dos sanitaristas Sérgio Arouca, Hésio Cordeiro e de expressivos nomes do Partido Sanitário, a saúde pública brasileira entrara em uma nova fase. Para o grande público, o cargo de superintendente não dizia muita coisa, mas, nessa época, o Inamps era um órgão totalmente desmoralizado pelas inúmeras denúncias de corrupção e absurda ineficiência. O instituto era responsável pela administração direta de vários hospitais públicos do Brasil e pela contratação dos serviços privados aos segurados da Previdência Social. Além de prestar um péssimo serviço aos então 135 milhões de brasileiras e brasileiros, só atendia os 20 milhões de pessoas com vínculo empregatício e seus familiares, alguns poucos aposentados, e, sem dó nem piedade, excluía aproximadamente 40 milhões de cidadãos.

Em 1985, mesmo após a morte de Tancredo Neves e a inesperada posse do vice José Sarney como presidente, o país respirava um ar de esperança, com o fim do governo militar e a restauração da ordem democrática. Em nenhum outro setor da vida nacional havia um plano tão bem estruturado de transformação da realidade concreta da população como na saúde. Santini era um dos responsáveis pela construção dessa mudança, que culminaria com a criação do SUS, em 1988. Logo, sua nomeação era vital para o sucesso do processo. Mas, assim que a porta do elevador se abriu, uma repórter da TV Globo aproximou-se e, de supetão, perguntou: "Por que a sua posse foi cancelada?" Não foi apenas um humilhante revés pessoal, mas uma derrota inesperada para o Partido Sanitário.

Luiz Santini chegou ao Rio de Janeiro ainda criança, com apenas 9 anos. Seu pai, Manoel Rodrigues da Silva, era um pequeno produtor rural de Santa Isabel do Rio Preto, distrito de Valença, município do interior do Rio de Janeiro, que fora adotado pelo padrinho, o médico e sanitarista Sebastião de Castro Ferreira Pinto. Preocupado com a educação do filho, mandou-o para a capital, onde Santini foi morar com Sebastião, que também era seu padrinho. O sanitarista atuara de forma destacada no combate à malária em várias regiões do estado, e foi com essa influência que o jovem entrou em 1965 para a Faculdade de Medicina na Universidade Federal do Estado do Rio de Janeiro (Uferj), em Niterói, que se tornaria a atual Universidade Federal Fluminense (UFF) naquele mesmo ano.

Levou um tempo para Santini se concentrar nos estudos, pois nos primeiros anos de medicina dedicava muito mais tempo a atividades de política estudantil. Apesar de o país viver um regime de exceção, Santini se aproximou de forma destemida do Partido Comunista Brasileiro (PCB), o Partidão, uma agremiação que vivia na ilegalidade. Apesar de clandestino, o PCB representava uma forte corrente no movimento estudantil na luta contra a ditadura. Mas as várias propostas de combate aos militares acabaram por rachar o partido – uns optaram pela luta armada e outros, como Santini, pela via do fortalecimento da democracia e das entidades estudantis: a União Nacional dos Estudantes (UNE) e a União Estadual dos Estudantes (UEE). Assim, Santini perdeu espaço na luta política in-

INTRODUÇÃO

terna do partido e acabou mergulhando nos estudos. Concentrou-se na carreira médica e após a residência em cirurgia já lecionava na Faculdade de Medicina da UFF. Ainda muito jovem, tornou-se diretor da emergência do Hospital Universitário Antônio Pedro (HUAP); em seguida, diretor da Faculdade de Medicina da UFF e um dos formuladores da implementação do Projeto Niterói, que propunha mudanças no currículo médico visando aproximar os alunos de graduação, desde os primeiros anos, dos serviços de saúde. Essas experiências logo o projetaram como membro-chave do Partido Sanitário.

O SUS só nasceu porque havia uma conjunção favorável de fatores – científicos, históricos, educacionais e políticos – que, não por coincidência, brotaram em plena luta pelo fim da ditadura. Do ponto de vista científico, o país estava renovando uma tradição sanitarista que começara ainda no século XIX, com a chamada Escola Tropicalista Baiana, um movimento de médicos que teria dado origem à medicina associada ao clima tropical, depois sucedida pelo célebre Oswaldo Cruz. Ele, em 1900, fundou o Instituto Soroterápico, uma entidade fundamental para mudar o terrível quadro sanitário que maculava a imagem do Rio de Janeiro, então capital do país. Enquanto Buenos Aires era chamada de a Paris dos trópicos, o Rio era uma cidade pestilenta seguidas vezes assolada pela febre amarela, a varíola e a famigerada peste bubônica. Apesar das muitas polêmicas e até de uma revolta contra o processo de vacinação, Oswaldo Cruz mudou o cenário sanitário da capital e de 30 portos espalhados pelo país. Foi nesse ambiente que surgiu, na sequência, Carlos Chagas, primeiro cientista da história, e ainda hoje o único, a descrever o ciclo completo de uma enfermidade, após ter descoberto o *Trypanosoma cruzi*, protozoário causador da doença de Chagas.

Não era só na capital que os sanitaristas se destacavam. Em São Paulo, na mesma época, médicos cientistas como Adolfo Lutz, Vital Brazil e Emilio Ribas foram fundamentais na resolução de problemas que atravancavam o desenvolvimento econômico do estado. Foram eles que controlaram a epidemia de peste bubônica que atacou a cidade de Santos em 1898. Nessa época, a cidade de São Paulo competia com Buenos Aires como polo de atração de mão de obra de imigrantes e resolver os problemas sanitários era algo estratégico. Portanto, no início do século XX, havia uma base sanitarista bem consolidada no país.

Apesar desses avanços, do ponto de vista da atenção hospitalar, o Brasil era um vasto deserto. Desde o período da colônia, as santas casas sobreviviam basicamente da caridade e eram pobremente equipadas, mesmo considerando a escassez de recursos técnicos e conhecimentos da época. Clínicas particulares só começaram a surgir na segunda metade do século XIX. O quadro só começou a mudar de verdade após a Lei Eloy Chaves (1923), que criou as Caixas de Aposentadoria e Pensões (CAP) dos trabalhadores ferroviários. A nova legislação previa "socorros médicos em caso de doença em sua pessoa ou pessoa de sua família" e ainda garantia "medicamentos obtidos por preço especial".[1] Logo no início da Era Vargas, uma nova mudança da legislação foi responsável pelo surgimento dos Institutos de Aposentadorias e Pensões (IAPs). Foi assim que nasceu, em 1933, o Instituto de Aposentadoria e Pensões dos Marítimos (IAPM); um ano mais tarde, os bancários eram contemplados pelo IAPB e os comerciários, pelo IAPC; na sequência, vieram o IAPI, dos industriários, e o Ipase, dos servidores públicos. Na prática, cada novo instituto correspondia ao surgimento de uma grande unidade hospitalar.

Essa rede, no entanto, só atendia aos membros segurados, e aos seus familiares, das respectivas categorias profissionais. A população rural, que era então a maioria, e quem não tinha vínculo trabalhista, ou exercia uma profissão não reconhecida pelo Estado brasileiro – jogadores de futebol, atrizes e atores, artistas em geral, domésticas, cabelereiras e barbeiros, corretores e muitas outras atividades –, era considerado indigente. Tais pessoas eram duplamente punidas, pois, além de não terem como se tratar em bons hospitais, ainda eram marginalizadas com o rótulo de indigente. Elas só contavam com o serviço das santa casas e dos poucos hospitais ligados às faculdades de medicina que existiam no país. Havia também aqueles que, com recursos próprios, poderiam se valer de uma principiante medicina privada.

INTRODUÇÃO

Do ponto de vista histórico, na segunda metade do século XX, a questão da saúde como direito universal entrou em pauta logo após a Segunda Guerra Mundial, com a Declaração Universal dos Direitos Humanos proclamada pela Organização das Nações Unidas (ONU), em 1948, que preconizava em seu artigo 25º que todo ser humano "tem direito a um padrão de vida capaz de assegurar a si e a sua família saúde e bem-estar". Mesmo sendo uma assertiva muito genérica, no mesmo ano no Brasil, durante o governo de Eurico Gaspar Dutra, foi lançado o Plano Salte, um programa de desenvolvimento para estimular os setores de saúde, alimentação, transporte e energia. A receita para os problemas de saúde no país deveria ser resolvida "com uma vigorosa política intervencionista governamental".[2] Mas o Brasil seguiu sendo um grande hospital, com doenças endêmicas, alta mortalidade infantil, crônica falta de leitos por habitante e poucos médicos em muitas regiões.

Esse quadro desolador só começou a ser causa de maior preocupação após a Revolução Comunista em Cuba, em 1959. Antes disso, durante a vigência da Doutrina Monroe, algumas organizações foram criadas visando melhorar a questão da saúde na região das Américas. Foi assim que nasceu a Organização Pan-Americana da Saúde (OPAS), em 1902, com o apoio de fundações norte-americanas. As novidades propostas pelo governo de Fidel Castro incomodavam os EUA e eles passaram a temer que a experiência cubana se tornasse um exemplo para os países da região. Tanto que no ano seguinte, em Bogotá, Colômbia, foi realizada uma conferência e os EUA passaram a financiar também o desenvolvimento social. Esse movimento foi reforçado, em 1961, em novo encontro internacional na cidade de Punta del Este, Uruguai. Foi quando nasceu a Aliança para o Progresso, tendo como um dos objetivos "a formulação de políticas públicas de saúde"[3] para os países-membros da Organização dos Estados Americanos (OEA). Sempre com recursos de entidades norte-americanas – fundações Kellogg, Ford e Rockefeller, entre outras –, as organizações começaram a atuar nas áreas de planejamento e gerência de saúde. Ao fim da década de 1960, a imprensa afirmava que as epidemias assolavam o país que projetara Oswaldo Cruz e Carlos Chagas.

Todo esse movimento impactou o ensino de medicina no país. A demanda por planejamento e gerência estimulou a revitalização dos cursos de Higiene e Saúde Pública, que estavam totalmente eclipsados pela crescente onda de estudantes que buscavam a especialização médica. Nas faculdades de Minas Gerais, São Paulo, Bahia, Paraíba e Rio de Janeiro, esses velhos cursos começaram a renascer sob novos paradigmas. Em muitas universidades, a formação dos jovens médicos passou a ter um tom crítico em relação à medicina tradicional e propor uma nova relação com os serviços prestados à população. Foi nesse caldo de cultura que foram educados os principais responsáveis pela criação do SUS: Sergio Arouca, Hésio Cordeiro, José Saraiva Felipe, José Temporão, José Carvalho de Noronha, José Luís Fiori e Reinaldo Guimarães e, claro, Luiz Santini.

O novo paradigma foi tão solidamente fincado no Brasil que, ao longo da década de 1970, estiveram no país importantes intelectuais que pensavam a medicina de uma forma mais abrangente. O primeiro foi o médico, sociólogo e historiador argentino Juan César García, da OPAS, pioneiro no estudo social da medicina em nosso continente. Em 1974, ele foi um dos mentores da criação do programa de pós-graduação do Instituto de Medicina Social da Universidade do Estado do Rio de Janeiro (UERJ) – Hésio Cordeiro e José Carvalho de Noronha foram alunos da primeira turma do curso. O genial filósofo francês Michel Foucault realizou duas conferências para alunos do curso no mesmo ano.

Em 1978, chegava ao Brasil o médico e sanitarista italiano Giovanni Berlinguer. Ele e o irmão Enrico foram senadores pelo Partido Comunista Italiano (PCI) e atuaram de forma decisiva na formulação do Plano Nacional de Saúde da Itália, o Servizio Sanitario Nazionale (SSN), uma das inspirações para a reforma sanitária brasileira. Outro italiano com passagem marcante pelo país foi Franco Basaglia. Renomado psiquiatra, ele revolucionou a psiquiatria moderna ao estabelecer novas propostas para o tratamento de doenças mentais. Foi o grande líder do movimento antimanicomial em seu país e o trabalho que realizou em Trieste foi adotado como modelo pela Organização Mundial da Saúde (OMS). Em 1979, Basaglia fez conferências no Rio de Janeiro, em São Paulo e em Belo Horizonte.

INTRODUÇÃO

Quando a OMS e o Fundo das Nações Unidas para a Infância (Unicef) organizaram, em 1978, a Conferência Internacional sobre Cuidados Primários de Saúde, em Alma-Ata, Cazaquistão, antiga república da União Soviética, considerando "a necessidade de ação urgente de todos os governos, de todos os que trabalham nos campos da saúde e do desenvolvimento e da comunidade mundial para promover a saúde de todos os povos do mundo",[4] esses jovens médicos, no Brasil, já estavam engajados em transformar a triste realidade da saúde da sociedade brasileira. Muitos, quase todos, eram ligados ao PCB e, como tinham afinidades ideológicas, constituíram uma entidade que seria fundamental para o surgimento do SUS: o Centro Brasileiro de Estudos de Saúde (Cebes).

O Cebes foi criado em 1976 e funcionou de forma provisória no Sindicato dos Médicos no Rio de Janeiro (SinMed/RJ). No mesmo ano de sua fundação foi lançada a revista *Saúde em Debate*. Foram os jovens médicos fundadores, inclusive, os responsáveis por trazerem ao país Giovanni Berlinguer e Franco Basaglia. No Centro foram formuladas as principais propostas que moldariam a concepção do SUS. A lista de colaboradores, além dos já mencionados, é extensa: o médico e temido colunista do *Jornal do Brasil* e da *Folha de S.Paulo* Carlos Gentile de Mello, Sonia Fleury, reconhecida por sua intelectualidade e considerada a musa do Partido Sanitário, e o médico Osmar Terra. Assim teria nascido o documento "A questão democrática na área de saúde", célula máter do novo sistema, concebido por Hésio Cordeiro, pelo médico Reinaldo Guimarães e pelo sociólogo José Luís Fiori. Com um projeto na mão, os mentores da reforma sanitária brasileira tiveram a capacidade política de colar a luta pela construção de um novo modelo de saúde no movimento que clamava por democracia.

O quadro da saúde no Brasil, após 1964, continuava ineficiente e excludente. Em 1966, o governo militar decidiu juntar todos os IAPs em um único e criou o Instituto Nacional de Previdência Social (INPS). Era uma forma de padronizar os serviços, especialmente na área médica, pois havia enorme diferença entre eles. Depois, houve uma malsucedida tentativa de privatizar os serviços do INPS. Mais adiante, fatiaram o novo Instituto e separaram os serviços de previdência do setor médico. Em 1977, criaram o Instituto Nacional de Medicina e Previdência Social (Inamps); a gestão financeira ficou a cargo do Instituto de Administração Financeira da Previdência e Assistência Social (Iapas); e a concessão de benefícios continuou com o INPS. O setor médico do Inamps, além dos hospitais próprios, herdados dos velhos IAPs, contratava serviços do setor privado por meio de convênios.

A forma de pagamento dos convênios seguia uma tabela de valores estabelecidos em contrato com as entidades privadas para os procedimentos, ou unidades de serviços, realizados. Na prática, cada serviço realizado por uma clínica ou hospital era pago com dinheiro público sem praticamente nenhuma comprovação. Com esse modelo, a transferência de recursos para o setor privado foi tão rápida e intensa que, logo após a criação do novo Instituto, 97% das hospitalizações em todo o Brasil eram realizadas nos hospitais conveniados. Não à toa, Carlos Gentile de Mello dizia que as unidades de serviço eram uma fonte incontrolável de corrupção. A ditadura militar, em conluio com o setor privado, transformara a doença da população em algo extremamente lucrativo. O absurdo era de tal ordem que, em palestra na Escola Superior de Guerra (ESG) em 1976, o presidente do INPS, Reinhold Stephanes, havia admitido que 600 mil cirurgias desnecessárias tinham sido realizadas com dinheiro público. Portanto, o Inamps já nascera contaminado por problemas financeiros e fraudes.

A crise do setor era tão grave que ao longo dos anos 1980 foram popularizadas expressões como "máfia de branco" e "trambiclínica". Nessa época, com a expansão da medicina do vale-tudo, pipocaram escolas médicas em todo o país – e cunhou-se o termo "faculdades de fim de semana". Em 1988, a falta de prestígio era tamanha que o programa humorístico *TV Pirata*, na Rede Globo, criou o quadro intitulado "Hospital de Base", depois alterado para "Hospital Geral". Nele, os redatores Luis Fernando Verissimo, Miguel Falabella, Mauro Rasi e a Turma do *Casseta & Planeta* se inspiraram no noticiário e o estrelado elenco – Regina Casé, Claudia Raia, Ney Latorraca, entre outros – deixava claro que o sistema público de saúde era uma piada. Ainda na década de 1980, quando a aids apareceu, o Brasil rapidamente

INTRODUÇÃO

se transformou no terceiro país com mais pessoas com HIV. Logo, ficou claro quem era o maior responsável pelo surto: o Estado brasileiro. Havia uma relação promíscua entre os bancos de sangue (quase todos nas mãos da iniciativa privada), os hospitais e as multinacionais da área farmacêutica – tudo com o financiamento generoso do Inamps. Sangue infectado com o vírus circulava livremente e matava seres humanos como se fossem baratas. Foi quando surgiu uma liderança contra o absurdo comércio de sangue, o sociólogo Herbert José de Souza, o Betinho. Ele e os irmãos, o cartunista Henrique de Souza Filho, o Henfil, e o músico Francisco Mário de Souza, o Chico Mário, todos hemofílicos, foram mortos por receberem sangue com HIV em transfusões. Durante a ditadura militar, o setor da saúde vivia nas páginas policiais.

Portanto, havia uma enorme insatisfação na sociedade brasileira e o Partido Sanitário soube tirar proveito da situação. Conforme avançavam as experiências realizadas pelos cursos de Medicina Preventiva, Social e Comunitária, os caminhos que conduziram ao SUS eram rascunhados e ganhavam força política. As medidas eram tão óbvias que, aos poucos, foram adotadas pelo próprio Inamps. Entre 1982 e 1983, duas novidades foram criadas. Primeiro, o Conselho Consultivo da Administração de Saúde Previdenciária (Conasp), que instituiu o expediente das Ações Integradas de Saúde (AIS). Para o Inamps, era uma saída viável para a crise financeira. Era mais barato e eficiente financiar serviços em unidades médicas espalhadas pelos estados e municípios, que até então não recebiam verbas federais, do que remunerar por procedimento, e atender inclusive os indigentes, mesmo que fosse uma prática à margem da lei, do que continuar alimentando o velho modelo. Sem contar que o sistema descentralizado desafogava o cotidiano dos grandes hospitais.

Tratava-se de um esboço do que viria a ser o SUS: era um direito das pessoas e um dever do Estado; deveria ser tripartite, ou seja, combinando as três esferas do poder – federal, estadual e municipal –, descentralizado, oferecendo, portanto, atenção primária o mais perto possível das pessoas, e universal, pois todos seriam atendidos. Havia um único, e relevante, ponto de discórdia entre os membros do Partido Sanitário: o setor privado deveria continuar existindo ou a convivência seria impossível?

Na virada da década de 1970 para os anos 1980, com o avanço da luta pela democracia, Sérgio Arouca e Hésio Cordeiro conquistaram a liderança do movimento sanitário. Muitos sanitaristas de esquerda e democratas eram filiados ao Movimento Democrático Brasileiro (MDB), partido de oposição aos militares. Foi nesse embalo que o documento "A questão democrática", em 1979, foi apresentado no I Simpósio sobre Política Nacional de Saúde da Câmara dos Deputados. Como não havia nenhuma outra sugestão para a grave crise do setor, o MDB assumiu a proposta do Partido Sanitário na íntegra. Quando Tancredo Neves costurou a Aliança Democrática com o Partido da Frente Liberal (PFL) e o agora Partido do Movimento Democrático Brasileiro (PMDB) – o partido mudara de nome em 1980 – para ser eleito presidente da República, coube aos peemedebistas a pauta da saúde pelo simples fato de terem um projeto. Além disso, era uma proposta que vinha sendo colocada em prática com sucesso.

Após a vitória da chapa de Tancredo Neves e José Sarney nas eleições indiretas para a Presidência da República, em 1985, os ministérios da Saúde e da Previdência Social ficaram com o PMDB. Com a nomeação para a Previdência de um verdadeiro democrata, o baiano Waldir Pires, as coisas ficaram ainda mais fáceis. Hésio foi nomeado presidente do Inamps; Santini foi para a Superintendência do Rio, e Arouca, mesmo sendo sabidamente comunista, para presidir a Fundação Oswaldo Cruz (Fiocruz). Foram grandes passos para a construção do SUS. Na Previdência, o objetivo era acabar com o eterno déficit, combater a corrupção e acelerar ao máximo o processo de descentralização do atendimento médico celebrando convênios com municípios e estados. Já Arouca olhava lá na frente e articulava a mobilização da sociedade para garantir, na Assembleia Constituinte que se aproximava, a aprovação do Sistema Único de Saúde.

Foi exatamente nesse momento que a assessora de imprensa da Fiocruz Christina Tavares percebeu que era hora de tirar a saúde das páginas policiais. A Fiocruz era até então uma instituição desconhecida até mesmo dos moradores do Rio de Janeiro. Ninguém sabia que em seu imponente castelo mourisco funcionava um importante centro de pesquisas. Tavares aos poucos conseguiu pautar matérias na imprensa local e nacional e dar

INTRODUÇÃO

mais visibilidade às atividades da Fiocruz. Em uma entrevista com Sérgio Arouca para um programa da TV Globo, ela o vestiu com um jaleco emprestado. Em vez da imagem em rede nacional de um ativista político de esquerda, Arouca apresentou-se como um cientista da linhagem de um Oswaldo Cruz.

Tavares também mobilizou a sociedade para a VIII Conferência Nacional de Saúde (CNS) com o endosso de artistas importantes como Fernanda Montenegro, Caetano Veloso e Djavan, que convocavam o público em seus espetáculos para a Conferência. Aguinaldo Silva, autor, com Dias Gomes, da novela *Roque Santeiro*, um dos maiores sucessos da televisão brasileira, criou falas para o personagem de Cláudio Cavalcanti, Padre Albano, sobre a importância de participar da VIII Conferência Nacional de Saúde. No Rio de Janeiro, até as contas de água e luz traziam informações sobre a CNS. O movimento foi tão forte que muitos jornais e revistas criaram a editoria de ciências.

Enquanto isso, ocorria uma verdadeira revolução no Inamps. Hésio acelerou os convênios, sempre visando o atendimento universal, e acertou no início do fim da bandalheira promovida pelas organizações criminosas que parasitavam o Instituto. Algumas superintendências movimentavam mais verbas que o próprio governador e eram, em geral, comandadas por pessoas ligadas ao poder político local. Durante a gestão do ministro Waldir Pires, foram descobertas cem entidades fantasmas contratadas pela Superintendência do Maranhão.

Após o sucesso da VIII CNS, o Partido Sanitário teria pela frente seu maior desafio: aprovar o SUS na Constituinte – incluir na nova Constituição que saúde era um direito de todos e um dever do Estado. O projeto contava com muitos apoios relevantes. Para começar, com o do Centrão – bem diferente do atual, que é apenas fisiológico –, liderado pelo deputado federal e médico Carlos Sant'anna, do presidente da Assembleia, Ulysses Guimarães, do PMDB, dos partidos de esquerda e do Partido da Social Democracia Brasileira (PSDB). Nessa etapa, o maior inimigo do projeto era o deputado Roberto Jefferson, do Partido Trabalhista Brasileiro (PTB) do Rio de Janeiro, que era contra a saúde ser dever do Estado.[5] Mais tarde, o presidente Fernando Collor de Mello se revelaria inimigo do SUS. Após a aprovação na Constituinte, em 1990, ele vetou importantes partes da Lei nº 8.080 que regulamentava o novo sistema. Na prática, o projeto dos sanitaristas ficou totalmente desfigurado. Mas a mobilização do setor da saúde continuava firme e o veto acabou derrubado pelo Congresso.

Portanto, no dia 9 de julho de 1985, naquela terça-feira em que Santini ficou sabendo que não seria mais empossado superintendente do Inamps do Rio de Janeiro, o Partido Sanitário entrou em ação. O ministro Waldir Pires chamou Hésio, que estava no Rio, e, acompanhados de várias entidades do movimento social, como a Federação das Associações dos Moradores do Estado do Rio de Janeiro (Famerj), a Fundação Carlos Chagas Filho de Amparo à Pesquisa do Estado do Rio de Janeiro (Faperj) e diversos sindicatos da área de saúde, sobretudo o Sindicato dos Médicos (SinMed/RJ) e o Conselho Regional de Medicina do Estado do Rio de Janeiro (Cremerj), falaram com o presidente José Sarney. Waldir Pires deu um ultimato ao presidente: ou Santini assumia ou ele deixava o ministério. O incidente constituía um bom resumo de como a saúde era comandada até então. Políticos da Aliança Democrática, do PMDB e do PFL queriam o cargo, muito mais interessados em suas polpudas verbas do que em transformar o setor da saúde. Mas a pressão deu resultado e, no dia seguinte, com um público bem maior no auditório, Santini tomou posse. A engrenagem política que construiria o maior sistema público de saúde do mundo voltou a funcionar.

Apesar de tudo, o SUS ainda está longe de ser o melhor sistema do mundo. Desde a sua criação, e depois, com a regulamentação, em 1990, sempre enfrentou um crônico problema de financiamento. Até mesmo após a criação da Contribuição Provisória sobre Movimentação Financeira (CPMF) pelo então ministro da Saúde, o médico Adib Jatene, para financiar o Fundo Nacional de Saúde (FNS), em 1997. O governo de Fernando Henrique Cardoso achou por bem tirar uma parte dos recursos que estavam destinados para o setor. Essa fonte de financiamento secou definitivamente em pleno governo de Lula, em 2007, e representou um baque significativo para o SUS. Na última década, os repasses foram caindo ano a ano.

INTRODUÇÃO

Mesmo assim, desde a criação do SUS, o quadro de saúde no Brasil avançou muito. Santini sempre gosta de frisar que o Sistema incorporou 19 vacinas para 21 doenças, cobrindo 88% da população; tem o maior programa de controle de tabagismo do mundo, com impacto significativo na redução da mortalidade por doenças crônicas, sobretudo as cardio-vasculares e o câncer; é referência no mundo para HIV e aids; através de convênios, financia a pesquisa em todas as áreas, inclusive tecnologia de ponta; também é referência no mundo para transplante de órgãos e tem centenas de hospitais de câncer espalhados pelo país; criou o Subsistema de Atenção à Saúde Indígena (SASI), o Programa Farmácia Popular e, sem esquecer a joia da coroa, o Programa Saúde da Família, espalhado pelos 26 estados brasileiros e pelo Distrito Federal, que atende mais de 100 milhões de pessoas em 4 mil municípios. Em muitas pesquisas, já ficou provado que, apesar dos problemas, quem usa o SUS defende o SUS.

Logo que a pandemia do novo coronavírus começou a assombrar o mundo, em 2020, Luiz Santini percebeu dois movimentos: que o SUS seria fundamental para enfrentar os problemas sanitários apresentados por algo totalmente desconhecido pela ciência; e que, passado o tsunami, o sistema enfrentaria uma situação de terra arrasada. Isso antes mesmo de o governo brasileiro começar a se comportar de forma criminosa, negando a ciência, atacando as vacinas e se recusando a comprá-las, prescrevendo um antiprotozoário (cloroquina) para combater um vírus e, sobretudo, desarticulando o SUS pela inércia. Portanto, era hora de contar a brasi-leiras e brasileiros o que é o SUS, como ele surgiu e o que estava em jogo. Uma coisa são os efeitos de uma pandemia, outra é a destruição de uma conquista civilizatória da sociedade.

Apesar da reversão do paupérrimo orçamento para a Saúde que estava previsto para o ano de 2023, apesar da nomeação, no mesmo ano, da socióloga Nísia Trindade para o cargo de ministra da Saúde, apesar da retomada da ciência como parâmetro na área médica, os desafios do SUS são gigantescos. Houve o cancelamento de 80% dos exames preventivos de câncer de mama e colo do útero, acarretando o represamento de um número expressivo de cirurgias, e a diminuição dos transplantes renais, que caíram na casa de 30%. A Fiocruz estima que a fila de cirurgias tenha 1 milhão de pessoas. E os problemas não param por aí. Como recuperar o Programa Nacional de Imunizações (PNI), um legado do tempo do governo militar, que foi desmantelado? Como será o financiamento nos próximos anos? Continuará em queda? Como atender tanta gente com a mesma capacidade instalada? Será possível melhorar a relação com o setor de medicina suplementar?

Em dezembro de 2022, a Agência Nacional de Saúde Suplementar (ANS) revelou que fecharia o ano com um gigantesco déficit. Apesar da entrada de 1,5 milhão de novos clientes. Alegam que existe um índice de 90% de sinistralidade, isto é, a relação entre as despesas assistenciais e as receitas. Também afirmam que, para garantir o atendimento de 50,5 milhões de clientes, é fundamental uma nova relação com o SUS. Os planos de saúde no Brasil são subsidiados. O fim das deduções do imposto de renda, na verdade uma forma de renúncia fiscal, parece hoje unir a direita e a esquerda. Essa é uma equação desafiadora para o futuro das nossas saúdes.

Outra questão para os anos vindouros é o fortalecimento do complexo industrial da saúde. Ou seja, a capacidade do setor de saúde produzir recursos se articulando com o setor produtivo, com as universidades e instituições de pesquisa para gerar conhecimento, recursos, tecnologias e insumos. E, ainda, utilizar a capacidade de compras do Estado para fortalecer a economia. A saúde não é um gasto, e sim um investimento. Isso deveria estar na cabeça dos políticos na hora de discutir o orçamento da Saúde. A boa saúde permite a maior capacidade produtiva do país. Além disso, o quadro hoje é diferente, com as pessoas vivendo mais e o evidente aumento da população, tudo bem diferente da época da criação do SUS – que precisará estar alinhado aos avanços tecnológicos desenvolvidos durante a emergência sanitária.

De certa forma, o momento é favorável à reforma do SUS. Como nos anos que antecederam a sua criação, a luta pela democracia, infelizmente, voltou ao cenário político. Hoje, a mobilização em defesa da saúde pública passará por outras pautas, como financiamento decente e defesa da ciência e do próprio SUS. Santini alerta para questões anteriores ainda à imple-

INTRODUÇÃO 29

mentação do sistema: a revisão do ensino médico que, ao longo dos anos, foi se tornando cada vez mais distante das reais necessidades da sociedade; o papel das entidades médicas, que se renderam ao negacionismo e que, em nome da autonomia, fizeram vista grossa para práticas ilegais, como a prescrição de remédios sem eficiência comprovada; e, no campo político, uma agenda estratégica sanitária, envolvendo os poderes Executivo e Legislativo, para fortalecer os níveis constitutivos do SUS.

O Brasil mudou muito desde a criação do Sistema Único de Saúde. Foram muitos os ganhos, como já foi dito – redução expressiva da mortalidade infantil, criação da vigilância sanitária, aumento da rede de atendimento básico, revolução na área psiquiátrica, política antitabagista, pioneirismo em transplantes de órgãos e tecidos –, mas os últimos anos foram pedagógicos: tudo isso pode ser perdido. Conhecer a história do SUS é uma forma de engajamento político e, também, de luta pelo seu aperfeiçoamento.

1. A medicina brasileira

Em pleno verão, Luiz Santini, um jovem singelo, viajava do Rio de Janeiro, sua cidade por opção, a Petrópolis três vezes por semana, a trabalho. Uma viagem curta para uma estadia tão intensa. Duas horas de viagem apartam o homem – especialmente um jovem que ainda não criou raízes firmes na vida – de seu mundo cotidiano, do que costumava chamar de deveres, interesses, cuidados e projetos. Ansiava por chegar ao fim do trajeto, pois, uma vez lá em cima, estaria em sua verdadeira escola de medicina. Luiz Santini olhou pela janela. O ônibus avançava pela estrada sinuosa ao pé da serra. Logo os abismos, à esquerda, murmuravam a descida da montanha; à direita, as árvores buscavam por entre os rochedos as alturas de um céu cinzento como pedra.

O ônibus atravessou o rio Piabanha e prosseguiu na direção de uma encosta coberta de bosques. Em seguida, numa meseta um tanto proeminente, de pouca altura, destacava-se o edifício comprido, com a fachada dirigida para sudeste. Numerosas janelas lhe davam, de longe, o aspecto esburacado, poroso como uma esponja: era o Sanatório Oswaldo Cruz. Lá, o quartanista de medicina, que trabalhava como plantonista, fazia de tudo um pouco: participava de cirurgias, de reuniões clínicas e dava assistência aos pacientes. Muito mais do que na faculdade, era no sanatório que ia se tornando verdadeiramente um médico. Além disso, como membro da equipe de seu professor e orientador, o cirurgião torácico Osmar Freire de Sequeira, foi tomando consciência de encontrar ali, mais do que um emprego de acadêmico bolsista, a realidade e a dureza da profissão médica.

32 SUS: UMA BIOGRAFIA

De noite, o vale povoado, extenso e levemente sinuoso, iluminava-se inteiro, sobretudo à direita, onde formava uma saliência, com os terraços da encosta salpicados de construções. Sempre antes de dormir, em seu cantinho no sanatório, Santini lia *A montanha mágica*, de Thomas Mann, o célebre romance que conta a estadia de Hans Castorp em sanatório nas montanhas da Suíça. Ele se identificava com o ambiente, com a história de cada um dos personagens, mas, sobretudo, com as angústias, expectativas e conjecturas do protagonista. Essa era a realidade brasileira, em meados do século XX: poucos médicos e, sobretudo, alunos de medicina. Um panorama que de certa forma permeava a própria história da medicina brasileira.

PAJÉS, FEITICEIROS E A FLORA DO BRASIL

Na escola, aprendemos sobre o passado colonial, a chegada da Corte portuguesa em 1808, a Independência, as regências e os períodos republicanos. Quando se trata do cuidado com a saúde das pessoas, o pontapé inicial da narrativa são os saberes dos povos originários. Ao longo de boa parte do período colonial, a língua dominante foi o tupi, a alimentação era genuinamente local e os únicos que tinham algum conhecimento na arte de cuidar dos enfermos eram os curandeiros e os pajés. Eles dominavam um saber empírico e a farmacopeia local. Após a chegada dos médicos europeus, eles se mantiveram majoritários, pois a falta de profissionais era, e continua sendo, uma marca da nossa medicina. Mesmo sem respaldo científico, esse conhecimento era tão eficiente que ainda existe entre nós em pleno século XXI.

O português Luiz dos Santos Vilhena chegou ao Brasil em 1787 para lecionar grego na cidade de Salvador. Deixou como legado uma série de manuscritos, as Cartas Soteropolitanas, onde narrava a vida na Bahia na virada do século XVIII para o XIX. Seu registro é bem didático: "as medicinas e tintas têm a maior parte sido descobertas pelos índios nacionais, discípulos da natureza ou da necessidade."[1] Todos se tratavam com produtos da flora brasileira. Caso alguém tivesse ferimentos, dermatoses

A MEDICINA BRASILEIRA

ou alguma ulceração, era prescrita a jurubeba. Os diuréticos receitados eram a andá-açu e a ipecacuanha ou poaia. Para disenterias, o caiapiá, o pau-cobra e a erva-de-cobra. Em caso de problemas com animais peçonhentos, o jataí e o tabaco ou petume. Provavelmente, muitos leitores e leitoras já consumiram alguns desses produtos, pois muitos deles foram incorporados à farmacopeia mundial.

Mas a farmácia natural dos povos originários do Brasil não se limitava aos produtos da flora nativa. Também se fazia uso de sangue humano ou de animais, secreções, gorduras de diferentes espécies, pelos, ossos, garras, chifres etc. Torrados e pulverizados, dissolvidos em água e após fervura em fogo brando, eram ingeridos ainda quentes. Podiam ainda ser usados como emplastros em feridas. A medicina desses pajés também incluía intervenções cirúrgicas. Faziam amputações e suturavam feridas com cipós. Imobilizavam fraturas com folhas de palmeiras. Extraíam dentes e realizavam sangrias. Os instrumentos cirúrgicos eram de madeira, ou feitos a partir de dentes de animais, bicos de aves e lascas de pedras.

Também usavam uma prática bem conhecida dos dias de hoje: massagens terapêuticas. Umedeciam as mãos com saliva ou usavam um preparado de ervas ou cinzas quentes que aplicavam por via tópica até provocar o efeito desejado: dor, suores ou até mesmo evacuações. Alteravam essas terapias com o uso de calor seco e calor úmido. Para inflamações, úlceras e feridas de difícil cicatrização, optavam pela sudorese e o uso de fogueiras, alimentadas por determinadas ervas, sob a rede do enfermo. O tratamento com calor úmido era obtido com água fria lançada sobre uma pedra bem quente. O paciente deveria ser envolvido pela nuvem do vapor exalado. Em caso de febre, a receita era a mesma dos dias de hoje, banhos de rio ou mar. Para se proteger, usavam repelente de jenipapo. O mesmo produto funcionava para queimaduras pela ação do sol. Outra prática comum entre os povos originários era isolar os indivíduos enfermos.

As mulheres dos povos originários trabalhavam normalmente até o dia do parto. Quando sentia que chegara a hora, a mãe se punha de cócoras, onde estivesse, e assim que a criança nascia, cortava o cordão umbilical, em geral, com uma lasca de árvore ou até mesmo com os dentes e, se necessário, suturava com cipó ou uma raiz qualquer. Depois, ia até o rio mais próximo e se banhava junto com o filho. Quase não existiam relatos de infecções pós-parto.

Os pajés eram considerados curandeiros com poderes sobrenaturais, respeitados e temidos. Frei Vicente do Salvador escreveu um livro, em 1627, sobre a história do Brasil. O religioso afirmava que os pajés costumavam viver afastados e que as pessoas não ousavam se aproximar de suas residências. Havia o permanente temor de que possíveis desavenças com eles pudessem acarretar alguma enfermidade ou até mesmo a morte. Outra característica: eles não dividiam seu conhecimento com a comunidade. A formação dos jovens pajés era uma verdadeira provação. Eram obrigados a passar fome e sede, deixar-se picar por diferentes insetos e beber poções secretas. Na segunda fase de formação, eles se embrenhavam na floresta para que o jovem conhecesse os segredos da flora. Como na Grécia antiga, havia uma relação do tipo erastes e eromenos, ou seja, um douto que ensinava aos mais jovens os segredos da vida. Mas a prática médica não era exclusividade dos homens. Existem alguns relatos sobre velhas senhoras que tratavam dos doentes.

A chegada dos primeiros africanos ao Brasil, na década de 1530, acrescentou outros ingredientes ao quadro de doenças e à prática médica. O comércio de escravizados trouxe algumas doenças que não existiam aqui: o tracoma, a filariose, a dracunculose, entre outras. Por outro lado, desenvolveu-se, ao longo dos séculos, o evidente saber médico dos negros. Segundo o médico Johann Emanuel Pohl, que esteve por aqui em 1816, havia um saber trazido da África que utilizava remédios "baseados nas crendices que trouxeram da pátria, atravessando o mar, e que conservam zelosamente".[2] A contribuição dos africanos deixou marcas no português falado no Brasil: caxumba, carcunda, bunda, cabaço, calombo e a erva diamba são palavras quimbundas, língua banta de Angola.

Os africanos que aqui chegavam e detinham algum saber médico também eram vistos como feiticeiros. Segundo Gilberto Freyre, suas práticas se misturaram com as locais e as portuguesas. Eles acabaram ganhando mais prestígio, pois atuavam com sucesso em uma área de muito interesse dos colonos, o sexo. Sabiam ministrar afrodisíacos e faziam feitiços sexuais

A MEDICINA BRASILEIRA

como ninguém. O principal ingrediente para a fama desses feiticeiros foi o sapo. Ele protegia a mulher infiel "que, para enganar o marido, bastava tomar uma agulha em retrós verde, fazer com ela uma cruz no rosto do indivíduo adormecido e coser os olhos do sapo".[3] Colocar o animal debaixo da cama ou dentro de uma panela ajudava a segurar o amante. Já no chamado "ciclo do café", a bebida ganhou uso diferente. As receitas mudavam conforme o freguês: "café bem forte, muito açúcar, sangue de mulata".[4] Café coado em fraldas de camisa, podendo receber suor, lágrimas, saliva, sangue, pelos do sovaco, unhas, esperma ou partes genitais, abrandava corações. Isso não significa que os europeus prescrevessem de forma muito diferente, como apontou Freyre.

A medicina que veio da África não ficou restrita aos assuntos sexuais. As africanas ganharam fama de serem boas parteiras. Gilberto Freyre diz que elas eram chamadas de comadres e "[...] além de partejarem, curavam doenças ginecológicas por meio de bruxedos, rezas, benzeduras. As casas que habitavam tinham à porta uma cruz branca".[5] Alguns escravizados se tornaram famosos por serem bons barbeiros e peritos em sangrar, talvez o tratamento mais popular ao longo de séculos. A historiadora Tânia Salgado Pimenta conta que, no início do século XIX, em Cachoeiras de Macacu, no estado do Rio de Janeiro, os moradores pediram em abaixo-assinado que o terapeuta popular Adão, um preto forro, que atuara um tempo na Santa Casa de Misericórdia do Rio, pudesse "livremente sangrar nossas famílias e em algumas doenças leves ensinar-nos alguns remédios e também tirar dentes".[6] Alegavam também que a região carecia de médicos. A permissão foi concedida, confirmando que a linha que separava a medicina formal da popular era muito tênue. Mas, ao longo do século XIX, essa relação foi se tornando cada vez mais tensa.

CASAS SANTAS, BARBEIROS E MISERICÓRDIAS

A chegada da medicina europeia se deu ainda bem cedo, logo no início da colonização portuguesa. A primeira Santa Casa de Misericórdia foi aberta no país em 1543, em Santos, pelo fidalgo luso Braz Cubas. Aos poucos, elas se espalharam pela colônia: Salvador (1549); Rio de Janeiro (1567); Vitória (1545); São Paulo (1599); João Pessoa (1602); Belém (1619); São Luís (1657); Campos (1792) e Porto Alegre (1803), entre outras. No Brasil, quando falamos em Santa Casa, pensamos imediatamente em um hospital. Mas quando voltamos no tempo, podia haver apenas uma "roda dos expostos" – local de recebimento de crianças que eram abandonadas –, um lugar de ensino ou uma hospedaria para náufragos, viajantes e idosos. Eram simples e não tinham como objetivo curar as pessoas. Segundo o historiador da medicina brasileira Lycurgo Santos Filho, eram espaços destinados aos moribundos para que tivessem um final "digno". As enfermarias eram construções de taipa, com uma cozinha, em alguns casos uma botica, e uma igreja ou capela anexa. Sobreviviam com eventuais ajudas do poder público ou a concessão de certos privilégios, como a exploração de serviços funerários. Sua maior fonte de recursos eram as esmolas e outras doações feitas por particulares. Também eram beneficiadas por heranças de bons católicos que deixavam todo tipo de bens: propriedades, escravizados, dinheiro e terras.

No Brasil, a medicina europeia alcançou outro patamar quando desembarcaram aqui, em 1549, os padres da Companhia de Jesus. Vieram com a missão de catequizar os povos originários. Os noviços dessa ordem religiosa recebiam algumas noções de socorro médico de urgência e logo prestavam assistência médica em seus colégios. Abriram enfermarias acopladas a boticas. Como havia carência de atendimento "médico", rapidamente seus serviços ganharam fama. Um dos jesuítas mais conhecidos, o padre espanhol José de Anchieta, era destro em "barbear, curar feridas e sangrar".[7] O padre principal da Companhia de Jesus, Manuel da Nóbrega, sangrou aqui no Brasil pela primeira vez na vida. Os jesuítas também drenaram pântanos, preocuparam-se com questões de higiene e alimentação, estimularam atividades física diárias, combateram os excessos de álcool, foram destemidos durante epidemias de varíola e sarampo, sem nunca esquecer do campo espiritual. Sempre acolhiam os doentes com medicamentos e alimentos, facilitando a catequese.

A MEDICINA BRASILEIRA

Os padres jesuítas ganharam o prestígio dos povos relegados pela Coroa portuguesa. Até a sua expulsão do Brasil, em 1759, muitos padres com formação em medicina, botica e enfermagem foram enviados para cá, fortalecendo a fama de suas enfermarias. Mesmo proibidos pela Igreja, praticavam a sangria. Também se debruçaram sobre o estudo da farmacopeia brasileira e até criaram uma fórmula secreta, a "teriaga brasílica", prescrita para diversas enfermidades. Foram eles que tornaram a ipecacuanha, raiz que combate a disenteria e amebíase, famosa na Europa. As farmácias dos jesuítas gozavam de enorme prestígio. Todo esse conhecimento era oferecido sem custos aos habitantes do Brasil.

No entanto, a população sofria constantemente com diferentes epidemias. A varíola foi a mais letal de todas, responsável pela matança de milhões de indígenas, pois muitas vezes foi usada pelos colonizadores de forma proposital para dizimar as populações originárias. A doença entrou via Europa e através do comércio transatlântico de escravizados e se espalhou por toda a colônia. É provável que tenha desembarcado em Salvador em 1561 e, dois anos mais tarde, houve o primeiro grande surto. Logo se disseminou em direção ao Sul e, em 1565, a população de São Paulo foi reduzida drasticamente à metade. Mais tarde, entre 1615 e 1621, alastrou-se desde o Nordeste até a cidade de Cabo Frio, no Rio de Janeiro. Mesmo após a descoberta da vacina, apenas no século XIX, ela seguiu fazendo estragos. A vacinação não deu certo aqui, pois tanto as autoridades quanto a população não a aceitavam e não acreditavam em sua eficácia. Uma correspondência entre autoridades de São Paulo revela que "é porque a estupidez do povo é qual V.Mcê me informa e me atestam os mais comandantes, não há remédio senão obriga-los pela força a preservar-se com esse antídoto da moléstia mais contagiosa e devastadora de espécie humana",[8] revela Lycurgo Santos Filho.

No Brasil, a varíola só foi erradicada em 1973 e, nos dias de hoje, poucos viram um doente contagiado pela terrível moléstia. As descrições são as mais repugnantes: o doente ficava tomado de bexigas, erupções cutâneas asquerosas, que exalavam odor fétido espantando os que os viam.

As epidemias de febre amarela também aterrorizavam os habitantes do Brasil Colônia. A doença entrou no país por caminhos tortos. Era endêmica no golfo do México e nas Antilhas e se espalhou após a chegada de Colombo ao Novo Mundo. Pode ter entrado pelos portos brasileiros pela ilha de Tenerife. O certo é que, no apagar das luzes do século XVII, ela fez muitos estragos em Pernambuco. Com o tempo, foi se espalhando por toda a colônia. As pessoas morriam de febre e ninguém sabia precisar a origem e as causas das constantes epidemias. Por falta de conhecimento, os mais diversos fatores eram apontados como responsáveis: a chegada das frotas anuais que vinham do reino de Portugal, os escravizados que vinham da África, os eclipses da Lua e do Sol, vapores e odores pútridos dos pântanos, cadáveres em decomposição e até mesmo o comportamento torpe dos colonos.

Os sintomas eram icterícia, febre, dores de cabeça e de estômago, muita sede, tremores, delírios, vômitos e evacuações pretas. Na falta de um remédio confiável, eram prescritos: higiene pública e corporal, temperança alimentar, sangrias, purgas e, em alguns casos, sanguessugas. Práticas curiosas também eram comuns: pombos abertos pelo espinhaço, vivos, e aplicados na planta dos pés com seu calor, conservando-os por cinco ou seis horas; emplastos de passa de figo, cebola, esterco de pombo e manteiga. Para melhorar a qualidade do ar, acendiam fogueiras e disparavam tiros de canhão. Por volta de 1695, experimentou-se um receituário moral: os médicos de Pernambuco suspeitavam "dos atos de abusos venéreos" e as meretrizes de Recife foram expulsas da cidade; também ordenaram a prisão de mulheres que andassem desacompanhadas após o toque da "Ave Maria".

Da vasta obra de Gilberto Freyre, uma frase revela bem o ambiente sanitário no período colonial: o Brasil "parece ter-se *sifilizado* [grifo nosso] antes de se haver civilizado".[9] A doença, ainda segundo Freyre, "fez o que quis [...] Matou, cegou, deformou à vontade. Fez abortar mulheres. Levou anjinhos para o céu. Uma serpente criada dentro de casa sem ninguém fazer caso de seu veneno".[10] Segundo alguns estudos, havia um evidente movimento circular da doença. Homens contaminavam as mulheres, que contaminavam as crianças e outros homens, que, por sua vez, contamina-

A MEDICINA BRASILEIRA

vam mais mulheres e assim por diante. Por conta de a sociedade colonial ser patriarcal e extremamente machista, a culpa era atribuída às mulheres.

Os remédios para a sífilis eram quase todos genuinamente brasileiros: caroba, douradinha-do-campo, maçaranduba, copaíba e sassafrás. O inhame, uma raiz africana, era bem popular. O mestre de Apipucos também revelou em sua obra uma prática dita curativa que era perversa. O "brasileiro [...] ostentava [a sífilis] como quem ostentasse uma ferida de guerra".[11] Os pais exibiam seus jovens filhos "já podres" da doença como um sinal de que não eram *donzelões*. No entanto, eles poderiam ser curados deflorando "uma negrinha virgem".[12] Acreditavam que, assim, a doença seria transferida. Por outro lado, em 1785, o médico mineiro Inácio Ferreira da Câmara defendeu uma tese na Faculdade de Medicina de Montpellier, França, sustentando a eficácia de um medicamento tópico que misturava mercúrio e compostos à base de sulfato de cobre, sais de chumbo e outros ingredientes. Ao longo de muito tempo, os médicos acreditaram que a doença era hereditária. Como era comum no país, o médico Herculano Lassance Cunha defendeu em tese, em 1845, que o brasileiro não dava importância à sífilis.

A medicina trazida pelos portugueses para o Brasil Colônia não era muito diferente das outras duas. Até porque quase não havia médicos. Em 1789, o total de profissionais no Rio de Janeiro era de apenas quatro. As pessoas eram, em geral, operadas em casa e a frio, com o paciente sendo imobilizado por até duas pessoas. Como tudo era meio brusco – o sangue escorrendo, os urros e prováveis maus odores –, a medicina não era vista como uma prática nobre. Eram os cirurgiões-barbeiros que atuavam sem nenhuma preocupação com a higiene, usando a roupa do corpo e sem lavar as mãos, muito menos os instrumentos cirúrgicos. Sua expertise era conquistada única e exclusivamente pela experiência. Eles amputavam, extirpavam tumores, reduziam fraturas, suturavam órgãos internos, lancetavam tumores e abcessos e cauterizavam feridas.

Para realizar os procedimentos, esses cirurgiões contavam com os seguintes instrumentos cirúrgicos: ferros de lancetar, pequenas facas de dois gumes, bisturis, tesouras, pinças, serras e agulhas. Mas nem todos os médicos que praticavam cirurgias tinham todas essas ferramentas em suas maletas. Lycurgo Santos Filho conta que após muitas reclamações de médicos do Rio de Janeiro, em 1803, receberam de Lisboa: instrumentos para operação do trépano; instrumentos para amputações; algálias de prata; goma elástica; tentas de goma elástica; tracotas; cânulas para ferimentos; escalpelos de catarata. Uma dita máquina fumigatória.

Já os barbeiros eram equipados com ferros para extração de dentes, navalhas, pedras de amolar, pentes e tesouras. Também utilizavam ventosas para sangrar e tirar "humores serosos" dos pacientes. Elas eram confeccionadas em metal, madeira, ponta de boi, casca de abóbora, barro ou vidro. Havia algo em comum entre cirurgiões e barbeiros: a total falta de assepsia. Os instrumentos médicos nunca eram lavados. Os barbeiros também usavam sanguessugas. Chamadas de "bichas", eram mantidas em recipientes com água. Em contato com o corpo humano, elas imediatamente começavam a chupar o sangue dos pacientes.

A prática rudimentar da sangria foi dominante na medicina ao longo de séculos. Chegou ao Brasil pelas mãos dos padres jesuítas, ainda no século XVI, e adentrou o século XX. Teria o poder de extirpar a causa da doença do enfermo, como todos os tipos de humores patológicos: viciosos, podres, coléricos, fleumáticos, melancólicos e até mesmo sanguíneos. O barbeiro fazia um corte em uma das veias da dobra do cotovelo, ou dos pés, dependendo da localização da doença. Com um torniquete, a perda de sangue era controlada. Após o procedimento, o paciente tomava um fortificante copo de vinho. Mesmo com a carência de assistência médica, a sangria era exclusiva dessa categoria profissional. Seus efeitos curativos, no entanto, eram duvidosos.

O médico e escritor Manuel Antônio de Almeida narra, em *Memórias de um sargento de milícias*, obra publicada inicialmente em capítulos entre 1852 e 1853, as aventuras de Leonardo, típico malandro carioca que tinha um estilo de vida desregrado. Aprendera com o padrinho o bê-á-bá do ofício de barbeiro. Um belo dia, viu-se sem dinheiro e perspectivas. Caminhava pelas ruas do Rio de Janeiro apenas com a bacia de barbear, um par de navalhas e outro de lancetas na algibeira. Quando um marujo o chamou para fazer a barba, acabou embarcando em um navio que viajava pela costa brasileira fazendo comércio de escravizados. Assim que o navio atingiu alto-mar, Leonardo se tornou oficial-médico. Rapidamente, mostrou seus talentos salvando, após sangrar, dois marinheiros. Tornou-se respeitado. Durante a viagem, ninguém morreu, fato raro levando-se em conta a carga do navio. Pouco antes de chegar ao Rio de Janeiro, o capitão do barco adoeceu. Parecia um caso de fácil solução, mas após a quarta sangria, o paciente foi a óbito. Nem por isso culparam o nosso homem, sublinhou o autor.

A obstetrícia também foi uma atividade que, ao longo de séculos, não foi tema da medicina formal. Independentemente de situação social, etnia, condição de liberdade – escravizado ou livre –, ninguém pensava em um médico na hora de dar à luz. As parteiras, aparadeiras ou comadres eram convocadas nessa hora. Em relação aos cirurgiões e barbeiros, apresentavam uma pequena e mortal prática em comum: a total falta de assepsia. Durante o trabalho de parto, eram corriqueiras: rezas, bênçãos e uso de falas desconexas. Era natural "cavalgar" na parturiente para empurrar o útero, prática conhecida como "mãe de corpo". Após o parto, quando bem-sucedido, elas continuavam acompanhando a mãe e o recém-nascido.

A MEDICINA REAL

No Brasil, a medicina entrou em uma nova era com a chegada da Corte, em 1808. Do dia para a noite, vieram de Portugal os principais médicos. Duas faculdades de medicina foram abertas, a primeira em Salvador e a segunda no Rio de Janeiro. Apesar disso, o panorama não mudou muito: milhões de pessoas continuavam sem assistência médica ou assistidas por saberes informais. A abertura dos novos cursos marcou também, segundo o médico e escritor Pedro Nava, a introdução das ideias francesas na medicina lecionada e praticada no Brasil. Ao mesmo tempo, Nava destaca que houve, nesse momento, uma "incomunicabilidade entre a teoria e a prática de nossa Arte como no século XVIII".[13]

Enquanto cientistas como o suíço Albrecht von Haller criavam a fisiologia experimental, os franceses Marie-Anne Pierrette Poulze e Antoine Lavoisier revolucionavam a química, o austríaco Leopold Auenbrugger criava a percussão como técnica diagnóstica, o italiano Lazzaro Spallanzani estudava os micróbios e outros revolucionavam a ciência médica, o Brasil estava estacionado no passado, utilizando terapias inúteis como sangrias, purgas e clisteres. Essa revolução foi gradualmente ministrada nas poucas escolas de formação médica e mudando lentamente o panorama da medicina brasileira. A fase de transição entre a "medicina" popular e a científica foi registrada na literatura brasileira pelo visconde Taunay na obra *Inocência*, de 1872.

A trama conta a vida de Cirino, um caipira de São Paulo, filho de um vendedor de drogas, que se intitulava boticário. Estudara no Colégio do Caraça, mas foi excluído da instituição por falta de recursos. Aos 18 anos, trabalhou em uma botica e de simples boticário a médico foi um passo. Usava como base para a prática profissional um velho e seboso dicionário Chernoviz e um vade-mécum. Segundo o autor, Cirino era um simples curandeiro. Mas sua prática nada tinha a ver com a dos feiticeiros que dominavam a medicina brasileira. O velho e seboso compêndio de medicina era, na verdade, o livro escrito pelo médico Pedro Luiz Napoleão Chernoviz, o famoso *Diccionario de medicina popular e das sciencias accessorias*. Nascido na França mas estabelecido no Brasil, o dr. Pedro era formado pela prestigiada Faculdade de Medicina de Montpellier e seu dicionário fez sucesso em Portugal e em toda a América Espanhola.

Portanto, o maior desafio para os médicos, e a medicina, era mudar esse quadro. Substituir as práticas populares, as feitiçarias, pelo saber científico. A tarefa seria árdua e longa, pois não era possível, com apenas duas escolas de medicina, formar um número relevante de profissionais para o imenso território brasileiro. Somavam-se a isso as dificuldades devidas à falta de subvenção das faculdades. Caberia, portanto, de forma exclusiva à comunidade médica, convencer a sociedade de sua importância, tendo em vista que a população colonial era basicamente analfabeta e inculta. Entre nós, quase não circulavam livros e jornais. Além disso, a medicina do século XIX

A MEDICINA BRASILEIRA

ainda não conseguia dar conta de muitas questões. Logo, não é de estranhar o lento avanço da medicina europeia no país. Só em 1829, com a criação da Sociedade de Medicina do Rio de Janeiro, atual Academia Nacional de Medicina, o Império passou a ter um órgão voltado especificamente para o desenvolvimento de políticas públicas sanitárias. Mesmo assim as medidas propostas eram baseadas na obra do inglês Thomas Sydenham, que associava as doenças às condições do ambiente, conceito desenvolvido por Hipócrates no célebre tratado *Águas, ares e lugares*, que ainda integra o paradigma da epidemiologia moderna. Acreditavam que, se fossem feitas intervenções nos sistemas de ventos e águas, as moléstias seriam contidas, já que as pessoas caíam enfermas porque respiravam miasmas, um ar nocivo que emanava de águas pútridas. Caso houvesse uma boa circulação do ar, um sistema eficiente de ventos, as doenças seriam dispersas. Era a explicação para todas as doenças que assolavam a saúde da população.

Não é à toa que encontramos um quadro sanitário complexo ao longo de todo o século XIX. Pedro Nava detectou na literatura de vários autores brasileiros, desde o fim do século XVIII até o século XIX, a constante presença de doenças em nosso cotidiano. "Pontinhas de febre", "resfriados", "nevralgias" e "reumatismos" aparecem no *Memorial de Aires* de Machado de Assis. No já citado *Inocência*, do visconde de Taunay, o falso médico Cirino, que estava em Camapuã, Mato Grosso, é chamado para curar Inocência, que estava com "uma febre de bater o queixo". Em *Senhora*, de José de Alencar, publicado em 1875, o personagem Lourenço Camargo morre de "um ataque" que o paralisou completamente; "a vitalidade de sua organização lutou cerca de dois meses, nesse corpo morto, até que afinal extinguiu-se".[14] Em *O Ateneu*, de Raul Pompeia, de 1888, a trama se passa em um colégio interno no Rio de Janeiro, e Sérgio, o protagonista, fica doente duas vezes. Em uma delas, descobre um formigueiro de pintinhas vermelhas no corpo e é socorrido pelo médico, que o salva da morte. Em *O missionário*, de Inglês de Souza, publicado em 1891, a história começa com a chegada do padre Antônio de Morais muito enfermo no sítio de João Pimenta, em Guaranatuba, sertão remoto do Pará. O religioso retornava de uma missão de catequese no coração da floresta amazônica.

Se era difícil um adulto ter boa saúde, a situação era ainda mais grave para recém-nascidos e crianças. As taxas de mortalidade infantil eram tremendas. Gilberto Freyre conta que, em 1847, o barão de Lavradio publicou no jornal da Imperial Academia um trabalho sobre o tema e chegou à seguinte conclusão sobre a morte de bebês nos sete primeiros meses de vida:

> Mau tratamento do cordão umbilical; vestuário impróprio; pouco cuidado no princípio das moléstias das escravas e das crianças de mais idade; alimentação desproporcional, insuficiente ou imprópria; desprezo no princípio das moléstias da primeira infância, apresentando-se ao médico crianças já moribundas de gastroenterite, hepatites e tubérculos mesentéricos.[15]

Era tão comum a morte de crianças em tenra idade que havia certa complacência social. Freyre lembra ainda os registros de memórias de um médico que afirmava ter frequentemente ouvido dos pais: "É uma felicidade a morte das crianças."[16] Essa verdadeira tragédia alimentava o ambiente de descaso com a ciência, pois para muitos havia uma vontade insaciável de "Nosso Senhor de cercar-se de anjos". Sem contar as mortes atribuídas ao mundo sobrenatural e que seriam fruto de feitiços, mau-olhado e bruxarias, para os quais os remédios seriam figas, rezas, dentes de alho, tesconjuros e outras mandingas.

CIÊNCIA PARA QUEM PRECISA DE SAÚDE

Para alguns autores, os avanços ao longo do século XIX só foram possíveis pois os médicos souberam mobilizar setores da sociedade. Uma boa saúde dependeria da participação dos pais, das crianças, da reformulação de certos espaços nas escolas. Para o médico e escritor Jurandir Freire Costa, a medicina passou a se preocupar com a amamentação; ao mesmo tempo, começaram a formular teses higiênicas para os colégios em relação à educação física, moral e intelectual das crianças. Acreditavam que era mais fácil cooptar os mais jovens para formar uma nova mentalidade em termos

A MEDICINA BRASILEIRA

45

sanitários. Um bom exemplo do tipo de desafio enfrentado foi a vacinação contra a varíola. Apesar das frequentes epidemias e da gravidade da doença, o Brasil não avançou. Mesmo com a obrigatoriedade da vacina para crianças desde 1837 e para adultos desde 1846, o panorama continuou o mesmo.

Na segunda metade do século XIX, a medicina praticada no Brasil, apesar de todas as adversidades, progrediu. Em 1842, foi realizada uma cirurgia pioneira na rua Teófilo Otoni, 31, centro do Rio de Janeiro. Era uma ligadura de aorta. O mais curioso não foi o fato de a operação ter ocorrido na casa do paciente, e sim o fato de ser a quarta cirurgia desse tipo no mundo. Como acontecera com as três primeiras, realizadas em Londres, o paciente carioca acabou falecendo doze dias depois. O próprio cirurgião fez a autópsia e constatou que a causa da morte fora a soltura do categute, o fio da sutura. Nessa época, ainda eram usados instrumentos cirúrgicos rudimentares, sem anestesia nem assepsia. A operação, realizada pelo professor Cândido Borges Monteiro, não seria o único momento pioneiro da nossa medicina. Cinco anos mais tarde, em 1847, o português Roberto Jorge Haddock Lobo, radicado no Rio de Janeiro, aplicava a primeira anestesia com éter, um ano apenas depois da primeira experiência na cidade de Boston, EUA, pelo dentista William T. G. Morton. A técnica era chamada de eterização e foi logo substituída pelo clorofórmio. Em 1848, a droga já estava sendo utilizada por alguns médicos. Mas, apesar de tudo, muitos ainda temiam o seu uso e continuaram operando a frio.

O TROPICALISMO BAIANO

Outra grande novidade da medicina brasileira no XIX veio de Salvador, Bahia. Um grupo de médicos radicados na cidade começou a estudar a etiologia das doenças que acometiam as populações pobres, especialmente os escravizados. Eram eles Otto Edward Henry Wucherer, de descendência luso-germânica; John Ligertwood Paterson, de origem escocesa; e o português José Francisco da Silva Lima. Nessa época, a faculdade de medicina local defendia as tradicionais ideias médicas dos miasmas e era mera reprodutora sobretudo da tradição médica francesa. Portanto, era totalmente divorciada do quadro sanitário brasileiro. O grupo se constituiu um contraponto à escola de medicina. Ao núcleo fundante, incorporaram-se o cirurgião Manuel Maria Pires Caldas, o clínico Ludgero Ferreira e os professores de cirurgia Antônio José Alves (pai do poeta Castro Alves) e Antônio Januário de Faria, que ministrava clínica médica. E não parou por aí, pois depois vieram o médico da comunidade inglesa Thomas Wright Hall e o irmão de John L. Paterson, Alexander. Aos poucos, incorporaram-se alguns estudantes de medicina: Antônio Pacífico Pereira e o irmão, Manoel Victorino, e o mais famoso de todos, Raimundo Nina Rodrigues, que no entanto logo se afastaria do movimento.

O grupo começou se reunindo informalmente ora na casa de um, ora na casa de outro, ganhou corpo e, em 1866, criou a *Gazeta Médica da Bahia* para dar publicidade aos estudos que realizava. Seus integrantes teriam sido pioneiros ao dialogar com outros ramos da ciência como a botânica, a climatologia e a topografia. Também levantaram um tema que não era do agrado da elite soteropolitana: a cultura afro-brasileira como fator de compreensão da questão sanitária.

É importante frisar que ainda hoje existe um debate sobre a supracitada originalidade dos tropicalistas baianos. Para o pesquisador da Casa de Oswaldo Cruz, Flavio Edler, a Escola Tropicalista Baiana não passa de um mito; ele diz que nada foi feito de tão diferente do que já era na Escola de Medicina do Rio de Janeiro. A pesquisadora norte-americana Julyan Peard, em tese de doutorado defendida na Universidade de Columbia, afirmou, no entanto, que o grupo baiano obteve resultados e, por consequência, prestígio internacional. O maior legado que veio da Bahia – a descoberta de patologias como beribéri e ainhum, a descrição de vermes desconhecidos e os estudos sobre epidemias de cólera e febre amarela – foi mais tarde fundamental para o desenvolvimento da medicina brasileira do século XX. Portanto, a Escola Tropicalista Baiana agregou as duas vertentes da medicina da época: a das influências ambientais e a da medicina pasteuriana.

Ao mesmo tempo que a medicina brasileira se voltava para as necessidades dos mais desamparados, também ganhou gradualmente contornos mais

A MEDICINA BRASILEIRA 47

liberais. Os médicos, ainda na segunda metade do século XIX, passaram a ver na profissão uma possibilidade de negócio. Foi nesse momento que começaram a surgir as primeiras clínicas privadas. Na Corte, em 1845, o dr. Antônio José Peixoto, médico de grande reputação, abriu uma das primeiras casas de saúde do Brasil, no bairro da Gamboa. Era uma espécie de plano de saúde, pois os clientes faziam um pagamento anual de 50 mil-réis e, assim, teriam direito a hospitalização e assistência médica cirúrgica. O negócio não prosperou, mas Peixoto não desistiu e, no mesmo ano, abriu uma segunda casa de saúde na rua Marquês de Olinda, em Botafogo. Apesar de ter fracassado no primeiro empreendimento, foi audacioso apostando em uma clínica mais bem aparelhada, com uma instalação anexa de hidroterapia, algo bem moderno para a época. Após sua morte, em 1864, a clínica foi vendida para o pernambucano dr. Manoel Joaquim Ferreira Fernandes Eiras. Inicialmente, o novo proprietário se dedicou ao tratamento "das moléstias da garganta e cavidades nasais". Mais tarde, o estabelecimento passou a se dedicar "às moléstias mentais". Com essa especialidade e o nome de doutor Eiras, a clínica entrou para a história da medicina e, no século seguinte, da própria construção do SUS.

Os poucos hospitais espalhados pelo Brasil atendiam basicamente as populações pobres. A elite não procurava seus serviços, pois se tratava em casa. O chamariz para o sucesso dos novos empreendimentos era exatamente o investimento na ciência, nos avanços da medicina, como fizera o dr. Peixoto, salientando que seu público não era o mesmo que o das santas casas. Também nessa época, os médicos conquistaram maior relevância social. A partir da criação da Sociedade de Medicina e Cirurgia do Rio de Janeiro, em 1886, e do surgimento de uma imprensa médica, os médicos ganharam notoriedade. Como tais publicações eram especializadas, destacavam o trabalho dos médicos por área de atuação. O movimento não ficou circunscrito ao Rio de Janeiro. Foi exatamente na segunda metade do século XIX que a situação mudou, com a abertura de casas de saúde privadas em todo o país. A visão liberal da medicina foi se cristalizando, mesmo sem representar menor prestígio para os médicos com visão social, como os higienistas. As velhas teses dos miasmas foram atropeladas por avanços importantes na área científica, como a identificação dos micróbios como agentes infecciosos por Louis Pasteur e a descoberta da causa da tuberculose, em 1882, graças ao trabalho de Robert Koch. A resolução dos eternos problemas de saúde de brasileiras e brasileiros agora era possível, bastava vontade política.

CRUZ, CHAGAS & *CRUZI*

Na virada de século XIX para o século XX, as duas vertentes, sanitarista e liberal, pareciam conviver pacificamente. Com o fim da escravidão, a imigração de mão de obra livre, a Proclamação da República e o início da industrialização do país, o Brasil passava por enormes mudanças. A nova elite sonhava em ter uma cara moderna e foi obrigada a promover uma série de transformações em muitas áreas. Logo se percebeu que não era possível sonhar com nada muito grandioso se a capital, o Rio de Janeiro, continuasse como um velho burgo imundo e pestilento. Portanto, no alvorecer da nova era de nossa história, os higienistas foram decisivos.

Um bom exemplo das nossas agruras aconteceu em 1895, quando entrou na baía da Guanabara o contratorpedeiro italiano *Lombardia*, com 337 marinheiros a bordo. Em questão de dias, 234 morreram de febre amarela. A notícia se espalhou pelo mundo e o porto da capital do Brasil ficou com péssima fama. Em 1899, o presidente da Argentina Julio Argentino Roca veio ao Brasil negociar um tratado sanitário com o governo republicano. Como seria possível atrair capitais, imigrantes, melhorar a capacidade comercial com tais condições? Foi na presidência de Rodrigues Alves (1902-1904) que os problemas da capital foram equacionados: a cidade seria reformada, um porto construído e os problemas de saúde solucionados. Não dava mais para conviver com a febre amarela, a varíola e a peste bubônica.

O engenheiro Francisco Pereira Passos foi convocado para resolver os problemas urbanos. Ele teria que rasgar a região central da cidade e construir avenidas largas, dando fim, ao mesmo tempo, às habitações populares existentes ali, consideradas insalubres. Coube ao governo fede-

A MEDICINA BRASILEIRA

ral a principal intervenção, a construção da larga avenida no coração do centro. A resolução dos problemas urbanos era cara, mas viável. Para o enfrentamento da questão sanitária, no entanto, os desafios eram outros. Rodrigues Alves era um homem que acompanhava o debate científico e tinha muito interesse nos temas médicos e, sobretudo, de saúde pública. O primeiro indicado para assumir a Diretoria Geral de Saúde Pública foi Egídio Sales Guerra, médico particular de J. J. Seabra, ministro da Justiça. Ele não aceitou, mas sugeriu o colega Oswaldo Gonçalves Cruz.

Cruz era um médico muito interessado em microbiologia. Defendera uma tese sobre a veiculação microbiana pelas águas e, após a formatura, fora a Paris se aperfeiçoar no Instituto Pasteur. Ao regressar ao Brasil começou a exercer a medicina, pois não havia então como sobreviver sendo cientista. Tentou a vida como urologista e abriu um laboratório de análises. Trabalhou em uma policlínica e como médico de uma fábrica. Até que, em 1899, foi convidado por Eduardo Chapot-Prévost para, ao lado dos cientistas paulistas Adolfo Lutz e Vital Brazil, estudar problemas sanitários. Em São Paulo, o desafio era acabar com um possível surto de peste bubônica no porto de Santos, já o mais importante do país. Pela gravidade da doença, as autoridades paulistas temiam a confirmação do surto: o porto poderia ser paralisado com a recusa dos barcos estrangeiros de atracarem em águas santistas. Quando Oswaldo Cruz comprovou que se tratava de peste bubônica, o laudo foi questionado pelo poder público. A discussão só chegou ao fim quando laboratórios europeus validaram o diagnóstico.

Em seguida, o governo brasileiro resolveu produzir soro antipestoso em dois centros: no recém-criado Instituto Butantã, em São Paulo, dirigido por Adolfo Lutz, cujo assistente era Vital Brazil; e no novo Instituto Soroterápico, no Rio de Janeiro, inaugurado em 1900 na distante Fazenda de Manguinhos. Um pouco mais tarde, as autoridades médicas brasileiras consultaram o diretor do Instituto Pasteur de Paris sobre uma indicação técnica para a direção do novo Instituto no Rio de Janeiro. Talvez esperassem que o nome de algum francês fosse sugerido, mas a resposta foi Oswaldo Cruz, que não se entendia bem com o diretor, barão de Pedro Afonso, e, dois anos mais tarde, acabou saindo da Fazenda de Manguinhos.

Quando Rodrigues Alves assumiu a presidência, Oswaldo Cruz estava debruçado sobre o debate em torno das pesquisas do cubano Carlos Finlay. Ele demonstrara que o responsável pela transmissão da febre amarela era um mosquito, o hoje popular *Aedes aegypti*. A tese do cubano só foi aceita quando os médicos americanos a confirmaram. Portanto, já se sabia como evitar uma epidemia da doença. No Brasil, quem também acompanhava o debate de perto era exatamente o médico Egídio Sales Guerra. Sem que Oswaldo soubesse da indicação que Sales Guerra havia feito, os dois foram ao gabinete do ministro J. J. Seabra. A conversa foi muito positiva e o ministro fez a indicação ao presidente; Rodrigues Alves então pediu para o filho, Oscar, que estudava medicina, sondar o nome de Oswaldo Cruz, e logo ficou claro que era alguém preparado para o cargo.

Em março de 1903, com as obras de modernização da capital avançando, Oswaldo Cruz assumiu seu posto. Em pouco dias, desenvolveu um plano de ação. Colocou em prática uma campanha que, segundo o médico e escritor Moacyr Scliar, era "uma operação quase em estilo militar"[17] para erradicar os focos de mosquitos e isolar os doentes. Foram criadas brigadas uniformizadas de mata-mosquitos investidas de muitos poderes, como a permissão para entrar na casa das pessoas. A população do Rio de Janeiro já não simpatizava muito com as obras da reforma urbana e recebeu com muito mau humor o trabalho do sanitarista. Até na faculdade de medicina foram levantadas críticas sobre o valor científico da erradicação dos mosquitos e dos focos. O clima pesado contra Oswaldo Cruz só mudou quando os resultados passaram a ser notados pela sociedade. A febre amarela perdeu força.

Era hora de atacar a peste bubônica. A doença é transmitida por uma determinada pulga de rato. O inimigo era, portanto, conhecido, bastando desratizar a cidade, exatamente como havia sido feito nas Filipinas, que estava ocupada pelos norte-americanos. Lá, a população foi estimulada a caçar ratos e vendê-los para as autoridades sanitárias. Aqui, ficou estabelecido o preço de 300 réis por animal. A campanha foi motivo de chacota e ainda criou um falso mercado de ratos: alguns eram capturados em barcos estrangeiros, outros vinham de cativeiros, e ainda existiam os oriundos

A MEDICINA BRASILEIRA

dos estados vizinhos. Apesar de tudo, ainda em 1906, os casos de peste bubônica simplesmente caíram a zero. O prestígio de Oswaldo Cruz crescia de forma inversamente proporcional.

Era hora de atacar a varíola. A princípio a doença podia ser resolvida de forma bem simples, com uma eficiente campanha de vacinação tornada obrigatória com a publicação de um novo regulamento sanitário. Mas o Brasil convivia com um gigantesco déficit de médicos e grande parte de brasileiros e brasileiras ainda eram tratados por curiosos. Correram boatos de que quem fosse vacinado poderia morrer ou ficar com cara de bezerro. Depois, surgiram rumores de que a vacina era feita com o sangue dos ratos comprados pelas autoridades. A prática também foi tachada de "despudorada" e de "código de tortura", pois a vacina era aplicada no braço nu – à época ainda considerado um estímulo sexual – com um tipo de lanceta.

Por fim, para agravar a situação, a vacinação obrigatória foi politizada. Os políticos falaram em liberdade individual, despotismo sanitário, invasão da propriedade privada (o corpo do vacinado), arbitrariedade que deveria ser combatida por todos os meios, inclusive à bala. A classe operária também não viu a obrigatoriedade como condição para conseguir o emprego com bons olhos e, através de suas entidades de classe, reagiu contra a vacina. O caldo entornou no início de novembro de 1904, com uma onda crescente de insatisfação tomando conta das ruas do Rio de Janeiro. Três dias mais tarde, a rebelião chegou a muitos bairros da cidade. A casa de Oswaldo Cruz, em Botafogo, foi atacada. A revolta só foi contornada no dia 23 de novembro, com a invasão do Morro da Favela pelo exército, com um saldo de 30 mortos, 110 feridos e quase mil prisões.

A vacinação obrigatória foi revista e a varíola continuou provocando mortes. No mesmo ano da Revolta, 3.500 pessoas morreram no Rio de Janeiro em decorrência da doença, e 1.800 procuraram o único hospital da cidade que a tratava. A varíola fez nova e violenta aparição em 1908, matando 6.500 pessoas. Foi então que a sociedade começou a procurar, de livre e espontânea vontade, os postos de vacinação. Mesmo antes disso, Oswaldo Cruz já vinha recuperando seu prestígio. Em 1906, o Instituto em Manguinhos recebeu na Alemanha o grande prêmio do Congresso Internacional de Higiene. Ao mesmo tempo, o castelo do Instituto Soroterápico foi erguido. Projetado pelo português Luís Moraes Júnior, a construção era chamada de Palácio das Ciências. Ali eram produzidos vacinas, soros, remédios e realizadas pesquisas científicas. Junto com o Butantã de São Paulo, a ciência médica brasileira dava um gigantesco passo.

Foi nesse ambiente que a medicina brasileira deu uma de suas maiores contribuições para a humanidade. O mineiro do município de Oliveira Carlos Justiniano das Chagas formou-se na Faculdade de Medicina do Rio de Janeiro, no início do século XX. Em 1904, publicou um trabalho sobre malária e, no ano seguinte, foi contratado pela Companhia Docas de Santos para resolver problemas sanitários durante a construção da Usina de Itatinga, em Bertioga. Com apenas 26 anos, o sanitarista conseguiu, de forma inédita, sanear a região. Logo foi trabalhar em Manguinhos com Oswaldo Cruz, sempre concentrando a atenção na malária. Em 1908, recebeu a incumbência de ir para o município de Lassance, perto do rio São Francisco, em Minas Gerais, pois havia um ramal da Estrada de Ferro Central do Brasil que sofria com um surto de malária. Ali, ele se instalou em um vagão abandonado e montou um ambiente de trabalho. Fazia pesquisas laboratoriais e atendia aos doentes.

Chagas era muito curioso e não se limitou ao estudo da malária. Capturou todo tipo de inseto e examinou o sangue de animais hospedeiros em busca de parasitas. Até que identificou em um sagui uma espécie nova de protozoário. Em seguida, foi alertado por um funcionário da rede ferroviária que havia na região um inseto que vivia nas casas e era hematófago, alimentando-se de sangue humano. Era chamado de barbeiro, pois atacava o rosto das pessoas, sempre durante a noite. Chagas imediatamente capturou alguns barbeiros e fez exames. Em seu intestino, percebeu a presença do mesmo protozoário que encontrara no sagui, só que em uma fase mais evoluída. O laboratório improvisado, no entanto, não lhe permitia avançar nas pesquisas. Então, enviou alguns barbeiros para Manguinhos e pediu que contaminassem animais de laboratório. O experimento foi um sucesso. Um mês mais tarde, os animais estavam infectados com o tal protozoário. De volta ao Rio de Janeiro, ele logo notou que se tratava de um tripanossoma

A MEDICINA BRASILEIRA

não conhecido, ou seja, descobrira uma nova espécie. Em homenagem ao chefe, batizou a descoberta de *Trypanosoma cruzi*.

De volta a Lassance, resolveu estudar possíveis patologias provocadas pelo *cruzi*. Fez vários exames de sangue e uma centena de autópsias. Carlos Chagas realizou um feito único na história da medicina: descreveu o ciclo completo de uma doença. Identificou o transmissor, o barbeiro, o agente, o tripanossoma, e descreveu a patologia.

Apesar dos avanços da medicina, em especial da ação dos sanitaristas, o quadro geral do Brasil pouco mudara em relação ao passado. O médico e professor da Faculdade de Medicina do Rio de Janeiro Miguel Pereira, em célebre discurso pronunciado em 1916, lamentava: "e nem nos custa afirmar que, apesar do muito que se tem feito nestes últimos anos pelo saneamento da nossa Pátria, o Brasil continua a ser um imenso hospital".[18] O discurso foi reproduzido pela imprensa e fomentou um enorme debate. A pesquisadora da Casa de Oswaldo Cruz Dominichi Miranda de Sá conta que a preocupação com o tema ganhou ainda mais relevância quando Carlos Chagas retornou de uma viagem à Argentina elogiando a saúde pública dos vizinhos. Enquanto no Brasil, "tudo infelizmente estaria por fazer".[19] Em entrevista ao *Jornal do Commercio*, o cientista foi bem pedagógico: "E é esta profilaxia rural das moléstias rurais e assistência médica das populações que trabalham – o grande problema econômico e social do nosso país, a cuja solução está indissoluvelmente ligado o nosso progresso."[20]

Eram tempos da Primeira Guerra Mundial e a sociedade brasileira estava em franca transformação. Com o empoderamento das camadas médias urbanas e o fortalecimento do movimento sindical, a questão da saúde entrou na pauta das reivindicações. Dominichi diz

> que a imagem do Brasil-hospital se tornou um dos mais fortes símbolos das críticas à ordem social e política da República brasileira, tendo dado origem à campanha pelo saneamento rural por meio da criação da Liga Pró-Saneamento do Brasil em 1918, e constituído a principal bandeira das políticas públicas de saúde nas décadas subsequentes, a começar pela implementação do Departamento Nacional de Saúde Pública (DNSP) em 1920.[21]

PANDEMIA, NEGACIONISMO E *CHLORO QUININO*

Ao apagar da Guerra de 1914, um tremendo revés atingiu a frágil política de saúde pública do país: a pandemia de gripe espanhola, em 1918. Essa coincidência, o fim de um conflito militar tão mortal e o início da expansão do vírus H1N1 teria confundido as autoridades em todo mundo, até porque boa parte da imprensa europeia minimizou os seus efeitos. Portanto, nenhuma medida de contenção foi tomada no Brasil. Então, no dia 9 de setembro de 1918, atracou no porto do Recife o barco inglês *Demerara*. A bordo, estavam pessoas infectadas pela gripe espanhola, que desembarcaram normalmente com os demais passageiros. O navio, que também levava carga e malas postais, seguiu viagem até Salvador e, depois, parou na capital da República. O *Demerara* prudentemente içou bandeira amarela, ou seja, avisou que havia um problema sanitário a bordo.

Um inspetor da Diretoria Geral de Saúde foi fiscalizar o barco e autorizou sua aproximação e atraque no armazém 18. Ainda durante o desembarque, ficou óbvio que fora uma decisão equivocada, pois um passageiro morreu e um jovem foi levado direto para o hospital. Nesse mesmo período, outros navios que vinham da Europa e da África espalharam a moléstia nos demais portos do litoral brasileiro. A doença começou a provocar mortes de forma assustadora. Faltavam caixões e faltava mão de obra para realizar tantos enterros. Só em meados de outubro, a maior autoridade sanitária, Carlos Seidl, admitiu que a pandemia da gripe espanhola estava entre nós e que seria impossível controlá-la.

As historiadoras Lilia M. Schwarcz e Heloisa M. Starling acreditam que Carlos Seidl, responsável da Diretoria Geral de Saúde Pública, o equivalente ao Ministério da Saúde de hoje, tenha mentido. Em 27 de setembro, poucos dias após a chegada do navio inglês, ele negou que houvesse algum caso de gripe espanhola no Rio. Também afirmou que realizara pessoalmente a inspeção do *Demerara*, conversado com o médico da embarcação e constatado que estava tudo normal. Com evidente atraso, Seidl ordenou que doravante todos os barcos que atracassem nos portos do Brasil deveriam ser cuidadosamente examinados e desinfetados. Uma decisão óbvia, mas de difícil efetividade: nem mesmo o Serviço de Profilaxia do Porto do Rio de Janeiro estava equipado para realizar a tarefa. Sem contar que as quarentenas eram medidas impopulares e com consequências políticas, sociais e econômicas indesejadas.

Não se sabe ao certo o total de mortos no Brasil, especula-se que foi algo na casa de dezenas de milhares. Algumas situações que ocorreram durante a pandemia não são estranhas aos leitores do século XXI. Houve gente que negou a gripe espanhola e criticou o isolamento recomendado pelas autoridades, pois afetava a atividade econômica e feria a liberdade de ir e vir; alguns médicos se tornaram celebridades e outros reiteraram seu prestígio, como Carlos Chagas, que montou 27 postos de atendimento no Rio de Janeiro; a imprensa informou a população, uma vez que as autoridades tentavam esconder a gravidade da situação; foram prescritos medicamentos sem comprovação científica, como o sal de quinino, utilizado para arritmias e malária e que não poderia ser consumido sem orientação de médicos; até mesmo comprimidos de *chloro quinino* foram vendidos como milagrosos. No entanto, chama atenção uma decisão política: a descentralização das medidas sanitárias.

As supracitadas historiadoras contam que, na falta de um comando central eficiente, coube a cada ente da Federação enfrentar os efeitos da espanhola. Na cidade de São Paulo, foram improvisados vários hospitais e o serviço sanitário local passou a coordenar o trabalho dos médicos e dos estudantes de medicina. A sociedade foi mobilizada, incentivada a participar dos esforços contra a doença, e clubes e grupos escolares foram transformados em enfermarias. Em Belo Horizonte, a direção da Higiene de Minas Gerais apresentou um plano à congregação da Faculdade de Medicina de Belo Horizonte apenas em fins de outubro. Após uma fase inicial negacionista, era hora de agir. A proposta levada pela Diretoria da Higiene, a instalação de pontos de atendimento, não foi inicialmente bem recebida pela direção da faculdade. Mas o bom senso prevaleceu e, em seguida, foi aberto um hospital provisório. Até os pobres passariam a ter atendimento médico gratuito. Como na capital paulista, houve engajamento da sociedade. A doença só chegou ao Rio Grande no Sul no início de outubro. Como nas demais cidades do país, não havia estrutura médica para enfrentar tamanho desafio. Em Porto Alegre, as autoridades locais tentaram uma estratégia diferente e criaram 25 quarteirões sanitários. Pode-se considerar que a experiência de descentralização tenha tido alguma influência nos projetos que depois foram propostos pelos militares e, sobretudo, pelos criadores do SUS.

OS INSTITUTOS DE SEGURIDADE

A sociedade brasileira pós-Primeira Guerra Mundial não era mais a mesma do início do século. O Brasil começava a viver o crescimento industrial, e as cidades estavam cada vez maiores. Com isso, os sindicatos começaram a ganhar força e maior poder de reivindicação. Em 1917, eclodira uma greve geral na cidade de São Paulo. O movimento repercutiu no Rio de Janeiro, no Rio Grande do Sul, em Minas Gerais e Pernambuco. A força desses movimentos, que cobravam leis em defesa dos trabalhadores – reajuste salarial periódico, adicional noturno, férias, auxílio médico e aposentadoria –, não mais poderia ser ignorada, apesar de certa má vontade dos patrões. Foi assim que nasceu a Lei Eloy Chaves, de 1923. A nova legislação era inspirada no modelo alemão criado pelo chanceler Otto von Bismarck e previa um sistema tripartite, com contribuições do Estado, do empregador e do empregado. Também agregava o atendimento médico ao setor previdenciário. O modelo, atendimento médico atrelado à categoria profissional urbana que contribuía para a Previdência, só deixaria de existir legalmente com a criação do SUS.

Com a chegada ao poder de Getúlio Vargas e com o fim da chamada República Velha, o sistema previdenciário passou por uma significativa reforma. O novo governo, ao longo da década de 1930, criou, entre outros, o Instituto de Aposentadoria e Pensões (IAP) e o Serviço de Assistência Médica Domiciliar e de Urgência (Samdu), que servia aos segurados de todas as instituições.

O atendimento à saúde não era a finalidade específica dos IAPs. Mesmo representando um avanço na área com a construção de hospitais próprios, os fundos arrecadados tinham outras finalidades, como o pagamento de aposentadorias, pensões e outros benefícios. Além disso, não eram totalmente autônomos e os dirigentes eram apontados pelo governo. Ao longo dos anos, os recursos dos IAPs começaram a ser drenados cada vez mais para essa atividade. Nem todos ergueram hospital próprio. Ofereciam aos segurados serviços contratados no setor privado. Cristiane M. de Cruz e Souza, pesquisadora da Casa de Oswaldo Cruz, conta que o Iapetec da Bahia tinha convênio com o Hospital Português. Havia também um

> ambulatório, exclusivamente, voltado para tal situado no bairro do Comércio, na Cidade Baixa. No moderno Edifício Chadler, localizado no bairro de São Pedro, na Cidade Alta, funcionava outro ambulatório para as várias especialidades médicas: Clínica Médica, Cirurgia Geral, Traumatologia, Otorrinolaringologia, Oftalmologia, Ginecologia, Obstetrícia, Neurocirurgia, Psiquiatria, Pediatria, Laboratório de Análises Clínicas e Anatomopatológicas, Serviço de Radiologia, de Fisioterapia e Gabinete Dentário".[22]

A combinação com as redes conveniadas privadas abriu uma nova era da Saúde no Brasil. Criou-se na sociedade a ideia de que saúde era ter hospitais como solução para todos os problemas. Essa visão desprezava de forma irresponsável o acesso às ações de saúde pública, como a construção de postos de saúde e vacinação, e continuava a secular prática de deixar milhões de pessoas sem atendimento médico em muitas regiões do território nacional. A construção de grandes hospitais, como o antigo Hospital do Iapetec no bairro do Ipiranga, em São Paulo, fortalecia também a então incipiente indústria de insumos hospitalares e engordava o poderoso setor farmacêutico. Tudo alimentado com os recursos dos trabalhadores segurados.

Apesar disso, a vida cotidiana de um doutor no Brasil em meados do século XX era bem dura. Eugênio Marcos Andrade Goulart, professor de Pediatria da UFMG, estudou a vida de outro médico escritor, João Guimarães Rosa. Em 1930, o autor de *Grande sertão: veredas* foi viver, após se formar, em Itaguara, a 100 quilômetros de distância de Belo Horizonte. Goulart conta que o dr. João Rosa "ficou amigo de raizeiros, cuja medicina alternativa tinha grande aceitação popular em toda a região, em especial de Manoel Rodrigues de Carvalho, seu Nequinha, famoso curandeiro que morava em um grotão na zona rural próxima".[23]Ainda segundo o pediatra mineiro, a relação entre o jovem médico e o benzedeiro local seria tema de "Corpo fechado", um dos contos do livro *Sagarana*. O texto narra a conversa entre um jovem médico recém-chegado e Manuel Fulô, um valentão local. As bravatas de Fulô tinham como alvo Toniquinho das Águas, o feiticeiro local. Foi essa a conversa publicada por Guimarães Rosa: "Ele vive desencaminhando o povo de ir se consultar com o senhor. Dizendo que doutor-médico não cura nada, que ele sara os outros muito mais em conta, baratinho..."[24]

Em pleno século XX, o Brasil tinha expandido sua rede de faculdades de medicina, a ciência médica progredira, o número de hospitais era um pouco maior, mas a ausência de médicos era tão evidente que eles continuavam convivendo e, pelo que foi descrito, competindo com curandeiros. Sem contar que boa parte das doenças que faziam do Brasil um grande hospital seguiam firmes, flagelando o povo brasileiro. Ainda segundo Goulart, nos contos de *Sagarana* estão presentes as seguintes moléstias: hanseníase, malária, varíola, tuberculose, ofidismo e doenças psiquiátricas.

Ao fim da Era Vargas, em 1945, o Brasil passara por um novo ciclo de mudanças. A população chegara a 46 milhões, a maioria jovens com menos de 20 anos. Apesar da falta de dados confiáveis, a população urbana crescera em termos absolutos. Outra mudança significativa se deu no desenvolvimento industrial. Ao longo da década anterior, o avanço fora considerável. Graças aos investimentos públicos, o país investira pesado na indústria de base com a Companhia Siderúrgica Nacional e a Companhia Vale do Rio Doce. Na área social, houve algum avanço na educação, com a diminuição do analfabetismo; mesmo assim, em 1940, pouco mais de metade dos brasileiros e brasileiras era alfabetizada.

A MEDICINA BRASILEIRA

59

VENDENDO A SAÚDE

Com a promulgação da Constituição de 1946 e o retorno da democracia, o país vivia uma nova era no campo institucional e político. Um novo presidente fora eleito, Eurico Gaspar Dutra, e do ponto de vista econômico, a opção tinha sido claramente pela via liberal. O Brasil vivia um momento financeiro positivo, com acúmulo de divisas decorrentes das exportações realizadas durante a Segunda Guerra Mundial. O quadro socioeconômico, no entanto, era desalentador. As velhas questões no campo sanitário estavam no mesmo patamar e havia um problema estrutural alimentar. Outras preocupações eram com os transportes e a geração de energia. Para resolver tais questões, uma série de estudos foi realizada, coordenados no Ministério da Fazenda e com a participação de um grupo de parlamentares de diferentes partidos políticos. Foi assim que nasceu o plano Saúde, Alimentação, Transporte e Energia (Salte), que deveria, entre 1949 e 1953, oferecer melhores condições de vida aos mais pobres.

No campo da Saúde, segundo o CPDOC da Fundação Getulio Vargas, o diagnóstico foi este: "fome crônica, elevado índice de mortalidade infantil e de probabilidade de morte dos adultos de mais de 30 anos de idade, e precariedade de recursos disponíveis em pessoal médico e paramédico, assim como de leitos hospitalares".[25] O planejamento pretendia privilegiar as populações rurais combatendo as endemias. Prevaleceu um modelo de expansão das atividades assistenciais hospitalares: o Hospital dos Servidores do Estado, no Rio de Janeiro, e o Hospital do Subúrbio, em Salvador. Para resolver a questão da alimentação, os produtores seriam financiados, receberiam assistência técnica e a comercialização seria facilitada. No entanto, os resultados foram pífios. Na área de transportes, foram construídas duas rodovias: Rio-Bahia e Presidente Dutra. Em relação à energia, ergueu-se a hidrelétrica de Paulo Afonso no rio São Francisco.

Havia no país, desde 1942, o Serviço Especial de Saúde Pública (SESP), criado com a ajuda da Organização Pan-Americana da Saúde (OPAS) e de fundações norte-americanas, que atuava em locais estratégicos para o esforço de guerra: nas áreas produtoras de borracha na Amazônia e no Vale do Rio Doce, uma região rica em minérios. O SESP, diferente da rede hospitalar, era abrigado pelo Ministério da Educação e Saúde e mantinha vínculos com as secretarias estaduais. Através de uma rede de postos e centros de saúde, atuavam na prevenção de problemas, na vigilância epidemiológica, contendo focos de doenças infecciosas, na fiscalização sanitária e, quando necessário, prestando assistência médica. Também usavam as redes escolares para o ensino da higiene. As professoras eram treinadas para realizar inspeções matinais de asseio nos alunos e estimular hábitos saudáveis. O SESP privilegiava doenças epidêmicas e endêmicas, tuberculose e hanseníase, a saúde materno-infantil, ou seja, pré-natal e puericultura. As crianças eram vacinadas e a desnutrição era combatida com a distribuição de cestas básicas e, quando possível, leite. O lado negativo era o baixo alcance das populações cobertas pelo serviço.

Ao longo dos 30 anos de existência do SESP, ele não foi visto com a importância merecida. Segundo o pensador de saúde pública Gastão Wagner de Sousa Campos, como havia nos anos 1950 uma política desenvolvimentista, achava-se que os problemas sanitários do país seriam resolvidos pelo processo de acumulação e reprodução do capital. Em outras palavras, o Brasil cresceria e todos ficariam ricos e saudáveis. Dominante, esse tipo de pensamento foi, de certa forma, marginalizando a "ideologia sanitarista" e dificultando, inclusive, a formação de novos sanitaristas; e "nesta época não se ampliou o número de instituições de ensino desta matéria, escassearam as pesquisas e os pesquisadores e degradou-se o próprio exercício da profissão".[26] Aos olhos dos médicos liberais, que viam a profissão como um trampolim para a riqueza e a fama, só os fracassados queriam ser sanitaristas. A medicina brasileira que produzira homens como Adolfo Lutz, Vital Brazil, Oswaldo Cruz e Carlos Chagas agora dava de ombros para seu passado.

HOSPITALOCENTRISMO

Por outro lado, a medicina liberal tentava surfar na onda modernizante que transformava o país. Os tempos de competição com curandeiros e feiticeiros pareciam cada vez mais coisa do passado. A categoria conseguira,

A MEDICINA BRASILEIRA

através de meios legais, marginalizar os charlatões. Houve a expansão do ensino de medicina, mas a oferta de médicos ainda era baixa. Além disso, a profissão ficava cada vez mais segmentada com os cursos de especialização. Ser médico era cada vez mais um símbolo de status. Ser um especialista – cardiologista, ginecologista, urologista etc. – poderia representar um futuro próspero. Sem contar que um médico poderia tomar decisões individuais, uma autonomia que conferia ao ofício enorme sentimento de liberdade. Sonhando com prestígio social e sucesso financeiro, os médicos começaram a se concentrar nos principais centros urbanos do país. Antes mesmo do fim do século XX, 80% deles estavam concentrados em apenas sete estados: São Paulo, Rio de Janeiro, Minas Gerais, Rio Grande do Sul, Pernambuco e Paraná.

Durante o chamado Período Populista (1946-1964), o Brasil continuou em franca transformação, cada vez mais industrializado e urbano. Mesmo com o gigantesco contingente de pessoas sem acesso aos grandes hospitais dos IAPs, a demanda por saúde se mantinha aquecida. No setor industrial – atendido pelos hospitais do IAPI –, o crescimento fora exponencial. O percentual de pessoas trabalhando no setor crescera entre 1940 e 1950 em vários estados, sobretudo nas regiões Sul e Sudeste. O setor de serviços também crescia de forma constante e pressionando os serviços médicos do seu IAP. Para minimizar o problema, os convênios com o setor privado foram acelerados. O quadro caótico atingia em cheio o mercado de trabalho dos médicos e era um empecilho para os que sonhavam com status e dinheiro fácil. A realidade de boa parte da categoria era a proletarização: muitos, quase todos, estavam empregados nos hospitais dos IAPs ou na rede conveniada.

A situação piorou durante a presidência de Juscelino Kubitschek (1956--1961), quando foi instalada a indústria automobilística no Brasil. Até pela forma como a linha de produção de automóveis funcionava, não era possível aceitar um sistema médico que não garantia a saúde de trabalhadores cada vez mais especializados. Se um único funcionário faltasse, todo o processo poderia parar. Foi nesse momento que surgiram no país os primeiros serviços de planos de saúde, organizados por médicos que tentavam escapar das regras do mercado. Em 1960, apareceu o Serviço de

Assistência Médica ao Comércio e Indústria (Samcil), que atendia especificamente o ABC paulista. Nascia um forte vínculo entre os trabalhadores da grande indústria paulista, e seus sindicatos com a medicina privada. Esse elo teria, anos mais tarde, um efeito nefasto na criação do SUS, pois o movimento sindical já havia consolidado um forte vínculo com o setor privado. A relação permanece viva e se expandiu para outras categorias profissionais e seus respectivos sindicatos.

As cooperativas foram outra tentativa de os médicos fugirem da dura realidade do mercado. Mais ou menos na mesma época da criação do Samcil, surgiu, em Santos, a União dos Médicos (Unimed). Em seu sétimo ano de existência, a empresa tinha 2 milhões de clientes em sua carteira. Quinze anos mais tarde, a cooperativa médica se tornara uma espécie de confederação, integrada por seis federações e 105 cooperativas. No total, reunia 30 mil médicos e aproximadamente 1.700 hospitais conveniados.

Com o golpe militar, em 1964, foram tomadas decisões no sentido de reorganizar o sistema de saúde. Havia diferenças gritantes entre as áreas de saúde dos IAPs, então eles foram concentrados em um novo órgão, o Instituto Nacional de Previdência Social (INPS). Apesar da novidade, os trabalhadores rurais permaneceram fora do sistema. Devido à polarização, em meados do século XX, entre esquerda e direita e ao fato de os militares serem sabidamente "alérgicos" a ideias esquerdistas, ou seja, à defesa do setor público, o rearranjo priorizou o setor privado. Os recursos da Previdência passaram a irrigar hospitais, clínicas, laboratórios e bancos de sangue, todos particulares.

Mesmo com ênfase no setor privado, a proletarização da medicina seguia o seu curso. Os maiores empregadores ainda eram o Ministério da Previdência e o setor conveniado a ele. Em plena ditadura militar, esse processo era, muitas vezes, considerado socializador. Quem assumiu a luta pela medicina liberal na época foi Pedro Kassab, pai de Gilberto Kassab, ex-prefeito de São Paulo e atual presidente do Partido Social Democrático (PSD). Entre 1963 e 1969, Pedro Kassab foi secretário-geral da Associação Médica Brasileira (AMB) e, depois, por seis mandatos consecutivos, entre 1969 e 1981, presidente. Segundo Gastão Wagner de Sousa Campos, o

A MEDICINA BRASILEIRA

kassabismo foi obrigado a conviver "durante a sua fase hegemônica e controle do movimento médico, com o desenvolvimento do regime de trabalho assalariado, tanto no setor estatal como em empresas capitalistas de prestação de serviços de saúde. E uma modalidade de assalariamento em que o profissional de medicina tinha sua renda e autonomia reduzida, pelo menos se comparadas a padrões históricos considerados adequados pala categoria".[27] O pensamento de Kassab foi divulgado para todo o Brasil na noite de 6 de fevereiro de 1972 durante o programa *Alta Prioridade* da extinta TV Tupi.

O presidente da AMB disse que, para os médicos, há doentes e não doenças. Mas que, talvez, para os economistas, fosse necessário considerar que houvesse doenças e não doentes. Como bom liberal, defendeu as cooperativas, pois o paciente podia exercer o livre desejo de optar pela contratação de seu profissional preferido. Também acreditava que a questão da fome seria resolvida logo, com o crescimento econômico do Brasil. Sobre a esquistossomose, disse que não era um problema dos médicos. Indagado sobre a concentração de médicos nos grandes centros, primeiro responsabilizou as lideranças sindicais e, depois, argumentou:

> O nosso médico jovem de hoje não vai para o interior por duas razões. Primeiro, por falta de segurança do ponto de vista econômico, isto é, falta de garantia de retribuição material de seu trabalho que lhe permita ter um status social compatível com a sua condição de médico. Segundo, uma insegurança de natureza profissional.[28]

Kassab falava sobre a falta de equipamentos exigidos pela própria formação do médico, cada vez mais especialista e dependente de tecnologia.

A MÁFIA DE BRANCO E AS TRAMBICLÍNICAS, A CRISE DA MEDICINA

Portanto, em pleno Milagre Econômico, o único período de prosperidade do regime militar, havia a divisão: médicos liberais que lutavam contra a proletarização e médicos sanitaristas que, apesar dos muitos atrasos sanitários – até a varíola ainda existia entre nós –, estavam em baixa. A criação do INPS não dera conta de conter os problemas de saúde da sociedade e o governo criou o Instituto Nacional de Assistência Médica da Previdência Social (Inamps), em 1977. Nessa época, o regime militar já não gozava do mesmo prestígio. A economia brasileira não tinha se recuperado do primeiro choque do petróleo, as taxas de crescimento não eram mais as mesmas e a inflação estava fora de controle.

O Inamps seguiu a mesma lógica do INPS, de contratar serviços do setor privado. O pagamento era feito por unidade de serviço, ou seja, ao sabor da cobrança dos conveniados. Essa fórmula minou aos poucos o baixo prestígio da medicina brasileira. O Estado, na prática, evitava a saúde e financiava a doença. Além de manter milhões de pessoas fora do sistema de atendimento, havia filas intermináveis e a infindável precarização do atendimento. Conforme a ditadura perdia força e a censura ficava mais branda, as denúncias de corrupção começaram a explodir na imprensa em todo o país. Não foram só as autoridades e os gestores do sistema que passaram a ser malvistos pela sociedade, os médicos se tornaram verdadeiros vilões. Em 1977, no dia em que os militares comemoraram o 14º aniversário do golpe, foram registrados 282 casos de omissão na Previdência. Quase todos, 80%, aconteceram na rede conveniada.

Os problemas, segundo o *Jornal do Brasil* de 31 de março de 1978, ocorriam em todo o Brasil. Em Goiânia, um paciente que fez uma pequena cirurgia de joelho sofreu choque anafilático e ficou meses em coma. Em São Paulo, após um acidente doméstico, um menino de 7 anos foi atendido no Hospital do Tatuapé, engessou o braço e foi enviado de volta para casa; dias mais tarde, o braço teve que ser amputado. No Hospital Nossa Senhora das Graças, em Canoas, Rio Grande do Sul, um recém-nascido morreu na incubadora; a autópsia revelou hematomas, bolhas nas mãos e nas pernas e hemorragia bucal. No Recife, no Hospital Barão de Lucena, um menino morreu na mesa de cirurgia, pois o anestesista confundiu o tubo de oxigênio com o da anestesia. Meses mais tarde, uma notícia no mesmo periódico informava que o diretor do Hospital das Clínicas de São Paulo atribuía às condições imunológicas desfavoráveis a morte de quatro

A MEDICINA BRASILEIRA

pacientes da sessão de hemodiálise. O mais irritante: ninguém era punido. Os Conselhos Regionais de Medicina (CRM) se omitiam e as sindicâncias da Previdência não eram conclusivas. Foi nesse contexto que nasceu o termo "máfia de branco".

O que já não era bom ficou ainda pior quando o principal órgão de oposição da mídia impressa, o mítico e satírico *Pasquim*, entrou na briga contra os erros médicos. Começou de forma discreta, em junho de 1978, com a publicação da carta de um leitor que narrava alguns casos insólitos: um paciente internado para fazer uma operação na garganta e a intervenção se deu no nariz; outro que precisava de uma operação no nariz e a intervenção se deu no ouvido; por último, um paciente com problema no apêndice foi operado por um ginecologista. Poucos meses depois, em janeiro de 1979, o jornal subiu o tom e atacou o Inamps em matéria de página inteira assinada por Chico Júnior. O alvo era um erro médico no Hospital de Base de Brasília que passara pelas mãos de três médicos. O *Pasquim* enfileirou uma série de situações: médicos incompetentes, mercantilistas, que levavam receitas prontas. Não poupou os donos das clínicas e os planos de saúde e convidava a sociedade a fazer "um roteiro turístico pelos postos de atendimento do Inamps, ou mesmo nos prontos-socorros cariocas, para ver de perto a situação caótica em que está o atendimento à população".[29]

O médico e escritor Pedro Nava, no livro de memórias *Galo das trevas*, de 1981, captou como se dava a relação médico-paciente nessa época: "E nos olham sempre como a figuração simbólica da morte – nossa inseparável. Lembro de conversa que tive com René Laclètte em que me queixava dos pacientes obedecerem de má vontade ao médico e gostosamente, cegamente ao farmacêutico, ao curandeiro, ao macumbeiro, ao pai de santo, fisioterapeuta, massagista, quiroprático, acupunturista, calista, manicura, cabelereiro."[30]

A saúde brasileira entrava na década de 1980 no Centro de Terapia Intensivo (CTI). Apesar da utilização de termos como o já mencionado "máfia de branco" e, depois, "trambiclínicas" de forma generalizada pela sociedade e pelos meios de comunicação, havia uma silenciosa revolução em curso na área sanitária. Desde a década de 1960, em algumas faculdades do

Brasil, jovens médicos como Sérgio Arouca, Hésio Cordeiro e Luiz Santini estavam se formando dentro de novos paradigmas. Havia um movimento de introdução de novos conceitos sobre saúde pública nos velhos cursos de Higiene. Fugindo do padrão tradicional, esses alunos iam para a frente de batalha do atendimento básico e mobilizavam seus pacientes, pois era hora de realizar grandes mudanças na sociedade brasileira na esfera política e na área da Saúde. A roda que levaria à construção do SUS já estava em movimento, e o primeiro giro estava em curso, com alterações no currículo de algumas faculdades de medicina.

2. O ensino da medicina

Santini nunca pensou que pudesse ser cirurgião, pois era canhoto e achava que não tinha habilidade. Mas, aos poucos, começou a entrar em cirurgias com um colega mais antigo, o dr. Lutegarde Vieira de Freitas, de quem se tornou amigo de toda a vida. Com o passar do tempo, ele começou a permitir que o inseguro estudante fizesse coisas elementares: dar um ponto e fazer uma sutura. Assim, Santini percebeu que tinha capacidade e passou a se interessar por cirurgia e a acompanhar os plantões de seu mentor, um cirurgião ainda jovem, mas extremamente habilidoso, disciplinado e humano. Operar era algo resolutivo: ao fim de cada procedimento, estava feliz e confiante de que fizera algo importante para alguém em sofrimento, que tinha sido atropelado ou estava sangrando, por exemplo.

Um dia, uma moça de 17 anos chegou à emergência do Hospital Universitário Antônio Pedro (HUAP), em Niterói. O estado dela era grave: pressão muito baixa, pulso quase imperceptível, dificuldade de respiração – choque séptico –, além da barriga enorme e dura feito pedra, enfim, o quadro era de uma peritonite gravíssima. A mãe que estava junto não sabia dizer o que tinha acontecido, apenas que ela estava doente havia vários dias. Fizeram os exames de rotina da época: raio X do tórax para pesquisa, e chegaram à conclusão de que ela tinha abdome agudo com lesão intra-abdominal grave. Fizeram punção e saiu pus. Precisavam abrir a barriga da jovem. Para isso, era necessário realizar um tratamento clínico para que ela pudesse se recuperar e, então, o preparo para a cirurgia. O residente fez o procedimento e Santini acompanhou. Quando a moça foi aberta, o quadro era pior ainda: havia pus para todos os lados, fezes e sangue em profusão na cavidade abdominal, um verdadeiro caos.

A cirurgia mostrou várias perfurações do útero, com lesões das alças intestinais e dos grandes vasos sanguíneos. As lesões encontradas foram reparadas, a cavidade abdominal foi lavada intensamente com soro, drenos foram colocados e a parede do abdome foi fechada. Depois, cheia de drenos, a paciente foi levada para a enfermaria com aparelho respirador, pois nessa época nem existia CTI. Ministraram os antibióticos que então existiam. Ao longo de um ano, a jovem teve todas as complicações que Santini conhecia e as que ele nem sonhava conhecer – endocardite bacteriana, abcesso cerebral, abcesso hepático e outras complicações. Ele e vários colegas acompanharam o caso durante todo o período. Foi o ano em que mais aprendeu na vida: todo o conhecimento de medicina básica ocorreu com ela, que, após longo sofrimento, saiu caminhando do HUAP.

Foram muitas as lições aprendidas do ponto de vista médico e cirúrgico, bem como do sofrimento físico e psicológico do paciente. Mas, sobretudo, a constatação do tratamento injusto e discriminatório da população brasileira. "Esse caso e a experiência no sanatório de Corrêas me tornaram médico."

Para um leigo, o papel dos hospitais-escolas é ensinar na prática a medicina. No entanto, não era isso que acontecia. Até então os hospitais universitários mantinham determinados pacientes internados com apenas dois propósitos: serem objetos de estudo para os professores doutores ou como modelos vivos para o ensino da medicina. Na segunda metade do século XX, o ensino da medicina também passou por uma importante transformação. Essa nova geração de médicos seria determinante para a construção do SUS.

Tradicionalmente, calcula-se como ponto de partida do ensino da medicina no Brasil a chegada da Corte portuguesa, em 1808, e a abertura oficial dos primeiros cursos acadêmicos no Rio de Janeiro e em Salvador. O escritor e médico Pedro Nava, no entanto, enumerou uma série de trabalhos publicados por médicos europeus a partir de suas vivências em terras brasileiras. Ele atribui "transcendente importância" ao trabalho de Willem Pies, mais conhecido entre nós como Guilherme Piso, um holandês que viveu em Pernambuco durante a invasão batava. Apesar de ser botânico e

O ENSINO DA MEDICINA

farmacólogo, ele descreveu diversas doenças. Para Nava, "Piso pode figurar como o mais remoto antepassado da anatomia patológica brasileira; foi ele quem abriu os primeiros cadáveres e praticou as primeiras autópsias no país".[1] Também estudou os efeitos medicinais da nossa flora: tipi, sassafrás, jaborandi, salsaparrilha, andá-açu e, sobretudo, ipecacuanha, que acabou sendo utilizada na Europa como uma droga antidisentérica.

No Brasil Colônia, funcionaram academias desde o século XVIII, como a Academia Brasílica dos Esquecidos, fundada em Salvador em 1724. No Rio de Janeiro, doze anos depois, foi aberta a Academia dos Felizes; mais tarde, surgiu a Academia dos Seletos e, em 1771, a Academia das Ciências e de História Natural.

Portugueses e brasileiros também deixaram relevantes contribuições, segundo Pedro Nava. Foi o caso do baiano Alexandre Rodrigues Ferreira, que estudou em Coimbra e deixou uma obra de grande valor nas áreas de etnologia, botânica e zoologia. O médico carioca José Pinto de Azevedo, nascido em 1763, que escreveu uma dissertação sobre as propriedades médicas da *Lithontripticas*, trabalho premiado pela Sociedade Harveyana de Edimburgo. No Rio de Janeiro, entre 1769 e 1779, o médico José Henrique Ferreira, além de ter fundado uma das academias da cidade, escreveu um trabalho sobre cochonilhas, um grupo de insetos. O português João Cardoso de Miranda, por volta de 1773 em Salvador, Bahia, foi autor de um trabalho que descreveu cirurgias e práticas clínicas.

Oficialmente, o ensino médico no Brasil só começou em 18 de fevereiro de 1808 na cidade de Salvador. Dom João, príncipe regente, viera com a Corte portuguesa para o Brasil, fugindo das tropas napoleônicas que invadiram Portugal. No mês seguinte, quando desembarcou no Rio de Janeiro, o regente luso criou a segunda escola médica brasileira. Tanto a Escola de Cirurgia da Bahia como o curso de Anatomia, Medicina e Cirurgia do Rio de Janeiro estabeleceram, em um primeiro momento, currículos autônomos. Alguns autores asseguram que, quando as autoridades portuguesas se deram conta do precário estado da medicina praticada em terras brasileiras, acharam mais prudente, em 1813, equiparar os programas. Logo depois, com a elevação do Brasil à categoria de Reino Unido de

Portugal, Brasil e Algarves, houve uma modificação na denominação na escola baiana, que passou a ser Academia Médico-Cirúrgica, e o hospital de caridade começou a funcionar como uma espécie de hospital-escola. Era ainda uma medicina baseada muito mais na percepção de sinais – o que pudesse ser observado, sentido e escutado – do que em exames físicos. Nessa época, já circulavam os primeiros e rudimentares estetoscópios e a prática de percussão torácica havia evoluído.

Após a Independência, em 1822, os cursos de medicina foram transformados em faculdades. Com o fortalecimento do poder das províncias, no interregno entre o governo dos dois Pedros, as faculdades do Rio de Janeiro e de Salvador ganharam autonomia para alterar seus cursos médicos. Em meados do século, já no período de Pedro II, em 1853, uma nova legislação, de inspiração francesa, tornava os exames mais rigorosos. Na Bahia, o currículo ficou mais extenso, com a criação de 18 novas disciplinas, entre elas química orgânica, anatomia geral, patologia e medicina operatória. Além disso, foram criados um horto, um laboratório de química e gabinetes de física, anatomia e uma oficina farmacêutica. Havia um pré-requisito linguístico para se estudar medicina: saber francês, latim e inglês.

Com apenas duas escolas médicas e uma evolução tímida da oferta de educação básica, a formação de novos médicos continuou não dando conta das necessidades da população. Conforme o século XIX foi chegando ao fim, ficava cada vez mais evidente o atraso do Brasil na educação de modo geral e especificamente na área da saúde. O mais óbvio seria aumentar o número de faculdades de medicina, mas tal coisa não parecia passar pela cabeça dos legisladores, que costumavam consultar os professores do Rio de Janeiro e da Bahia sobre a necessidade. Os mestres baianos e cariocas, claramente movidos pelo espírito de corpo, eram contra a expansão do ensino da medicina. Entre 1881 e 1885, foram feitas sucessivas mudanças nos cursos, mas nada em consonância com as reais carências sanitárias. Na reforma de 1884, por exemplo, o maior avanço foi a criação de três cursos anexos ao de Medicina: Farmácia, Odontologia, Obstetrícia e Ginecologia. O fato mais revolucionário desse período demonstra bem a pobreza da mentalidade de nossa educação médica. A carioca Maria Augusta Gene-

O ENSINO DA MEDICINA

roso Estrela formou-se em 1881, em Nova York, no Medical College and Hospital for Women. Foi a primeira médica brasileira. Só depois disso as mulheres receberam autorização para estudar medicina. A gaúcha Rita Lobato Velho Lopes foi a primeira médica formada no Brasil, após defender uma tese sobre cesarianas, em 1887, na Bahia.

Ao fim do século XIX, a medicina passara por uma verdadeira revolução tecnológica – criaram e aperfeiçoaram o aparelho de medir a pressão arterial, houve a descoberta do raio X –, o país mudara com o fim da escravidão e a Proclamação da República, mas o ensino médico continuava elitizado e formando um número insuficiente de profissionais. Até então, as reformas realizadas se preocupavam muito mais com a maior ou menor autonomia das duas faculdades e com o número de disciplinas. Só em 1898, noventa anos após a criação do ensino médico, foi aberta a terceira faculdade de medicina, em Porto Alegre.

Enquanto a educação médica brasileira avançava dessa forma, nos EUA ocorria o oposto. Em 1904, a Associação Médica Americana, atenta à proliferação de faculdades de medicina, fez uma reforma no ensino médico. A preocupação era com o baixo nível de muitas instituições. Quatro anos mais tarde, a Fundação Carnegie foi contratada para avaliar a situação. Coube ao educador Abraham Flexner investigar as 155 escolas médicas americanas. Ao fim do trabalho, ele escreveu um relatório propondo, entre outras coisas: redução do número de estabelecimentos de ensino para 31; educação baseada na ciência; instrução clínica em hospitais e fortalecimento dos mecanismos de licenciamento dos jovens médicos. O documento ficou conhecido como Relatório Flexner.

Dois anos após a publicação do trabalho de Flexner, em 1912, o Brasil abria a quarta faculdade de medicina, no Paraná. No mesmo ano, foi aberta mais uma escola de medicina no Rio de Janeiro, atual Unirio. A sexta faculdade médica nasceu pela chancela do governo do estado de São Paulo, que, em 1913, criou a Faculdade de Medicina. Um exemplo de como o ensino médico caminhava a passos de cágado: a Faculdade de Medicina do Rio de Janeiro de 1808 só passou a funcionar em sede própria em 1918, 110 anos depois de sua fundação. Apesar da nova sede, o ensino prático continuou nas enfermarias da Santa Casa e em outros hospitais do Rio de Janeiro, até a inauguração do Hospital do Fundão, em 1978. O prédio da Praia Vermelha foi demolido em 1975 pelo regime militar, em revanche às frequentes manifestações contra a ditadura, muitas vezes abrigadas na faculdade de medicina.

TIJOLO COM TIJOLO NUM DESENHO LÓGICO

O pós-guerra, que coincide com o pós-gripe espanhola, foi marcado por um *boom* de novas faculdades de medicina em várias regiões do Brasil: em 1918, em Belo Horizonte, Minas Gerais; em 1919, em Belém, Pará; em 1920, em Recife, Pernambuco; em 1925, a atual Universidade Federal Fluminense (UFF), em Niterói, Rio de Janeiro – a história dessa unidade exemplifica bem os desafios enfrentados pelos novos cursos.

A UFF nasceu da luta de um grupo de professores liderados pelo médico Antônio Pedro Pimentel. Inicialmente, a faculdade cobrava mensalidade e atraía poucos alunos. O apoio governamental veio dois anos mais tarde, com a cessão do Hospital São João Batista e a maternidade anexa para as aulas práticas, além do pagamento de uma verba. Em 1929, a faculdade foi incorporada pelo então estado do Rio de Janeiro. No ano seguinte, no entanto, eclodiu o movimento de 1930, liderado por Getúlio Vargas, e o Rio de Janeiro teve um interventor. A faculdade foi então brindada com autonomia financeira, ou seja, continuava pública, mas com liberdade para buscar recursos longe dos cofres públicos. A nova realidade coincidiu com a morte do professor Antônio Pedro. A direção que assumiu se achou em uma situação tão difícil que pediu aos professores que renunciassem aos salários. Houve até uma vaquinha entre os comerciantes.

Sempre enfrentando problemas financeiros, a faculdade conseguiu dar um passo importante, em 1934, com a reunião, em um único espaço, de seis ambulatórios e da clínica odontológica, originando a Policlínica da Faculdade de Medicina. Na inauguração, Carlos Chagas fez uma conferência para os alunos intitulada "As novas diretrizes da defesa sanitária

O ENSINO DA MEDICINA

do Brasil". A faculdade só teve uma biblioteca no fim da década de 1930. Mesmo assim, o curso de Medicina se consolidou ao longo dos anos como um dos melhores do país. Em fins dos anos 40, as turmas tinham entre 125 e 130 alunos, com cerca de 80 a 90 diplomados anualmente, a maioria de outros estados da Federação. No final de 1960, com a incorporação de outras faculdades de Niterói, o curso de Medicina foi federalizado com a criação da UFF, então chamada de Universidade Federal do Estado do Rio de Janeiro (Uferj).

O mais curioso é que, nessa época, o HUAP estava fechado. A cidade de Niterói, como quase todas as outras no país, sofria com a falta de hospitais. Ao longo da primeira metade século XX, sua população, e de boa parte do estado do Rio de Janeiro, contava apenas com o Hospital São João Batista, 120 leitos, uma maternidade e um serviço de emergência no Jardim São João, região central da cidade. O HUAP se mantinha, apesar de público, cobrando pelos seus serviços. No entanto, a legislação mudou em 1960 e ele passou para a gestão da prefeitura niteroiense. Sem as antigas verbas, entrou em colapso. Dessa debacle, germinou uma das sementes que levaria à construção do SUS.

SEM ENSINO E SEM MÉDICOS

Em 1926, o total de faculdades médicas continuava baixo, apenas dez, e ainda havia um debate sobre a sua qualidade. Duas investigações foram feitas para apurar a realidade das salas de aula. A primeira, mais ampla, foi organizada pelo educador Fernando Azevedo. Durante os meses de junho e dezembro de 1926, *O Estado de S. Paulo* divulgou os resultados da pesquisa ao longo de 34 colunas publicadas no jornal. De saída, ficava claro que havia um ensino totalmente desconectado da realidade do Brasil e sem compromisso democrático. As universidades formavam alunos baseados em uma premissa pobre: o exame, a formatura e a carreira. Dois anos mais tarde, em 1928, a Associação Brasileira de Educação aplicou um questionário contendo sete perguntas aos alunos do Rio de Janeiro, de São Paulo, de Minas Gerais, do Rio Grande do Sul, de Pernambuco, da Bahia e do Paraná. O trabalho resultou em uma publicação, *O problema universitário brasileiro*, organizada em duas partes: uma contendo teses de sete intelectuais e outra com as respostas dos questionários.

Pensadores como Roquette-Pinto, Licínio Cardoso, Ignácio Azevedo do Amaral apresentaram os seguintes diagnósticos: faltava aos professores o sentido de brasilidade; eles representavam a bastardia espiritual da cultura da nossa elite; não tinham interesse público pelas questões gerais e pouco envolvimento com a pesquisa científica. Também foram feitas críticas à própria estrutura das universidades, que tinham salas cheias, escassez de recursos e programas próprios.

Um bom exemplo de como o médico brasileiro era descolado do espírito de brasilidade foi descrito em *Olhai os lírios do campo*, obra do gaúcho Erico Verissimo, de 1938. O personagem principal Genoca, ou melhor, Eugênio Fontes, estudara em colégio da elite, o Columbia College, porque a mãe pagava o ensino lavando a roupa do estabelecimento. Tinha vergonha de sua condição de pobre-diabo e desenvolveu um forte complexo de inferioridade. Achava-se feio e rude, mas tentava compensar a falta de predicados estudando muito. Entrou para a faculdade de medicina com dois objetivos: curar o pai tuberculoso e ficar rico e famoso, deixar de ser simplesmente o Genoca para se transformar no doutor Eugênio Fontes. Chegaria o dia em que os outros haveriam de respeitá-lo, de tirar o chapéu quando ele passasse na rua.

Na década de 1930, o ensino médico brasileiro cresceu com um pouco mais de vigor. O Brasil acabara de passar por duas grandes turbulências. A quebra da bolsa de valores de Nova York, que derrubara de forma inédita os preços dos produtos de exportação do país, teve como consequência, alguns anos mais tarde, o fim da Velha República e o início da Era Vargas, com a chegada ao poder do gaúcho Getúlio Vargas. A primeira fase do novo regime foi marcada por ideias liberais que, de certa forma, tiveram reflexo na expansão do ensino de medicina, com o surgimento da Escola Paulista de Medicina, em 1933, e a Faculdade de Ciências Médicas do Rio de Janeiro, em 1938 – a décima segunda escola médica do Brasil.

O ENSINO DA MEDICINA

Ainda durante esse período, mas sem relação direta com a educação médica, aconteceu algo inovador no campo educacional. Desde a década anterior, um grupo de intelectuais estava refletindo sobre a modernização da sociedade brasileira através da educação. Um dos principais nomes era o do baiano Anísio Teixeira. Logo após o início da Era Vargas, em 1931, ele foi nomeado diretor de Instrução Pública da capital. No ano seguinte, foi um dos signatários do "Manifesto dos Pioneiros da Educação Nova", que propunha total transformação da nossa educação. Uma das mais importantes realizações do grupo foi a abertura, em 1935, da Universidade do Distrito Federal (UDF). Fizeram parte do projeto Roquette-Pinto, Cecília Meireles, Heitor Villa-Lobos, Candido Portinari e muitos outros. A UDF funcionou até 1939 no histórico prédio do atual Instituto Superior de Educação do Rio de Janeiro, na rua Mariz e Barros, Tijuca.

O PÓS-GUERRA

Na década de 1950, a influência norte-americana se acentuou. Os tempos em que a educação médica se inspirava no modelo francês faziam parte do passado. O Brasil se aproximara dos EUA antes mesmo da Segunda Guerra Mundial e, cada vez mais, eles tinham presença ascendente sobre o país. Os autores de *Ciência e ensino médico no Brasil (1930-1950)* defendem a tese de que

> no que se refere ao campo da medicina, a Fundação Rockefeller esteve ligada à profunda mudança da educação médica dos Estados Unidos no início do século XX, a chamada Reforma Flexner, que defendia que a formação médica deveria estar centrada no ensino das disciplinas biológicas e nas práticas de laboratório, incorporando-se o método científico à prática clínica. Seu discurso, da mesma forma que o da Fundação Rockefeller, estava fundamentado na cientificidade da medicina, e a ela costuma-se atribuir a responsabilidade pela consolidação do modelo biológico de medicina, por meio da educação médica.[2]

Isso exigia professores especialistas e com dedicação à pesquisa. Para fomentar o modelo, os americanos, principalmente através da Fundação Rockefeller, começaram a financiar os estudos dos médicos nas universidades e centros de pesquisa.

O supracitado estudo diz também que a Fundação Rockefeller recomendava, desde os anos 1930, que o ideal seriam instituições de formação médica que contassem com salas de aulas adequadas, laboratórios, anfiteatros e, quando possível, até um hospital. Com o passar do tempo, começou a estimular o desenvolvimento de pesquisa científica, o que afastava os investimentos de seu foco de atuação inicial no Brasil, a saúde pública. Outro detalhe da atuação da Fundação Rockefeller foi a destinação de recursos maiores para São Paulo, onde o sistema de ensino já estava à frente dos demais estados, com turmas mais enxutas e professores com dedicação exclusiva. A atuação da Fundação Rockefeller estava baseada nos estudos de Abraham Flexner e moldou o pensamento médico brasileiro, fortalecendo "a prática clínica e a investigação diagnóstica, como também a visão do processo de adoecimento, todos estreitamente relacionados ao conhecimento científico e à pesquisa".[3] Na prática, o bom médico brasileiro passou a ser o especialista.

A carreira do professor doutor baiano Clementino Fraga Filho é um bom exemplo do processo que estava em curso. Era filho de médico e entrou para a Faculdade de Medicina do Rio de Janeiro em 1933, pois tinha os melhores professores e era bem-equipada com laboratórios. Em testemunho à Casa de Oswaldo Cruz, ele contou:

> Já havia começado a docência-livre. O livre-docente tinha o direito de dar cursos equiparados. Se não fosse chefe de serviço, poderia dar um curso em qualquer outro lugar fora da faculdade. A livre-docência foi muito competitiva, era uma busca constante de títulos, visando à carreira acadêmica. Em sua maioria, eram professores jovens que queriam se sobressair. [...] Nada impedia que tivessem, por exemplo, um laboratório particular, como laboratório de análises clínicas, mas isso não era habitual. Mais tarde [...] surgiram as especializações. [...] Em artigos dos principais professores de clínica médica daquela época [...] já é possível perceber críticas à especialização excessiva. [...] Para eles, os médicos estavam ficando mecanizados, porque a tecnologia estava invadindo a medicina.[4]

O ENSINO DA MEDICINA

No mesmo relato, Clementino Fraga revela mais um detalhe que exemplifica bem como o modelo que estava alterando o ensino da medicina conduzia quase naturalmente ao médico de valores liberais. Os médicos, que também eram professores, lutavam por ascensão através do mundo acadêmico participando de concursos com um segundo objetivo: aumentar o número de pacientes de sua clínica. Até os não aprovados em concursos eram recompensados com o aumento da clientela. Os próprios alunos eram os que mais contribuíam para isso, divulgando o talento de seus mestres e sonhando, provavelmente, chegar um dia no mesmo patamar que eles.

Na década de 1950, o Brasil enfim alcançava um número mais representativo de faculdades de medicina. Em 1956, o país inaugurou sua 24ª escola médica, no Rio Grande do Norte. Havia algumas, inclusive, no interior, como a de Ribeirão Preto, em São Paulo, a de Juiz de Fora, em Minas Gerais, e a de Santa Maria, no Rio Grande do Sul. Mas eram apenas números, pois todas continuavam bebendo na mesma fonte, cultuando a doença, formando médicos liberais e negligenciando as graves questões sanitárias que afligiam o Brasil. Ao mesmo tempo, surgiu um novo paradigma. A Organização Pan-Americana de Saúde (OPAS), organismo sediado em Washington, EUA, lançou uma discussão sobre a educação médica na América Latina. Assim, foram organizados dois seminários: um em Viña del Mar, no Chile, em 1955, outro em Tehuacán, no México, em 1956. Várias faculdades médicas de países latino-americanos participaram. A medicina sanitária estava sendo, de certa forma, relançada, e em nenhum outro país a semente germinou tanto quanto no Brasil.

A REFORMA FLEXNER À BRASILEIRA

Entre os médicos que participaram da reforma sanitária não existe consenso sobre a influência do Relatório Flexner no Brasil. É indiscutível que as fundações americanas financiavam projetos em educação médica no país baseadas nos corolários das propostas sugeridas pelo relatório do pesquisador norte-americano. Essa orientação levara ao modelo que formava cada vez mais médicos especialistas e dependentes de tecnologia. Em tese, o modelo fortalecia a formação do médico de viés liberal em detrimento da vertente sanitarista. Portanto, relacionar Flexner com os sanitaristas não seria o normal. Até o médico Naomar de Almeida Filho, do Instituto de Saúde Coletiva da Universidade Federal da Bahia, em 2014, publicar o artigo "Nunca fomos flexnerianos: Anísio Teixeira e a educação superior em saúde no Brasil". O pesquisador refez a trajetória do educador baiano sem encontrar nenhuma referência clara sobre o ensino médico e, ao mesmo tempo, afirmou que a lacuna deveria ser preenchida.

Anísio Teixeira estava em Nova York, em 1945, quando foi convidado para assumir a Secretaria de Educação e Saúde Pública da Bahia. Era hora de colocar em prática algumas de suas ideias sobre educação. Seu maior legado dessa época – a Escola-Parque, em Salvador, instituição pioneira de educação em período integral, com prática holística – foi uma experiência de enorme sucesso. Logo após, assumiu a Coordenação Nacional de Aperfeiçoamento de Pessoal de Nível Superior (Capes) e, mais tarde, a direção do Instituto Nacional de Pesquisa Educacional (INEP). Anísio Teixeira achava que a educação superior deveria ser libertária, humanística e transformadora. Mas para ser realmente transformadora, a universidade precisava ser refundada.

Naomar de Almeida Filho conta ainda que Anísio Teixeira tinha grande respeito pela formação dos médicos brasileiros e a considerava o maior êxito da educação superior no país. Afirma que Anísio externava grande admiração pelo trabalho de Flexner e o fez em alguns de seus artigos. Os dois aparentemente não se conheceram, mas foram quase contemporâneos na Universidade de Colúmbia. Suas ideias sobre educação convergiam em alguns pontos. O americano defendia que o aluno deveria saber fazer, ou seja, era adepto de um ensino voltado para a prática; o brasileiro, que educar era ensinar a aprender e minimizava a importância da educação pela informação. Também em comum havia um elenco de críticas ao sistema universitário médico: "a excessiva precocidade na escolha das carreiras; a submissão ao mercado de ensino, de trabalho e de serviços; a não integração entre graduação profissional e formação universitária; a ausência da formação científica, cultural e humanística prévia", diz Naomar.

O ENSINO DA MEDICINA

Nos Estados Unidos, o Relatório Flexner produzira mudanças relevantes especialmente apontando para a necessidade do fechamento de escolas médicas. Bem diferente da experiência de Anísio Teixeira com a universidade do Distrito Federal. Durante o mandato de Juscelino Kubitschek, foi construída a nova capital da República. Em Brasília, tudo seria novo. A cidade refletiria um país industrial, urbano e moderno. Esse era o espírito quando Anísio Teixeira e o antropólogo Darcy Ribeiro conceberam o projeto que criou a Universidade de Brasília. Os dois juntos planejaram a base institucional e o currículo pedagógico de uma nova experiência educacional. Foi assim que, no início de 1960, nasceu também uma escola médica diferente: "não havia escola médica separada e sim um centro (depois faculdade) de ciências da saúde, destinado à formação integrada de todas as profissões da saúde",[5] resume Naomar. Com o golpe militar de 1964, o projeto quase morreu. Quase. Logo, de forma inesperada, a escola médica de Brasília estaria limpando o terreno para plantar as sementes obtidas nas conferências organizadas pela OPAS.

OS MILITARES, OS RETROCESSOS E AS ESCOLAS PRIVADAS

Pouco antes do golpe militar de 1964, no governo do presidente João Goulart, o Brasil realizara a sua III Conferência Nacional de Saúde. O ministro da Saúde era o fluminense Wilson Fadul. A tônica dos debates foi marcada pelas sementes sanitaristas lançadas pela OPAS, poucos anos antes. E os principais diagnósticos e decisões foram: a difícil situação sanitária da população; a reorganização das atividades médico-sanitárias nos níveis federal, estadual e municipal; a municipalização dos serviços de saúde; a fixação de um plano nacional de saúde. Com a deposição do governo, ainda por cima taxado de comunista, as resoluções do Congresso foram quase todas abandonadas. Mas como o quadro sanitário continuava inalterado, algo precisava ser feito. Em 1966, os militares organizaram o 1º Seminário de Educação e Segurança Nacional, cujo lema era "Educar com Segurança". Tinha chegado a hora de introduzir nas universidades a famigerada

80 SUS: UMA BIOGRAFIA

doutrina da segurança nacional, que visava identificar e eliminar inimigos internos e externos. Eram tempos de Guerra Fria e esse pensamento era irradiado desde Washington.

O receituário dos norte-americanos para o ensino superior brasileiro prescrevia outros remédios amargos. Através de um acordo entre o Ministério da Educação brasileiro (MEC) e a United States Agency for International Development (Usaid), seriam liberadas verbas para a modernização das universidades e estímulo ao setor privado. A expressão dessas mudanças ficou cristalizada na reforma universitária de 1968. Os efeitos foram quase que imediatos. Em três anos, entre 1964 e 1976, surgiram dez novas faculdades de medicina, agradando muito a classe média, pois havia forte carência de vagas. Quem se destacou no período foi a primeira-dama, dona Yolanda Costa e Silva. Ela se tornou uma espécie de madrinha do movimento dos excedentes de medicina, alunos que passavam no vestibular, mas não conseguiam vagas nas faculdades. O número era expressivo em 1960: 29 mil estudantes; nove anos mais tarde, eles formavam um batalhão de 162 mil. A criação da Faculdade de Medicina de Itajubá, Minas Gerais, é o melhor exemplo de como dona Yolanda atuava. As faculdades eram abertas a toque de caixa sem nenhum compromisso com a qualidade do ensino, gerando o questionamento da Associação Brasileira de Educação Médica (ABEM).

Os efeitos da privatização da educação universitária foram rápidos. Em 1968, havia 153.199 alunos nas universidades públicas e 124.496 na rede privada; em 1973, o número pulou para 327.352 nas públicas e 309.117 nas privadas. O aumento suscitou dúvidas sobre a qualidade do ensino, preocupando inclusive os militares. Em 1971, o ministro da Educação, coronel Jarbas Passarinho, criou um grupo de estudos, a Comissão do Ensino Médico, para avaliar o ensino brasileiro, cujo setor crescia sem limites aparentes. Ao longo de cinco anos, a comissão visitou 75 das 76 faculdades de medicina no país. A conclusão dos trabalhos resultou na publicação "Abertura de escolas de medicina no Brasil – relatório de um cenário sombrio", patrocinada pelo Conselho Federal de Medicina.

O ENSINO DA MEDICINA

Este documento serviu de subsídio a uma portaria ministerial suspendendo a criação de novas escolas médicas. Somente aquelas que haviam requerido autorização de funcionamento antes da nova regra conseguiram implantar-se. [...] A partir da análise das respostas a um questionário enviado a todas as escolas e de visitas *in loco*, a comissão fez recomendações visando homogeneizar o processo de formação e conter a expansão desordenada da rede de ensino médico. Reconheceu que o número de escolas estava aquém das exigências do país, mas que o crescimento verificado havia sido demasiado rápido e descontrolado, muitas vezes sem previsão de recursos didáticos e corpo docente (BRIANI, 2003). [...] O Brasil foi praticamente o único país da América Latina onde essa expansão baseou-se em escolas isoladas, na maioria instituições privada.[6]

Outro detalhe revelador: esse crescimento estava concentrado no Sudeste e, em especial, no estado de São Paulo.

Em 1977, outro evento, de cunho nacional, abalaria a rigidez dos militares durante o governo do presidente Ernesto Geisel. Os residentes médicos já estavam se articulando desde 1967, quando criaram uma associação. Apesar de se dizer nacional, era composta basicamente de estudantes do eixo Rio-São Paulo. As primeiras reivindicações foram de fundos educativos. Com a expansão do ensino médico, a entidade ganhou de fato caráter nacional. O foco das contendas também mudou. Ficava cada vez mais claro que o sonho liberal era improvável. Os residentes continuavam reféns do trabalho assalariado. Logo, eles passaram a articular encontros nacionais para debater os problemas da categoria. Em 1975, a luta se concentrou na questão profissional: queriam ser reconhecidos como prestadores de serviços e, portanto, ser remunerados. Acrescentaram à pauta o reconhecimento como especialistas. A novidade incomodou a AMB, liderada por Pedro Kassab, que defendia o mercado dos médicos mais experientes. Dois anos mais tarde, o movimento dos residentes estava muito fortalecido. E dois dias após o congresso nacional realizado em Olinda, Pernambuco, o general Geisel assinava um decreto regulamentando a residência médica.

O médico Jorge Luiz do Amaral (Bigu), residente na época, participou ativamente do movimento e, em entrevista aos autores, contou:

Em 1977, nós, os residentes, éramos a maioria no Brasil e trabalhávamos sem nenhuma regulamentação nos hospitais do antigo Inamps. Não tínhamos nenhuma remuneração, horários e escalas. Começamos um movimento, tendo o PCB como base. Fizemos uma greve em junho e em 5 de setembro surgiu a primeira lei que regulamentou a residência médica no país. Ficou estabelecido um salário, horários, disciplina de plantão. Foi um movimento bem articulado durante o governo Geisel. No mesmo decreto, foi criada uma Comissão Nacional de Avaliação da Residência. Ela seria composta de cinco membros do governo, dois eram do Inamps, um do Ministério da Saúde, um do MEC, e um da Escola Superior das Forças Armadas. Além disso, cinco membros das entidades da área médica e da educação médica, Associação Brasileira de Educação Médica, Associação Nacional dos Médicos Residentes, Conselho Federal de Medicina, Associação Médica Brasileira e Federação Nacional dos Médicos. Foi o primeiro colegiado plural dentro da área de saúde.

A repressão foi branda, pois eram médicos e, muitos, filhos de gente importante. O baiano Crescêncio Antunes da Silveira era muito bom no violão. A filha de um ministro da ditadura era residente no Hospital dos Servidores do Estado no Rio de Janeiro. Ao longo da greve, eram comuns cantorias na casa dela, na praia de Botafogo. O meu próprio chefe, Clementino Fraga, que era médico da elite carioca, sempre nos aproximou de seus clientes ilustres. Logo, nós éramos "íntimos" dos poderosos. Isso nos dava uma certa proteção. Em São Paulo, médicos do calibre do Zerbini e do Jatene nos protegiam.

Além de confrontar os militares, os residentes redigiram um documento, no congresso de Olinda, em que apontavam para a necessidade de um

sistema de saúde baseado na assistência médica descentralizada e voltada para a comunidade. [...] Ao lado destas medidas, o dever do médico é também o de organizar-se politicamente e atuar no sentido de promover a conscientização e o posicionamento dos colegas através do fortalecimento das associações estaduais e hospitalares com discussões amplas e de levá-las também às universidades e aos sindicatos médicos.[7]

Os jovens médicos brasileiros começavam a abrir os sulcos para a semeadura do SUS.

O RETORNO DOS SANITARISTAS

Quando os militares chegaram ao governo, em 1964, apesar de terem poder discricionário para lidar com as questões do Brasil, claramente não tinham um plano para enfrentar o complexo quadro de saúde do país. A difícil situação foi resumida pelo *Jornal do Brasil* na edição de 30 de julho de 1967, um domingo, com os seguintes dados: alta mortalidade infantil, 18 milhões de infectados com varíola, malária, esquistossomose e chagas; o Brasil era campeão mundial de mortes por doenças transmissíveis; em 2.500 cidades brasileiras, não havia um único médico; nos 3.900 municípios com menos de 50 mil habitantes, havia 6.549 profissionais, os 28.701 restantes estavam concentrados nas capitais e nos grandes centros; só na Guanabara (atual município do Rio de Janeiro), menor unidade da Federação, eram 8.913; nas regiões Norte e Nordeste, partes de Minas Gerais, Goiás e Mato Grosso, a relação era de um médico para cada 20 mil habitantes.

A matéria nem tocava na questão dos milhões de indigentes, isto é, cidadãos que não eram abrigados pelos hospitais da Previdência e que só contavam com as santas casas e os hospitais universitários. Essa humilhante exclusão parecia não comover os militares. David Nasser, reconhecido jornalista da revista *O Cruzeiro*, em 24 de março de 1971, fez em sua coluna um apelo ao presidente Médici, pedindo que meditasse a respeito. Contou o caso de um homem que caíra na rua e, quando a ambulância chegou, o médico "encerrou a questão dizendo que era câncer e o câncer era assunto fora de sua alçada".[8] Os hospitais para indigentes não tratavam câncer "porque esse mal não é humano",[9] questionou Nasser. No mesmo ano, em 1971, em 27 de abril, no *Diário de Pernambuco*, um jornalista apelava para o "sentido de humano ao grande presidente", e lembrava que uma grande parte da população denominada indigente, pelo simples fato de ser suprimida do cadastro da Previdência Social, não podia emitir "faturas" ou "notas fiscais".[10] O médico paraibano Veloso Costa, que tinha uma coluna em diversos jornais do Norte e Nordeste do país, tocou no tema de forma bem direta:

84 SUS: UMA BIOGRAFIA

me escuso de usar o termo indigente, pois ele deprime e humilha, degrada e desumaniza. [...] Os enfermos sem eira nem beira batem às portas dos hospitais filantrópicos, comunitários, estatais, quando suas penúrias se agravam com a perda da saúde. [...] Como rebotalhos, trapos humanos, sem donos e sem endereços, vagam pelos ambulatórios e portarias de hospitais mendigando um leito, implorando a caridade de uma vaga [...] nossa Política Nacional de Saúde não se contagia do espírito reformista da Revolução. Pelo contrário, permanece indiferente como um rochedo elevado entre águas tranquilas.[11]

Os militares até tentaram resolver o grave problema. Em 1967, o ministro da Saúde Leonel Miranda criou um Plano Nacional de Saúde. Uma experiência piloto começaria pelo município de Nova Friburgo, no estado do Rio de Janeiro. Talvez "contagiado pelo espírito reformista da Revolução", o ministro divulgou em cadeia de rádio e TV um plano que estabelecia a cobrança de uma taxa de atendimento classificada por categoria. Para enfrentar o problema dos milhões de indigentes, a solução proposta foi a gradativa privatização da saúde.

Do ponto de vista sanitário, a questão das doenças transmissíveis não estava restrita aos rincões mais isolados ou mais pobres do país. Acossava as grandes metrópoles. Em fevereiro de 1969, foram instalados em Belo Horizonte nove pontos de vacinação contra o sarampo, pois a doença provocava mais mortes que a difteria, a poliomielite, o tétano, a coqueluche e a varíola. Na entrada da década de 1970, o Brasil era o único país da América do Sul que continuava convivendo com surtos de varíola. São Paulo era o estado mais infectado: em 1968, foram registrados 483 casos, 98 deles na capital. Em 1970, na cidade do Rio de Janeiro, o rio Maracanã era foco de esquistossomose. Desde a nascente, na floresta da Tijuca, até desaguar na baía da Guanabara, contaminava indiscriminadamente: pessoas que bebiam água nos riachos da floresta, mulheres do morro do Borel que lavavam suas roupas, feirantes da praça Professor Pinheiro Guimarães que molhavam suas verduras.

Em 1967, a IV Conferência Nacional de Saúde – a primeira realizada pelos militares – foi inovadora, pois trouxe a participação de especialistas

O ENSINO DA MEDICINA

da OPAS, que relataram casos bem-sucedidos em países vizinhos. Um dos participantes foi o dr. Eugene P. Campbell, chefe da divisão médica da Usaid no Brasil, que defendeu o financiamento de uma medicina multidisciplinar; economistas, cientistas sociais, engenheiros sanitários e, claro, médicos também estiveram presentes. Ao fim da Conferência, o presidente, general Costa e Silva, afirmou em discurso:

> O nosso Programa Estratégico – definidor das diretrizes gerais do Governo – dedica dois amplos capítulos à Saúde e ao Saneamento, integrando-os no quadro enumerativo das vigas mestras da infraestrutura social. Lá se apontam os objetivos próprios a atingir: a intensificação do combate às doenças transmissíveis; a melhoria da produtividade do sistema de proteção e recuperação da saúde, para a elevação da taxa anual de atendimento da demanda da assistência médica; e a expansão da rede de unidades locais de saúde.[12]

No que diz respeito ao ensino médico, a IV Conferência apontou na direção de uma nova medicina. O Brasil precisava com urgência de médicos que fossem formados não apenas com o objetivo de curar, mas que tivessem uma formação preocupada com a preservação da saúde e da vida. Seria um retorno à linhagem de médicos como Oswaldo Cruz, Carlos Chagas, Adolfo Lutz e Vital Brazil? Pura retórica, nenhuma medida concreta foi adotada.

NO PLANALTO CENTRAL

Considerada um perigoso centro de ativismo político e até mesmo de resistência armada, logo após o golpe militar a Universidade de Brasília (UnB) sofrera um violento ataque. O reitor Anísio Teixeira foi deposto e professores, funcionários e estudantes foram perseguidos ou presos. Em 1968, ano marcado por manifestações estudantis em todo o mundo, inclusive no Brasil, a UnB foi invadida por forças policiais e militares que usaram todo tipo de truculência – bombas de efeito moral, carros de combate, metralhadoras e fuzis – e prenderam mais de 300 pessoas. Foi nesse

SUS: UMA BIOGRAFIA

ambiente hostil que ocorreu uma das primeiras experiências bem-sucedidas de reformulação de currículo com o novo enfoque de preservar a saúde e não apenas de curar.

Em 1963, instado pelo professor Carlos Chagas Filho, filho do reconhecido sanitarista, o médico Luís Carlos Lobo fez a livre-docência em Biofísica e, mesmo sendo muito mais ligado ao setor de pesquisa do que ao de ensino, bancou o desafio de se tornar responsável pelo curso de Biofísica na Faculdade de Medicina do Rio de Janeiro (UFRJ), então Universidade do Brasil. Os alunos de medicina detestavam a sua cadeira e ele resolveu fazer uma enquete questionando por quê. A resposta foi singela: não achavam o curso relevante. O professor Lobo então procurou o pessoal da área clínica – Clementino Fraga, José Lopes Pontes, entre outros – e repetiu a pergunta, recebendo praticamente a mesma resposta: a física médica não era importante. Lobo defendeu, portanto, que a solução seria juntar o curso com as outras disciplinas, o que provocaria uma mudança na estrutura do currículo, mas ele tinha respaldo para tanto.

Três anos mais tarde, seu padrinho Carlos Chagas Filho foi convidado para assumir o cargo de embaixador do Brasil na Unesco. Lobo preferiu, então, voltar para o seu laboratório de fisiologia endócrina. Mas, em 1966, Ernani Braga, diretor da Escola Nacional de Saúde Pública e recém-nomeado chefe do Departamento de Educação Médica da OMS, convidou-o para criar a Faculdade de Medicina de Brasília, além de José Roberto Ferreira, diretor-executivo da Associação Brasileira de Escolas Médicas (ABEM). Além do respaldo de uma entidade médica, havia, de certa forma, o respaldo da Fundação Rockefeller, que já atuava em projetos liderados por Ernani Braga. A meta agora era conceber um currículo integrado, algo que Lobo já havia tentado no Rio de Janeiro.

Em depoimento aos autores deste livro, Luis Carlos Lobo relatou o que aconteceu na capital da República:

> Nessa época, a UnB estava praticamente parada. Os militares haviam demitido quinze professores e uma centena deles tinha se afastado em solidariedade. O reitor que substituíra o Zeferino Vaz era o Laerte Ramos

O ENSINO DA MEDICINA

de Carvalho e eu fui perguntar qual era a minha autonomia. Eles tinham tentado sem sucesso contratar professores europeus, como acontecera um tempo antes em Ribeirão Preto. Então ganhei carta branca integrando todo o ciclo básico: ciências clínica e básica, área social, saúde pública. Um sistema orgânico integrando todos os professores. Algo que já acontecia na universidade americana de Western Research. Montamos laboratórios multidisciplinares como acontecia em Stanford com muito sucesso. Integramos todo o ensino que começava com um bloco de tempo e não dava para ser com professores improvisados. Mas era impossível convidar professores de outros estados para passar seis meses na capital porque eles não vinham. Mas para passar duas, três semanas eles topavam. Então de cara começamos essa nova fase com profissionais de alta qualidade que se integravam nesses sistemas orgânicos. Quando o aluno estava se formando no ciclo básico, tínhamos que escolher um hospital para ser o local de atuação da universidade. Queriam muito que eu pegasse um hospital que estava sendo construído na regional sul, mas eu não quis, pois achava que tinha que ser um local mais próximo da realidade brasileira. A capital não era e não é a realidade do Brasil, com uma condição econômica muito diferente do resto do país. Assim, fomos parar em Sobradinho.

Na cidade-satélite da nova capital do Brasil, integraram-se ao projeto o endocrinologista Haddad Melo Colé e o médico Henri Jouval. A partir de 1967, houve uma transformação no atendimento de saúde de Brasília. Até então, a Secretaria de Saúde era voltada apenas para questões específicas: vacinação, aleitamento materno, tuberculose etc. O atendimento em Sobradinho se dava com alunos da UnB que rodavam o ambulatório, a emergência, a maternidade e a saúde pública. Um ensino orgânico. Além disso, o atendimento passou a incluir profissionais de outras áreas, como enfermagem e nutrição. Todo aluno assinava uma carta sanitária para ficar sabendo da condição da saúde da população local e entender os desafios. O curso inteiro era integrado: introdução à medicina sanitária, medicina comunitária do adulto, da criança, materno-infantil etc. Eles viviam na comunidade, nas residências, nas escolas, nos centros de saúde, nas várias unidades do hospital (emergência, atendimento ambulatorial etc.) com supervisão permanente. A ideia era proporcionar uma formação integral e geral para os médicos, como seria hoje a medicina de família, para atender um público que representava 80% do povo brasileiro, disse Lobo, e resolvendo problemas de saúde no nível básico. Tudo feito em um hospital regional secundário que atendia muito bem.

No ano seguinte, em 1968, uma rede periférica de postos de saúde englobou todo o município de Sobradinho. A faculdade assumiu a responsabilidade integral de prestação de serviços na área de saúde, 30 mil habitantes. Era a primeira vez que uma universidade se ocupava de forma integral da saúde pública no país. A experiência passou a contar com algum recurso da Previdência Social. As novidades no planalto central começaram a ganhar notoriedade nacional e internacional.

Lobo contou que um dia recebeu a visita de um consultor da Unicef e reitor da Universidade Hacettepe, na Turquia:

> Após a visita, passamos a receber gente de todos os continentes, pois tínhamos virado modelo internacional de escola médica; usávamos o que tínhamos e buscávamos atender a população. Um bom exemplo era a turma da obstetrícia que, no início, cobria apenas 30% das mulheres que precisavam fazer o pré-natal. O alvo era atingir 100% com o mesmo número de profissionais. Esse ainda é um desafio da nossa medicina: como trabalhar com recursos escassos. A questão é "como vamos fazer?" Alteramos nosso protocolo e o médico passou a fazer apenas a primeira consulta e, depois, a paciente era acompanhada pelo sistema e só voltava a ter contato com o médico perto do parto. Se no meio do caminho tivesse algum problema, ela voltava para as mãos do obstetra. Batemos a meta!

Dessa experiência, surgiu uma publicação, o Livro Verde, descrevendo o processo de participação dos alunos em todas as atividades, de engajamento da sociedade, a ênfase na atenção primária e na atenção integral – muito antes da Declaração de Alma-Ata, em 1978. Tudo ia muito bem até que o reitor foi trocado pelo médico Caio Benjamin Dias, de Minas Gerais, que não entendia nada do que estava sendo feito. "Ele indagava a razão da escola médica ser tão visitada e ninguém ir até Minas ver o 'nosso hospital, que é muito melhor. Aqui é tudo muito modesto'." O professor Lobo respondia: "Ninguém vem ver prédios, eles vêm discutir ideias."

O ENSINO DA MEDICINA

O sucesso da experiência também incomodava o setor privado de Sobradinho, que começou a sentir os efeitos de um sistema público de saúde eficiente. A reação não demorou muito. Lobo foi então procurado pela Associação Médica de Brasília e pelo Sindicato dos Médicos, que o acusavam de fazer o

> exercício ilegal da medicina, pois ao longo do processo, as parturientes eram atendidas por auxiliares de enfermagem. No hospital de Sobradinho, nem havia enfermeiras. Perguntei então para os membros da comissão qual era a probabilidade de um auxiliar de enfermagem não perceber que algo estava fora do padrão e passar o caso para o médico. Responderam que o risco era alto. Quanto? Uns 10%? Antes, o risco era de quase 70%. Logo, se baixamos o risco para 10%, era um ganho. Diante de tal argumento, eles concordaram.

O setor privado não era o único que não via com bons olhos o que estava em curso na capital da República. Na época, uma experiência como essa era confundida com as políticas públicas dos países comunistas, como os "médicos de pés descalços" da China, ou o médico de família de Cuba. O desfecho foi o seguinte:

> Logo depois, entrou o vice-reitor José Carlos de Almeida Azevedo, oficial da Marinha, e ele começou a me chatear, pois o nosso sistema de avaliação era diferente, os próprios alunos se avaliavam. Nós tínhamos um enorme compromisso ético e os próprios alunos nos cobravam isso. A ideia era que, se somos formados dentro de padrões éticos, não precisamos ser fiscalizados. Certa vez, em uma aplicação de prova do ciclo básico, o representante da turma veio me procurar dizendo que um colega havia colado e pedia a anulação da prova inteira. Eu refuguei e o aluno que colou apareceu. Foi a partir disso que eu achei que eles poderiam se autoavaliar.
>
> Fui alertado que era melhor não confrontar o capitão da Marinha, pois eu não tinha respaldo político nem científico. Além do mais, atendíamos uma população pobre de Sobradinho, não os políticos de Brasília. Nessa época, nós tentamos agregar o Hospital de Base que, muito tempo depois, passou para a UnB. O nosso objetivo era tê-lo como o hospital da pós-graduação. E passaríamos a atender a elite política da capital federal, pois no

90 SUS: UMA BIOGRAFIA

projeto haveria um determinado número de quartos particulares para eles. Foi a gota d'água. O Azevedo não quis e ainda me demitiu.

Na mesma época, o médico Clementino Fraga Filho, diretor da Faculdade de Medicina do Rio de Janeiro (UFRJ), acabara de voltar de uma viagem ao exterior com a ideia de mudar o currículo, tornando-o integrado com a assistência. Logo, Colé, Jouval e Luís Carlos Lobo estariam por lá.

SANITARISMO "PÉ VERMELHO"

Talvez muitos brasileiros não saibam, mas os paranaenses são conhecidos como "pé vermelho". Uma expressão que nasceu no norte do estado, onde as pessoas, devido à cor do solo, têm os pés ou calçados tingidos de terra rubra. Foi de lá, mais especificamente da cidade de Londrina, que surgiu uma importante contribuição para a criação do SUS. Nessa cidade paranaense, quem comandou a transformação que uniu a nova faculdade local com o setor de saúde foi Nelson Rodrigues dos Santos, Nelsão.

Antes mesmo de estudar medicina na USP, em São Paulo, Nelsão era filiado ao Partido Comunista. Seu objetivo era se especializar em psiquiatria, e ele até morou em um hospital psiquiátrico, onde dava plantão. Paralelamente, militava em entidades estudantis: no Centro Acadêmico Oswaldo Cruz (CAOC) da Faculdade de Medicina da USP, na União Estadual dos Estudantes (UEE) e na União Nacional dos Estudantes (UNE). Mas Nelsão aceitou convite de um dos ícones da pesquisa em saúde pública brasileira, Samuel Pessoa, que acompanhava sua militância política como estudante e suas potencialidades como profissional.

Ele estava organizando, no Instituto de Medicina Tropical na USP, uma área de geografia médica com estudos muito novos relacionados à ecologia, os nichos ecológicos, os ecossistemas, as doenças transmissíveis e os determinantes sociais das doenças, e me convidou para ser assistente dele no meu primeiro ano de formado. Essa opção foi muito clara, muito rápida e inequívoca, porque ia ao encontro da sua linha de militância política nos

O ENSINO DA MEDICINA

movimentos estudantis, de um projeto de desenvolvimento nacional e de uma visão socialista da sociedade.

Ao longo dos Anos de Chumbo, Nelsão se dedicou à pesquisa epidemiológica. Fez doutorado na USP em esquistossomose no vale do Paraíba, onde trabalhou por alguns anos a questão da mobilização da população rural para compartilhar com os poderes municipal e estadual as medidas de saneamento. Coincidiu que, em 1968, fora eleito para prefeito o candidato de oposição e médico Dalton Paranaguá. O lema de sua campanha era "A saúde do povo é a suprema lei". Paranaguá já tinha sido secretário estadual de Saúde e era entusiasta da medicina preventiva. Partiu dele a ideia de criação da Universidade Estadual de Londrina (UEL). Foi assim que, em 1970, Nelsão foi parar na nova faculdade de medicina. Com ambiente político favorável, desenvolveu um projeto pioneiro com um grupo de clínicos, cirurgiões, pediatras etc., todos estudantes iniciantes. Foi o responsável pela primeira equipe de saúde pública da cidade.

Ao longo do governo do prefeito Dalton, foram construídos postos de saúde inclusive na zona rural, algo impensável até então. As unidades visavam desafogar o sistema, que ficava sobrecarregado resolvendo casos simples – verminoses, gripes, diarreias –, e liberar os médicos para atender problemas mais complexos. Com a UEL funcionando como epicentro e a coordenação do Departamento de Saúde Comunitária, a saúde local passou a ser enfrentada sob uma nova perspectiva, com equipes multiprofissionais: cientista social, educador, médico e enfermeiros. Segundo Nelsão,

o norte do Paraná tinha uma população rural percentualmente grande, o povoamento e a colonização na onda do café no norte do Paraná, desde o começo, impediram latifúndios, em pequena propriedade, e isso deu uma densidade muito grande na zona rural. Apesar da grande polarização da cidade de Londrina, a zona rural tinha o mesmo número de habitantes da zona urbana. Eram vilas e entroncamentos rurais que nunca tinham sido contempladas pelos setores governamentais e que agora aconteciam graças aos convênios entre a prefeitura e a Universidade.

Como em Brasília, houve reação. Mesmo não tendo mais vínculos com o PCB, Nelsão foi preso pelo Destacamento de Operações de Informações – Centro de Operações de Defesa Interna (DOI-Codi), em 1973. Libertado no mês seguinte, reassumiu seu cargo de diretor do Centro de Ciências da Saúde, mas o reitor, por mecanismos administrativos da universidade, impediu qualquer possibilidade de atuação, apesar da solidariedade dos docentes e alunos. Mesmo assim, os convênios continuaram firmados. Entre 1974 e 1975, com recursos da Fundação Kellogg e da OPAS, os postos de saúde periféricos com ênfase no atendimento materno-infantil foram ampliados.

A dança das cadeiras dos futuros criadores do SUS seguia a todo vapor. Quem estava em Brasília ia para o Rio de Janeiro e quem estava em Londrina ia para a capital federal. Foi assim que Nelson, garroteado pelas forças conservadoras, foi convidado em 1977, através da OPAS, para participar do Programa de Preparação Estratégica de Pessoal de Saúde (PPREPS/OPAS). Coordenado pelo médico piauiense Carlyle Guerra de Macedo, tinha a duração de um ano e meio. O PPREPS teve papel muito importante, pois era o responsável estratégico pelo desenvolvimento de recursos humanos, um convênio da OPAS com o Ministério da Saúde, e atuava diretamente nas Secretarias Estaduais de Saúde. Nessa época, as Secretarias de Saúde dos estados e dos municípios eram totalmente desaparelhadas.

Segundo o próprio Nelsão, funcionava assim:

> Nos anos 1970, os prefeitos municipais das cidades médias começaram a se preocupar com a saúde, devido à explosão demográfica – as cidades médias quase que dobraram sua população em dez anos; Campinas foi uma, Londrina outra – e pauperização do interior. A migração rural-urbana foi muito intensa na época e gerou uma tensão social muito grande nas periferias urbanas. No final dos anos 1970 e início dos anos 1980, o próprio governo federal, em plena ditadura, se preocupou em ter assessoria do Banco Mundial para os primeiros programas compensatórios para segurar as pontas nas periferias urbanas. O Ministério da Saúde, inclusive, fez um projeto cujo nome era Projeto Periferia Urbana. Os prefeitos começaram a se preocupar em colocar dirigentes na área da saúde municipal capazes de aplacar as tensões sociais da periferia. Isso foi um

O ENSINO DA MEDICINA

fenômeno intenso no período. Na época, até por intuição, por pragmatismo, começou a ficar muito comum prefeitos comprarem ou contratarem Kombis velhas, porém com um médico na Kombi, e cada dia da semana era um bairro. Esse assistencialismo, que chamavam de "postos volantes", deu lugar, na sequência, a um assistencialismo mais fixo. Eram médicos clínicos, que não tinham formação em saúde pública – mas escolhidos em conformidade com o prefeito, ou pelo jeitão populista do próprio médico. Os próprios prefeitos pagavam os médicos, inclusive dentistas também muitas vezes, que começaram a ir em Kombis nas periferias de cidades médias. E depois começaram a alugar casinhas, um aluguel muito barato, casinhas abandonadas nas periferias urbanas para instalar os primeiros postinhos de saúde. Foi gradativo: os postinhos e casinhas periféricas alugadas sucederam os volantes. Depois, foram ficando só os postinhos fixos. E numa terceira etapa, já nos anos 1980, ainda antes da VIII Conferência Nacional de Saúde, as cidades médias começaram a alugar casas melhores ou construir prédios próprios, definitivos, municipais, para serem centros de saúde. O movimento municipal de saúde foi se fortalecendo porque não era medido só pela evolução das Kombis, das casinhas alugadas e depois dos postinhos construídos. Ele era medido pela entrada dos sanitaristas.

AS VEREDAS MINEIRAS

A experiência com as mudanças curriculares nos cursos da Faculdade de Medicina da UFMG foi tão eloquente que um de seus principais membros, José Saraiva Felipe, tornou-se, anos mais tarde, ministro da Saúde no primeiro governo do presidente Lula (2003-2006). Mas ele não teria chegado tão longe se antes não houvesse a atuação do também médico sanitarista Francisco Eduardo Campos, que foi quase seu contemporâneo. Como nos dois casos anteriores – Brasília e Londrina –, essa experiência teve como ponto de partida a Faculdade de Medicina de Belo Horizonte, mas seu campo de atuação foi bem longe dali, em Montes Claros, uma cidade perto do rio São Francisco, a 426 quilômetros da capital mineira, no norte do estado e mais próxima da fronteira com a Bahia.

94 SUS: UMA BIOGRAFIA

Francisco Eduardo Campos também era militante de esquerda. Quase foi preso pelo discurso que fez no dia de sua formatura, em 1974, no Minas Tênis Clube. O jovem médico tivera a audácia de pedir o fim das filas da Previdência, melhor organização do sistema de saúde e medicina mais humanizada. Graças à proteção do diretor da faculdade, Clóvis Salgado, conseguiu escapar do cerco da Polícia Federal. Na verdade, ele já tivera uma formação universitária totalmente influenciada pela nova visão de saúde pública que estava surgindo no Brasil. A maior prova disso foi sua participação, no mesmo ano da formatura, da I Semana de Saúde Comunitária (Sesac) em Belo Horizonte, marco da reforma curricular que estava em curso. A Sesac trouxe expoentes do movimento sanitário, além de Carlos Vidal, da OPAS, colaborador de Juan César García. A influência do evento no currículo da faculdade: o surgimento de cinco disciplinas especializadas e a proposta de criação do Internato Rural. O curso de medicina em cinco anos, com a autorização do MEC, voltaria para seis anos em 1978.

Francisco Eduardo Campos era encantado com Sérgio Arouca, que despontava como líder do movimento sanitário, e foi fazer mestrado em Campinas para se aproximar do grande teórico da reforma sanitária. Tanto que quando Carlyle Guerra de Macedo e Juan César García sugeriram que Francisco deveria ir para o Projeto Docente Assistencial da Paraíba, Arouca achou melhor que ele voltasse para Belo Horizonte. E assim foi feito. Lá ele assumiu o Internato Rural. Uma tarefa extremamente difícil, pois a medicina preventiva era a periferia da educação. Aos autores, Francisco contou:

> Éramos o quarto de despejo da faculdade. Só que na mesma época, acontecia o projeto dos pobres do norte de Minas Gerais. Possivelmente, a experiência que houve nessa região pobre do estado não teria acontecido se fosse realizada em Belo Horizonte, e a recíproca era verdadeira: não fosse o projeto do norte, o nosso em Belo Horizonte também não teria sido realizado. A junção das duas periferias criava condições favoráveis.

Outro fato determinante para o avanço do Partido Sanitário foi a política de ocupação de postos-chaves da Previdência Social por pessoas

O ENSINO DA MEDICINA

ligadas ao movimento. Eleutério Rodriguez Neto, Henri Jouval e outros integrantes da máquina burocrática liberavam recursos para projetos como o Internato Rural. Francisco Campos conta ainda que

em 1976, teve o último concurso de médicos para a Previdência. Só que o Ministério da Saúde não queria a participação de sanitaristas de fora de seus quadros e assim fomos alijados do concurso. Mas nos deram a oportunidade de refazer ou mudar a área de inscrição. O Paulo Buss (presidente da Fiocruz anos mais tarde), por exemplo, tinha especialização em pediatria e acabou entrando. Mesmo não sendo um verdadeiro militante do nosso movimento, ele criou na Previdência o Departamento de Recursos Humanos e conseguiu abrir espaço para a residência em medicina social. Assim, o Instituto desenvolveu o Plano de Apoio às Residências (PAR). Em Belo Horizonte, passamos a ter dez residentes de medicina preventiva, por semestre, pagos pelo Instituto, e aumentou o nosso time de sanitaristas. Isso também aconteceu em outras partes do Brasil.

A outra fonte de financiamento era norte-americana. O presidente da Fundação Kellogg, Mario Chaves, um conservador, apoiava os programas dos mineiros e de outros pelo país. Ele admirava Francisco Campos e confiava no trabalho dele, portanto, era muito generoso. Isso custou ao jovem médico a pecha de ser vendido ao imperialismo norte-americano. Outros diziam que Francisco era gordo de tanto comer os cereais da fundação patrocinadora. O apelido pegou e ele passou a ser conhecido como Chico Gordo.

O Internato Rural não teria avançado sem ele. Não havia dinheiro na Universidade e eu precisava de quatro automóveis. Que reitor teria dado isso para um jovem de 27 anos? Um dia, combinei com o Carlos, meu motorista, que iríamos levar o Mario Chaves para Ibiaí, um município perto de Pirapora que tem os famosos bancos de areia do rio São Francisco. Toda vez, o carro atolava nos bancos de areia e, para desatolar, havia a necessidade de urinar em torno da roda. Falei com o Carlos que era fundamental atolar o carro para que o Mario Chaves se desse conta das difíceis condições na região. O atolamento renderia umas Toyotas.

Foi nesse projeto que se engajou o futuro ministro da Saúde José Saraiva Felipe. Ele também era de esquerda e fora seduzido pelo ideário sanitarista durante a I Semana de Saúde Comunitária. Ver os grandes nomes do sanitarismo foi decisivo. Nessa época, o Departamento de Medicina Preventiva e Social da faculdade, por ocupar o décimo andar do prédio, era conhecido como "péssimo andar". Com apoio de Francisco Campos, conseguiu dois estágios. Um na Fundação de Assistência Médica e de Urgência de Contagem (Famuc), onde,

> nos finais de semana, o atendimento corria por conta dos estagiários de Medicina e de Enfermagem e do pessoal auxiliar. Fazíamos, premidos pela falta de alternativa, partos, retirada de projéteis de armas de fogo, drenagem de abscessos, suturas e demais procedimentos similares. As consultas iam até o limite do conhecimento que julgávamos ter. [...] Na triagem prévia, os pacientes que possuíam carteira assinada tinham alguma chance. Porém, a maioria era entregue à própria sorte se a situação não pudesse ser sanada na FAMUC. Os casos mais graves e agudos eram direcionados ao Pronto-Socorro de Belo Horizonte, ao Hospital João XXIII ou à Santa Casa de Misericórdia de Belo Horizonte; os pacientes eram despachados em barulhentas ambulâncias, nem sempre disponíveis, sem recursos adequados para suporte à vida durante o trajeto de casos mais graves. A [...] desarticulação dos serviços municipais e estaduais e a precariedade do atendimento provocavam indignação e reforçavam a minha consciência de que precisávamos de um sistema de saúde democrático e inclusivo.[13]

O outro estágio era ainda mais discriminatório:

> o modesto hospital do Fundo de Assistência ao Trabalhador Rural (Funrural) da cidade de Esmeraldas, a 58 quilômetros de Belo Horizonte, funcionava como um entreposto de doentes terminais ou à espera de vagas em cidades vizinhas, como Contagem, Betim e Belo Horizonte. O que mais me incomodava ali era a discriminação resultante da interferência política. O atendimento era vedado aos adversários da administração municipal, sendo importante instrumento político nas barganhas entre prefeitos, vereadores e outras lideranças. Resolvemos – eu, alguns estagiários, médicos e funcionários menos intimidados – furar esse cerco, separando leitos para o atendimento sem discriminação.[14]

O ENSINO DA MEDICINA 97

Apesar das dificuldades – 12 horas de trem até Montes Claros, aloja-
mentos precários, estradas de terra e percursos intermináveis –, foi lá que
aconteceu uma revolução na área médica. O quadro sanitário descrito por
Saraiva Felipe na região era este:

> no ano de 1972: ele tinha 44 municípios; a população era de 940 mil habi-
> tantes; a doença de Chagas constituía um flagelo regional; 42% das crianças
> apresentavam desnutrição; a mortalidade infantil era de 120 óbitos por
> mil nascidos vivos, com notável subnotificação; metade dos municípios
> não tinha ambulatório de saúde; havia 115 médicos (1 médico por 8.160
> habitantes), 54% concentrados no município de Montes Claros; 21 mu-
> nicípios não tinham médicos-residentes; a cobertura de consulta médica
> era de 12,5% da população; havia 19 enfermeiros (1 enfermeiro por 49.473
> habitantes); a cobertura de saúde bucal era de 3,7% da população; um terço
> das mortes era por doenças infecciosas; e o gasto público em saúde era de
> apenas US$ 1,25 per capita ao ano.[15]

Saraiva Felipe se engajou no projeto de corpo e alma. Com apenas um
ano de formado, em 1977, ele coordenaria um grupo com pessoas de várias
partes do Brasil.

A região do rio São Francisco era então coberta precariamente, desde
meados da década de 1950, pela Igreja Adventista do Sétimo Dia, liderada
pelo pastor Leslie Charles Scofield. Durante seis anos, um grupo coordenado pelo pastor e sua esposa, Dina Scofield, atendeu a população ribeirinha
percorrendo de barco a região. A experiência acabou evoluindo e passou
a contar com a participação da Universidade de Tulane de New Orleans,
Louisiana. Depois, obteve recursos da Usaid e as atenções se voltaram
para um programa de planejamento familiar. Havia também a presença
de ações sanitárias da Secretaria de Estado de Segurança Pública (SESP),
do Ministério da Saúde e da Secretaria de Saúde de Minas Gerais.

O Projeto Montes Claros, entre 1975 e 1982, conseguiu mudar o panorama da região. O balanço é do próprio Saraiva:

> Seriam construídos ou reformados 55 centros de saúde (Montes Claros
> teria 6) e 162 unidades básicas em distritos e povoados dessa imensa

SUS: UMA BIOGRAFIA

região, além de 40 laboratórios, 39 nas sedes das APs e o regional em Montes Claros. Cada município se constituiria num módulo básico, com as Unidades Auxiliares de Saúde (UAS) referenciadas ao centro de saúde, na sede. Esses municípios, por sua vez, estariam vinculados em rede a um polo sub-regional, que deveria contar com pelo menos uma unidade hospitalar. Esse conjunto era chamado de Área Programática (AP). Foram instituídas oito APs dentro do processo de hierarquização ascendente, de acordo com o nível de complexidade do atendimento.[16]

Com a participação de alunos de medicina que vinham de muito longe, concretizando a parceria universidade-comunidade; a pressão que exerceu na rede hospitalar da região, que teve que ser ampliada; melhorias no saneamento básico, com a instalação de 92 sistemas de abastecimento de água; o aumento da cobertura vacinal; o engajamento da sociedade nos processos decisórios e as fontes de financiamento, Montes Claros se tornara, então, o principal modelo do movimento sanitário.

ELES NÃO USAM ESTETOSCÓPIO

Todas essas experiências não teriam conduzido à criação do SUS se não tivessem sido coordenadas e lideradas por Sérgio Arouca. Ele foi o teórico, o líder e, principalmente, o estrategista político que teria papel fundamental antes, durante e depois das mudanças que tornaram a saúde no Brasil um direito de todos e um dever do Estado. Todos os atores da reforma sanitária tiveram relevância, mas suas boas experiências provavelmente não teriam sido a base das reformas no campo da saúde sem o comando firme de Sérgio Arouca. Nascido em Ribeirão Preto em 1941, ainda jovem se filiou ao Partido Comunista (PCB). Entrou para fazer medicina na faculdade da cidade e, em 1967, aos 26 anos, já lecionava a cadeira de Medicina Preventiva e Social da Universidade de Campinas (Unicamp).

Nessa fase da vida, Arouca já era um verdadeiro acadêmico, muito mais focado na carreira universitária. Na primeira metade da década de 1970, ele se tornou consultor da OPAS. Entre outras preocupações, focou na

O ENSINO DA MEDICINA

questão do ensino médico, sendo essa sua principal atuação no organismo internacional. Arouca acompanhava de perto as discussões que se davam em torno do tema. Em um dos capítulos de sua tese de doutoramento, que trata da redefinição do profissional médico, o sanitarista deixava claro que acompanhava tanto as discussões sobre o tema nos EUA, citando documentos da Associação Médica Americana sobre a educação médica, como também as que se davam em países latino-americanos, resgatando questões levantadas nos seminários de Viña del Mar e Tehuacán, como quais eram os objetivos do ensino da medicina e das funções da cátedra de medicina preventiva. Também defendia a ideia de que o "controle da medicina aparece como o controle da própria sociedade civil pelo Estado"[17] e que cabia à sociedade civil dar repostas aos "novos problemas médico-sociais".[18] Para que isso acontecesse, levantou quatro questões: 1. Preencher o vazio deixado pela higiene no plano individual através da definição de novas responsabilidades do médico diante da saúde e da prevenção, ou seja, a cultura higiênica é incorporada à profissão médica; 2. Definir o caráter universal dos médicos ao lhes atribuir uma responsabilidade social diante das famílias e da comunidade; 3. Manter o caráter liberal da profissão, ou seja, mantendo-a no âmbito da sociedade civil; 4. Definir um lugar onde se processará essa mudança, ou seja, a educação médica e especificamente a medicina preventiva.

Essas ideias começaram a ser postas em prática com a criação do Laboratório de Estudos em Medicina Comunitária (LEMC) em Campinas, especificamente em Paulínia. Também com o financiamento da Fundação Kellogg, outras experiências descentralizadas e com a participação direta dos alunos foram iniciadas. A base seria instalada na periferia e com várias camadas de atendimento, tendo na última instância o Hospital das Clínicas de Campinas. O Centro de Saúde de Paulínia incorporou a comunidade na tomada de decisões. Em plena ditadura militar, era um procedimento audacioso.

Portanto, logo começaram os problemas. Paralelamente, aconteceu um movimento de questionamento da própria estrutura universitária, dentro da Unicamp. Algumas faculdades, inclusive o Departamento de Medicina

Preventiva, levantaram as questões de falta de democracia e concentração de poderes nas mãos do reitor Zeferino Vaz. A reação não tardou e muitos diretores foram afastados dos seus cargos de chefia, inclusive o diretor da Faculdade de Medicina, José de Aristodemo Pinotti. Aos poucos, o projeto foi sendo esvaziado.

Francisco Campos contou aos autores que

nós, os residentes, íamos uma vez na semana para a materno-infantil fazer pré-natal, na semana seguinte, para a dermatologia sanitária, na outra, para a pneumologia sanitária tratar tuberculose etc. O Arouca, nessa época, estava pensando o futuro e escrevendo sua tese, O dilema preventivista. O problema é que, em um determinado momento, foram incorporadas pessoas-traíras, dois chilenos que se voltaram contra nós, nos tachando de comunistas e de sermos liberais nos costumes.

As denúncias, segundo Sarah Escorel, teriam partido de assessores internacionais e tinham o seguinte conteúdo: "O projeto não era um projeto técnico, era um projeto político, que estava se desviando do seu sentido; isso iria acabar levando a confrontos com a própria Fundação Kellogg."[19] O reitor então começou a dar um novo rumo aos destinos da Medicina Preventiva da Unicamp.

O ex-residente Francisco Campos lembra o que aconteceu:

O Arouca tinha um fusquinha vinho, com duas janelinhas traseiras. Um dia, veio uma ordem mandando todo mundo para o Centro de Saúde de Paulínia. Eu lembro que um dia fui à casa do Arouca e ele estava tentando lembrar se tinha um estetoscópio em algum lugar. Procuraram na casa inteira e nada. Alguém foi ver no fusquinha e no capô da parte dianteira, perdido ao lado do pneu, estava um velho e quebrado estetoscópio. Estava lá havia tanto tempo que estava melado. Em Paulínia, a ordem foi "aqui não se faz mais diletantismo e todos deveriam fazer assistência". Basicamente, nesse momento, o diretor do Centro de Saúde era desse grupo mais conservador e passou a não haver mais clima para o nosso pessoal. Foi quando o grupo se dispersou. O David Capistrano foi para São Paulo e depois o Arouca se mudou para a Escola Nacional de Saúde Pública (ENSP) no Rio.

O ENSINO DA MEDICINA   101

Essa diáspora contribuiu para superar a dicotomia entre medicina social e saúde pública. Os alunos do curso dirigido por Sérgio Arouca acabaram se espalhando pelo país. Alguns continuaram em Campinas, outros foram para a capital concluir seus mestrados na USP, ou para a Secretaria Estadual de Saúde, que foi pioneira na contratação de sanitaristas. Houve quem fosse para o Rio de Janeiro, para duas instituições que começavam a entrar no circuito, a Escola Nacional de Saúde Pública da Fiocruz e o Instituto de Medicina Social da UERJ.

MENINOS DO RIO

Apesar da atuação de destaque dos sanitaristas no Distrito Federal, no Paraná, em Minas Gerais e em São Paulo, os cursos de medicina social em outros estados brasileiros iam aos poucos ocupando espaço. Na Bahia, foi aberto o mestrado em Saúde Coletiva da Universidade Federal, e na Paraíba, foi criado o Departamento de Medicina Preventiva na Faculdade de Medicina da Paraíba (UFPB). No Rio de Janeiro, duas instituições logo ocupariam posição de protagonismo no movimento sanitarista: a Escola Nacional de Saúde Pública (ENSP) da Fiocruz e o Instituto de Medicina Social da Universidade do Rio de Janeiro (UERJ). As duas maiores lideranças da reforma sanitária emergiriam daí.

Quando saiu de Campinas, Sérgio Arouca foi para o Rio de Janeiro. Segundo o professor emérito da Fiocruz Arlindo Fábio Gómez de Sousa, ele e seu grupo foram abrigados por Elsa Ramos Paim na ENSP da Fiocruz e no projeto Promoção e Educação para a Saúde (PESES), programa de medicina social ligado à Financiadora de Estudos e Projetos (Finep), um organismo que também funcionava na Fiocruz. Nessa época, a Escola Nacional de Saúde Pública vivia certo marasmo, com poucos profissionais e baixos salários, segundo Sarah Escorel. A Fiocruz era vigiada de perto pela chamada comunidade de segurança, órgãos de informação e repressão dos militares. Tanto que, em 1970, ocorrera a aposentadoria, ou melhor, a cassação de dez pesquisadores. O episódio ficou conhecido como o Massacre de Manguinhos. O responsável por esse ato discricionário foi o então ministro da Saúde e ex-funcionário da Fiocruz Francisco de Paula da Rocha Lagoa, recém-empossado pelo presidente Costa e Silva. Quando a turma de Campinas chegou, o presidente da Fiocruz, Oswaldo Costa, foi avisado pelo Serviço Nacional de Informações (SNI) de que eram todos comunistas.

Arouca foi para o Promoção e Educação para a Saúde e Educação Sexual (Peses), braço do Programa de Estudos e Pesquisas Populacionais e Epidemiológicas (Peppe), "um grande projeto previsto no convênio Fiocruz-Finep",[20] conta Escorel. Essa estrutura era vinculada ao Ministério do Planejamento, que tinha como ministro João Paulo dos Reis Velloso. Então com apoio governamental, Arouca retomou sua atuação. Mais tarde, em 1987, ele relembrou:

> o PESES não foi um modelo de pesquisa acadêmica pura; foi montado para intervenção política. Além da incorporação das ciências sociais, retomava o projeto político de Paulínia com o estudo dos projetos alternativos de medicina comunitária como áreas de prática política e de ensino nos departamentos de medicina preventiva – uma estratégia para que nós influenciássemos os departamentos para a abordagem social em nível nacional. São esses projetos que nos jogam para fora e começamos a estabelecer uma rede com pessoas que tinham um projeto político no trabalho comunitário.[21]

Isso não significava que os órgãos de segurança não estavam de olho. Francisco Campos, que certa vez estava no quarto andar da ENSP em uma sala de aula resolvendo exercícios de estatística na lousa, conta que, de repente, entrou o presidente da Fiocruz, Oswaldo Costa, e gritou: "Eu já sabia! Doutrinando!" O braço do SNI na Fundação, a Assessoria Especial de Segurança e Informações (AESI), começou a agir. Nomes foram vetados, pessoas foram perseguidas e nomeações foram barradas. Em dezembro de 1977, todos foram demitidos. Um tempo depois, com apoio da OPAS, Arouca foi para a Nicarágua trabalhar no projeto de saúde do governo sandinista.

O ENSINO DA MEDICINA

Ao mesmo tempo, acontecia algo de fundamental importância na ENSP para a formação de uma cultura sanitarista em todo o Brasil: os cursos descentralizados. Para muitos, o movimento foi eclipsado pela chegada de Sérgio Arouca à Fiocruz. Iniciado em 1975, os cursos descentralizados de medicina social influenciaram e mudaram quase todas as faculdades de medicina do Brasil. Arlindo Fábio Gómez de Sousa foi peça-chave desse processo. Em depoimento, ele narrou:

Essa é uma das lacunas do movimento sanitário. Tem todo um processo começando, a partir de 1975, os cursos de saúde púbica descentralizados. Se hoje você tem no país, em quase todos os estados, cursos de medicina social, devemos a essa história. Eu dava mais de quatrocentas horas de aula por ano correndo o Brasil. Nós éramos um grupo pequeno, que fora reduzido pela própria repressão, e só havia uma forma de manter essa chama viva, percorrendo as cidades e os estados.

O Eduardo Costa (que depois seria secretário de Saúde do Rio de Janeiro) foi uma pessoa fundamental na história dos cursos descentralizados. Nós começamos juntos no Rio Grande do Sul, depois no Pará, e nunca mais paramos. Nós fomos criando no Brasil espaços fora do eixo Rio-São Paulo, e alguma coisa em Minas Gerais, onde se discutiam essas questões econômicas, sociais e políticas na determinação da saúde, na organização dos serviços e do sistema. Em todo o país, as lideranças na área da saúde eram envolvidas por nós e levavam essas discussões para os departamentos de medicina preventiva. Isso acontecia em todos os estados. Isso fortalecia os departamentos e disseminou uma visão completamente distinta da saúde pública brasileira. Os alunos desses cursos, depois, seriam atores da reforma ocupando os mais diversos cargos. Não sem antes se tornarem professores dos cursos descentralizados, o que alimentava a cadeia. O maior exemplo do caráter transformador desse movimento foi a tentativa de fechamento deles em Recife, Pernambuco, e no Pará. Em plena ditadura, na segunda metade dos anos 1970, se discutia algo que não era para ser discutido.

A segunda base carioca ao longo do processo de construção do SUS foi o Instituto de Medicina Social (IMS) da UERJ. A UERJ nasceu com o mesmo nome da que havia sido criada vinte anos antes por Anísio

Teixeira, Universidade do Distrito Federal. Reuniu, no início, quatro faculdades – direito, filosofia, economia e medicina – e, aos poucos, foi ganhando corpo. Com a transferência da capital para Brasília, passou a chamar-se Universidade do Estado da Guanabara (UEG) e, após a fusão, em 1974, com o estado do Rio de Janeiro, UERJ. Mas ao fim da década de 1960, um de seus mais respeitados professores, Américo Piquet Carneiro, médico formado em 1934 na Faculdade de Medicina do Rio de Janeiro, liderou um movimento para modernizar a cadeira de Higiene. O professor Piquet, como era conhecido, ganhara prestígio, pois conseguira convencer as autoridades a transformar o Hospital Pedro Ernesto, construído para ser uma unidade da recém-criada Secretaria de Saúde da Guanabara, em hospital universitário. Em seguida, ele criou o Ambulatório de Medicina Comunitária. Portanto, era respeitado e não teve dificuldades, em plena ditadura, para propor a abertura de uma nova unidade que realizasse o ensino de medicina integrado às ciências sociais. Era o IMS.

Logo após a sua criação, em 1971, por vontade de Piquet Carneiro, o IMS passou a ser gerido por três pessoas: Nelson Moraes, Hésio Cordeiro, Nina Pereira Nunes. Coube a Nelson Moraes a direção. Mesmo em um ambiente de muito autoritarismo, e talvez pelo fato de o IMS ser desprezado por professores médicos liberais, havia liberdade de ação. Hésio Cordeiro estudara nos EUA, realizando aperfeiçoamento em Ciências do Comportamento e da Conduta Humanas. Nina, médica comunitária, a única mulher do grupo, era filha do ex-deputado e perseguido político, o médico Adão Pereira Nunes. Hésio inovou colocando em prática o que aprendera na América e abriu dois cursos: Ciências do Comportamento Humano e Fundamentos da Saúde na Comunidade, baseados no paradigma da determinação social da saúde e da doença. Segundo Reinaldo Guimarães:

> O IMS logrou também entrar na fase clínica do curso médico mediante a intervenção na prática tradicional dessa etapa, que são as sessões clínicas, em que casos reais são discutidos por graduandos, internos, residentes e membros do staff das disciplinas. As sessões passaram a se chamar "sessões clínico-epidemiológicas". Vale, finalmente, mencionar a quase completa falta de prestígio do conjunto de intervenções, na época em que foram

O ENSINO DA MEDICINA

introduzidas e hoje, das que sobreviveram no currículo, na orientação geral do ensino médico na Faculdade de Cirurgia e Medicina.[22]

No entanto, Hésio e Nina necessitavam de recursos para a construção do curso de pós-graduação. E como era comum nessa época, bateram à porta de Mario Chaves, ou seja, da Fundação Kellogg. Outra costura que fizeram foi com a OPAS, dirigida pelo argentino Juan César García. Ele era a grande estrela do sanitarismo latino-americano e líder político dessa nova visão da medicina. Hésio participou, em 1972, na cidade de Cuenca, no Equador, do seminário que foi um marco na questão da determinação social da saúde e da doença. Do encontro, foram espalhadas três sementes pela região: uma na Universidade Autônoma Metropolitana em Xochimilco, no México; outra na Universidade Central do Equador, em Quito; e a terceira na que mais deu frutos, no IMS da UERJ. Além disso, criou-se uma rede informal entre os sanitaristas latino-americanos. Quando o Chile, primeiro, e a Argentina, depois, se tornaram ditaduras militares, o curso acolheu o chileno José Luís Fiori e os argentinos Mario Testa e Adolfo Chorny.

O prestígio do curso era de tal ordem que o autor estruturalista mais badalado da década de 1970, Michel Foucault, fez conferências na UERJ. Foucault nem era alinhado à visão política dominante entre os sanitaristas do continente, muitos ligados aos partidos comunistas, e deixou claro que não concordava com a concepção dualista de duas medicinas, uma liberal, conservadora e burguesa, e outra socialista e libertária. Para ele, só havia uma prática médica, a social – um bom exemplo do alto nível dos debates promovidos pelo IMS da UERJ.

A produção acadêmica dessa experiência também teve uma consequência prática na Baixada Fluminense. O médico e pesquisador da Fiocruz José Carvalho de Noronha, outro nome fundamental para o sucesso da reforma sanitária, em relato aos autores contou:

Entrei para o Projeto Austin, Nova Iguaçu, nos anos 1970, que contava com o apoio de Dom Adriano Hypólito. Eu morei lá, no Ponto Chic, ia de ônibus para o Rio, saltava na praça Mauá. Era uma iniciativa ligada à UERJ. Levamos cuidados primários, com mobilização, treinamento de agentes comunitários, clínica geral. Era chamado de medicina comunitária, eu e mais alguns médicos. Havia atividade política com discussão sobre política de saúde. Nessa época, o maior problema de saúde, na opinião dos moradores, era iluminação pública, vala aberta e pavimentação.

Reinaldo Guimarães definiu assim a importância dessa pós-graduação:

Penso que, muito resumidamente, foram essas iniciativas e articulações que consolidaram, durante toda a década de 1970, o IMS, com o seu curso de pós-graduação em Medicina Social, como um dos principais centros de produção de conhecimento e de ativismo político-sanitário do país. Isso pode ser indicado pela quantidade de intelectuais que colaboraram de diversas formas com o IMS durante essa década e além. Médicos, epidemiologistas, cientistas políticos, antropólogos, sociólogos, filósofos, psicanalistas, demógrafos, economistas, dentre outros profissionais, cuja presença entre nós dependeu essencialmente da atuação de Hésio, com a permanente colaboração de Nina Pereira Nunes.[23]

A confirmação da liderança de Hésio Cordeiro aconteceu em 1978, quando foi a Salvador, Bahia, para o primeiro encontro dos cursos de pós-graduação em medicina sanitária. Até então, essas cadeiras de medicina eram chamadas de saúde pública ou medicina preventiva, denominações que remetiam às práticas tradicionais. Já medicina social excluía historicamente o estabelecimento de vínculos com outros saberes. Portanto, foi nesse encontro que o termo "saúde coletiva" passou a ser sinônimo do novo tempo e da nova visão de saúde que começava a tomar conta do Brasil e que reconhecia Hésio Cordeiro como um dos responsáveis maiores pela transformação.

FLUMINENSES & PAPA-GOIABAS

Niterói é uma das melhores cidades para se viver no Brasil. Além do alto Índice de Desenvolvimento Humano (IDH) – qualidade na educação,

O ENSINO DA MEDICINA

renda familiar acima da média nacional, expectativa de vida diferenciada –, em comparação à vizinha, a cidade do Rio de Janeiro, Niterói ganha em vários quesitos: segurança, custo de vida, infraestrutura e qualidade dos serviços. Em beleza, até compete com o Rio em relação às praias e, sobretudo, à vista da própria cidade maravilhosa. Outro diferencial de Niterói é a Universidade Federal Fluminense (UFF). Mas nem sempre foi assim. O setor de saúde dos niteroienses já foi de dar vergonha.

As mudanças começaram aos poucos. Como já vimos, a UFF, assim como as demais universidades brasileiras, cresceu com enormes dificuldades. Como na maior parte das escolas médicas do país, os alunos eram treinados em diversos serviços de saúde da cidade de Niterói, especialmente no velho Hospital São João Batista. Mas, principalmente, nas enfermarias da Santa Casa do Rio de Janeiro. Ali, eles compartilhavam com estudantes de outras faculdades da cidade, principalmente a Faculdade Nacional, os serviços e enfermarias de grandes médicos do Rio de Janeiro e do Brasil, pois era a capital da República. Como a maioria das faculdades de medicina do Brasil, a UFF não tinha um hospital de ensino. Inaugurado nos anos 1950, o Hospital Antônio Pedro, uma grande estrutura hospitalar da cidade, sofria com problemas de gestão e de financiamento, inclusive de definição de vínculos formais de responsabilidade.

Segundo o jornalista Mauro Ventura, a situação era esta:

> Os salários estavam atrasados, faltavam comida, remédios e leitos. Não havia seringa para aplicar injeção, agulha para dar ponto, gaze para fazer curativo. Famílias tinham que comprar chapas se quisessem que seus parentes fizessem raios X. O telefone não funcionava direito. A maternidade ficava no oitavo andar – uma localização nada apropriada, considerando-se que por vezes os elevadores davam defeito. A faculdade de medicina tinha firmado convênio para que seus alunos fizessem ali seu treinamento, mas o Antônio Pedro não proporcionava aos estudantes condições de ensino e eles eram obrigados a ter aulas práticas em hospitais do Rio.[24]

Com todos esses problemas os funcionários não só resolveram entrar em greve como colocaram barricadas na entrada do hospital.

108   SUS: UMA BIOGRAFIA

Exatamente nesse momento, em 1961, a cidade de Niterói viveria uma verdadeira tragédia: o incêndio do Gran Circo Norte-Americano. Poucos sistemas de saúde de uma cidade enfrentaram uma situação tão dramática como essa. Em questão de minutos, a lona, de algodão parafinado, material altamente inflamável, queimou sobre mais de 3 mil pessoas: homens, mulheres, idosos, crianças e bebês de colo. O incêndio nem durou muito tempo, mas quando foi extinto, havia 372 corpos e muitos feridos. Centenas de pessoas queimadas precisavam de ajuda.

Todos os hospitais da cidade começaram a receber os feridos: o Hospital Getúlio Vargas Filho, a Casa de Saúde Santa Branca e a Casa de Saúde São José, a Policlínica São Sebastião, os Hospitais Santa Cruz, Luiz Palmier e Azevedo Lima, e o Hospital Central da Aeronáutica. O estádio da cidade, o Caio Martins, se transformou em uma espécie de hospital de campanha. O combalido Antônio Pedro foi aberto no peito e na raça pela sociedade. Independentemente da penúria, o protocolo adotado foi o mesmo preconizado pelas autoridades internacionais para explosões nucleares. Todos os cirurgiões, inclusive o renomado Ivo Pitanguy, que se mudara com a equipe para Niterói, só atendiam quem pudesse ser salvo. Das 160 pessoas levadas para o hospital, 125 morreram nas primeiras 24 horas. No total, a tragédia deixou mais de 500 mortos e 800 feridos.

Tomados pelo espírito de solidariedade e também já reivindicadores de um hospital-escola, os estudantes praticamente "tomaram" o Antônio Pedro, ocupando as enfermarias com o apoio de muitos professores e de médicos que atuavam ali. A transformação em hospital universitário viria mais tarde, com a doação, pelo prefeito Sylvio Picanço, do hospital para a UFF em 1964.

Mas a década de 1960 não foi especialmente pródiga em avanços na atenção hospitalar, principalmente no setor público. O modelo pós-golpe militar era claramente privatista. Em 1975, houve a fusão do estado da Guanabara com o estado do Rio de Janeiro, causando grande confusão na economia, na política e, claro, na saúde. Niterói, como ex-capital, tinha equipamentos de saúde pública razoavelmente organizados de acordo com um modelo clássico de saúde pública da época. Ao se tornar município de

O ENSINO DA MEDICINA

Niterói, os equipamentos de saúde continuaram sob a gestão do estado e o município ficou apenas com a gestão de três cemitérios, segundo Hugo Coelho Barbosa Tomassini, secretário de Saúde Municipal na gestão do prefeito Wellington Moreira Franco, eleito em 1977. Formado em sociologia e militante de esquerda durante a vida acadêmica, Moreira Franco era do MDB e considerado progressista.

O novo secretário, Hugo Tomassini, era professor do Departamento de Medicina Preventiva da UFF e um dos formuladores do conceito de aplicação da atenção primaria à saúde a partir dos princípios de Alma-Ata. Com base em seus conhecimentos de epidemiologia, começou um processo de organização da saúde no município de Niterói.

Não por coincidência, esse é o período em que a carreira de Luiz Santini estava em plena ascensão na Faculdade de Medicina da UFF e no HUAP. Após seis anos no atendimento de cirurgia geral e responsável por uma das equipes de emergência do hospital, em 1976 Santini passou a chefiar o setor. O serviço foi totalmente remodelado e modernizado – com sete equipes de plantão, cinco cirurgiões, três clínicos, dois pediatras, um neurologista, um otorrino, um oftalmologista e um odontologista. Além disso, a emergência foi equipada com um serviço de obstetrícia, laboratórios, raio X, centro cirúrgico e CTI. Assim passou a funcionar a principal porta de entrada do hospital e, seguramente, a mais importante unidade de atendimento da cidade de Niterói.

Moreira Franco tinha claro na cabeça, quando chamou Tomassini, que havia necessidade de mudança na área da saúde. As unidades de saúde para atenção básica criadas por ele seguiam critérios muito bem fundamentados de saúde pública do ponto de vista técnico, e contavam com equipes de sanitaristas, arquitetos, sociólogos etc., tanto para o planejamento quanto para a gestão. Eram, em sua maior parte, jovens oriundos de cursos de saúde pública das universidades situadas no Rio de Janeiro e da própria UFF, onde foram alunos.

Como jovem médico, Santini ajudou a reconstruir o hospital universitário. Após o incêndio do circo, o Antônio Pedro desencadeou um forte sentimento de pertencimento na sociedade e entre estudantes e professores da escola de medicina, que se apropriaram dele, assumindo o compromisso de sua reconstrução. Todos se imbuíram do espírito de construir algo adequado. Tudo isso aconteceu num momento de grandes transformações do sistema de saúde no Brasil. Havia a crise da Previdência Social e a necessidade de utilizar as estruturas existentes dos hospitais universitários em formação, como o Pedro Ernesto, o Antônio Pedro etc.

O HUAP foi além, pois lá houve uma discussão de mudança do próprio ensino médico. As principais especialidades, principalmente as básicas – cirurgia, clínica médica, patologia, pediatria –, passaram a constituir o cerne do modelo de assistência. E foi tudo tocado por jovens professores e médicos, ao contrário do que ocorria no tempo dos velhos e inatingíveis catedráticos, conferindo ao processo frescor e dinamismo transformadores. Nasceu uma geração de profissionais de saúde bem diferente dos profissionais da maioria das instituições formadoras.

Santini relembra:

Isso me levou a ter, ao longo da vida, duas preocupações fundamentais: a primeira, a questão do acesso à saúde. No hospital, percebi qual era a dificuldade da população de entrar no sistema de saúde. Naquela época, não existia o Sistema Único de Saúde, então, as pessoas chegavam ao hospital oriundas de todas as partes do estado do Rio de Janeiro, principalmente do Noroeste e da região de Campos, sempre com enorme dificuldade. A porta de entrada do hospital era a emergência. E o mais grave, 99% dos casos não eram emergências, com exceção da pediatria e, mesmo assim, muito mais por causa do quadro sanitário do país nos anos 1970.

A segunda preocupação foi com a questão da formação médica. Havia, na prática, a oportunidade de transformação inspirada muito nas discussões e experiências de transformação que vinham ocorrendo em vários pontos do Brasil. Eu temia que as especializações fossem ficando cada vez mais concentradas e que se perdesse a visão de unidade da medicina. Uma contradição quase que natural, pois dificultava a integração do conhecimento. Isso, infelizmente, não foi resolvido. Mas como diretor da faculdade seria possível desenvolver um modelo, algo que impactasse o currículo, que priorizasse a saúde pública.

O ENSINO DA MEDICINA

Assim nasceu o Projeto Niterói, que se articulava à experiência de criação de uma verdadeira rede de atenção primaria à saúde sob a batuta de Tomassini.

No início dos anos 1980, o projeto acabou se distinguindo como uma experiência de mudança na saúde, assim como ocorreu em Londrina, Campinas, Montes Claros e outros municípios. Santini coordenava os convênios entre o Inamps, o estado, o município de Niterói e a faculdade de medicina para desenvolver um plano de ação. No início, era chamado de Plano de Integração, Regionalização e Hierarquização da Saúde no Município de Niterói, e diversos técnicos e sanitaristas que haviam trabalhado com Tomassini, inclusive ele próprio, participaram.

Suely Rozenfeld, Maria Manuela Pinto Carneiro Alves dos Santos, Claudia Maria de Rezende Travassos, entre outros, se juntaram a professores da faculdade de medicina, como Marcio Torres, José Rosati, Márcio Dias, Helcio de Mattos e Gilson Cantarino, que posteriormente foi coordenador do projeto e secretário municipal de Saúde de Niterói. Mais tarde, Gilson Cantarino seria um nome fundamental na construção do SUS pela sua atuação na área da saúde mental, coordenação de projetos, participação nos conselhos de saúde e implementação do Programa Médico de Família de Niterói, claramente inspirado na experiência cubana.

Quando o prefeito Moreira Franco migrou do campo progressista para o partido de apoio aos militares, Tomassini foi demitido e voltou para a universidade junto com Maria Manuela. Na faculdade de medicina, através do Departamento de Saúde da Comunidade, onde trabalhavam, eles se engajaram no Projeto Niterói. A integração tinha relação com o trabalho dos dois na Secretaria de Saúde. Com o encerramento do mandato de Santini como diretor da Faculdade de Medicina da UFF, ele continuou como coordenador do Projeto Niterói, e Maria Manuela tornou-se secretária executiva, organizando e coordenando os grupos de trabalho.

Então, foi organizado um seminário sobre planejamento da saúde na ENSP. Santini foi convidado para falar sobre o Projeto Niterói. Os problemas cotidianos no HUAP e, sobretudo, no pronto-socorro o faziam pensar em soluções sem nenhuma formulação teórica. Foi difícil para

SUS: UMA BIOGRAFIA

Santini apresentar o trabalho que fazia em Niterói – ele sequer dominava o linguajar apropriado. Até que os profissionais da ENSP perguntaram como era o processo. A pergunta ficou sem resposta, ele não entendia nada sobre o tema. Nessa reunião, ele conheceu Sérgio Arouca. Sabia quem ele era, mas não tinham sido apresentados e, no fundo, nem simpatizava com o nome. Arouca era uma figura muito conhecida, quase um ídolo na saúde pública, e isso o intrigava. Mas, surpreendentemente, houve uma empatia instantânea. Depois, Arouca revelou a Santini que gostara da sua franqueza ao dizer que não sabia planejar. Arouca era socrático, compreendia e valorizava o "aprender fazendo". Tinha acabado de chegar da Nicarágua e já acumulava experiências em Campinas e Ribeirão Preto. Assim, o Projeto Niterói começou a ficar conhecido.

Mas a implementação de um novo currículo na faculdade de medicina sofria resistências. A proposta de integrar a rede de serviços e a comunidade ao ensino médico era rejeitada por muitos professores do conselho universitário. A ideia do cirurgião no terreno – saindo do hospital e indo até a unidade básica – era muito questionada. Ideia semelhante se aplicava ao clínico e ao pediatra. A proposta era moderna demais para a época: formar um médico mais humanizado e socialmente comprometido. O paradigma da formação médica era do médico liberal. Santini e seus companheiros tentaram envolver o colegiado da UFF. Eles atuaram em duas frentes: montaram uma comissão executiva de sustentação e transformaram 78 disciplinas em 13. Em pouco tempo, graças ao novo currículo, os médicos formados pela UFF começaram a se destacar nos concursos públicos em todo o Brasil. Alterar o modelo curricular das faculdades de medicina era um grande desafio. A Associação Brasileira de Educação Médica (ABEM) lutava havia anos, sem êxito, para isso.

Um dos principais resultados decorrentes da alteração do modelo curricular aconteceu com um grupo de estudantes da UFF, entre eles Carlos Alberto Trindade, na região de Cachoeiras de Macacu, a 85 quilômetros de Niterói, que um século antes pedira licença às autoridades para ter um barbeiro oficial. Trindade, mais conhecido como Carlão, em depoimento lembrou:

O ENSINO DA MEDICINA

Eu era aluno do sexto ano da UFF, estava buscando um trabalho, mas já era plantonista no interior do estado, e fui parar, em 1981, no município de Cachoeiras de Macacu, no hospital local e em uma clínica. Queria ganhar dinheiro nos plantões para fazer geriatria na Argentina. Mas questionava com frequência que tipo de medicina eu pretendia realizar. A população de Macacu era basicamente rural, com recursos mínimos, e o atendimento médico não era sempre acessível. Com a questão democrática em mente, tentamos criar novas condições. Como mantive um vínculo com a UFF, foi possível desenvolver uma rede de apoio técnico e científico. Também havia suporte ideológico, em especial do PCB.

Esse município tem uma população espalhada em pequenos núcleos urbanos, como Papucaia. Macacu é por causa do rio, que leva o mesmo nome. O rio, nessa região da Baixada Litorânea, era margeado por uma espécie de pântano, um criadouro do mosquito da malária. Logo, essa zona sempre recebeu muita atenção das campanhas contra a malária. Isso só mudou com a retificação do leito do rio e o dreno das margens. As áreas recuperadas abriram espaço para o avanço da agricultura. Como eram terras devolutas, foram ocupadas por agricultores despossuídos, gerando muitos conflitos até a atuação do Incra, que fez um projeto de reforma agrária. O tipo de assentamento favorecia a implementação da proposta de saúde da família: um grupo de profissionais da área médica que atua num determinado território. Exatamente como era pensado na faculdade. Apesar da falta de recursos, outros estudantes compraram a ideia e começaram a agir. Não tínhamos apoio governamental. A região já contava com núcleos familiares de até cem famílias, um posto médico fechado e uma escola. Nosso trabalho foi mapear, com a participação da população, os principais problemas, identificar as pessoas com conhecimentos de saúde – como parteiras, raizeiros e rezadeiras –, ocupar os postos fechados e criar uma proposta de saúde. Em cada núcleo foi criada uma comissão de moradores e, aos poucos, o movimento foi ficando muito grande. Acabamos ganhando certa notoriedade, viramos o Projeto Papucaia.

As experiências em curso nessa época em Niterói, e em Macacu, posicionaram Luiz Santini na linha de frente da reforma sanitária. Em pouco tempo, ele acumulou uma expertise único entre os sanitaristas: entendia os meandros dos financiamentos do Inamps para serviços descentralizados de saúde, liderava uma mudança curricular na faculdade de medicina e, agora, sabia planejar.

OCUPANDO ESPAÇO

Além de construir novos conceitos de saúde pública, as novidades no ensino médico brasileiro avançavam de forma curiosa. Por um lado, recebiam financiamento basicamente de entidades norte-americanas e, depois, passaram a ser financiadas pela própria estrutura do Inamps. Por outro lado, defendiam teses que se pareciam com as defendidas por setores da burocracia do Estado, como, por exemplo, a descentralização. Desde o longínquo 25 de fevereiro de 1967, o Decreto-lei nº 200, que dispunha sobre a organização da administração federal, estabelecia diretrizes para a reforma administrativa. Em seu capítulo de Saúde, dizia:

> com o objetivo de melhor aproveitar recursos e meios disponíveis e de obter maior produtividade, visando a proporcionar efetiva assistência médico-social à comunidade, promoverá o Ministério da Saúde a coordenação, no âmbito regional das atividades de assistência médico-social, de modo a entrosar as desempenhadas por órgãos federais, estaduais, municipais, do Distrito Federal, dos Territórios e das entidades do setor privado.

Portanto, mesmo sendo encabeçada por pessoas claramente identificadas com a esquerda, a reforma sanitária caminhava dentro de marcos absolutamente lógicos. Isso facilitava a entrada de seus partidários na estrutura do Estado. Eleutério Rodriguez Neto, que era vigiado de perto pelos órgãos de informação da ditadura, foi planejador do Inamps no início dos anos 1980. Quem também trabalhou com ele foi o médico sanitarista e membro da Academia Nacional de Medicina José Gomes Temporão, que depois seria ministro da Saúde de Lula. Outro que atuou no Inamps foi o próprio Santini, bem antes de ser seu superintendente. E como o setor estava totalmente desmoralizado, o regime ficou acuado e sem maior poder de reação. Eleutério e Temporão até foram demitidos após uma matéria do jornal *O Globo* que denunciava os comunistas do governo. Mas nem isso foi forte o suficiente para alterar o ritmo das mudanças.

O ENSINO DA MEDICINA

O vento era muito favorável ao Partido Sanitário. De um lado, havia uma tremenda crise na área da saúde. Era um dos fatores de desgaste da ditadura militar. Do outro, havia os sanitaristas que começavam a antever possíveis caminhos para a construção de um novo quadro na saúde pública do Brasil. A possibilidade de transformação demandava articulação científica e política mais bem estruturada. Foi assim que nasceu a ideia de aglutinar forças em uma entidade que coordenasse as discussões científicas. Isso acabou acontecendo com a criação do Centro Brasileiro de Estudos de Saúde (Cebes) e, depois, com a edição de uma revista, a *Saúde em Debate*, para divulgar a discussão sobre os caminhos para a reforma sanitária. Fora dada a largada para a construção do SUS.

3. O Partido Sanitário

A história do movimento sanitário já foi contada em prosa e verso diversas vezes. Existem enxurradas de teses, dissertações, trabalhos acadêmicos e artigos sobre o Cebes, os projetos em Montes Claros, Londrina, Campinas, a ENSP, Sérgio Arouca, Hésio Cordeiro, Luiz Antonio Santini e a formação do Partido Sanitário. São poucos os que conhecem a história na intimidade. Os médicos que transformaram a cara da saúde brasileira tinham encontros informais em um bar no centro do Rio de Janeiro.

Santini e Arouca trabalhavam juntos na Secretaria Estadual de Saúde, na gestão brizolista de Eduardo Costa, na área de planejamento da saúde; Arouca atuava como coordenador. Muitas vezes, após o expediente, os dois se reuniam em um bar perto da secretaria, vizinho de uma filial da Óticas Fluminense. Aos poucos, o local foi virando um ponto de encontro: frequentavam também a equipe do Cebes e do Sindicato dos Médicos, que ficava na mesma rua. O bar passou a ser chamado informalmente de Ótica Fluminense. Muitas articulações ocorreram ali, incluindo a ocupação de cargos da Nova República pelo movimento sanitário. A nomeação de Arouca para a Fiocruz, por exemplo, foi uma intensa disputa política.

E como o nome de Santini surgiu na Superintendência do Inamps? Ele era ex-militante do PCB, ainda tinha muita identificação política com o partido, mas Arouca era um nome de peso e podia influenciar nas decisões. Havia empecilhos, é claro: o chaguismo, os deputados do PFL, as indicações vinham de todos os lados. Os principais nomes cotados eram Santini, José Noronha (PMDB), Antônio Ivo (PCB) e Aparício Marinho (PMDB chaguista). Santini era quem tinha mais experiência concreta que

118   SUS: UMA BIOGRAFIA

os outros. Já trabalhava no Inamps, assessorando o superintendente Nildo Aguiar na implantação das Ações Integradas de Saúde, estratégia assumida pelo Partido Sanitário. Visitava os municípios, tinha contato com os prefeitos. A Embaixada da Nicarágua, apelido do grupo de trabalho que coordenava no Inamps, preferia o nome dele. Então ficou combinado, na Ótica Fluminense, que o indicado seria Santini, e espalharam o rumor para ver as reações. Se retornasse, é porque tinha força.

Bem mais tarde, Arouca passou a reunir o pessoal, todas as sextas-feiras, no restaurante Albamar, também no centro do Rio. Em conversa com os autores, o médico e sanitarista Rivaldo Venâncio da Cunha (conhecido como Sergipe) conta que "eram encontros que duravam horas e muito informativos". Importante ter em conta que do início da década de 1980 até a consolidação legal do SUS, em 1990, eles obtiveram vitórias e derrotas. Ora ocupavam cargos estratégicos, ora estavam fora do jogo. Era a rotina do movimento desde sua conformação, ainda durante a ditadura.

O CEBES

A história do SUS tem um personagem vital desconhecido do grande público, o Centro Brasileiro de Estudos de Saúde (Cebes). Essa entidade privada, sem fins lucrativos, criada em setembro de 1976, com sede em São Paulo e presidida por José Ruben Ferreira de Alcântara Bonfim, foi responsável por reunir e articular o movimento que estava em curso no campo da saúde pública. Desde a sua criação, o espírito foi de aglutinar pessoas interessadas na luta pela saúde pública, ocupar espaços políticos e reconquistar a democracia. No mesmo ano, eles lançaram a revista *Saúde em Debate*, que se propunha a ampliar e levar adiante as relações entre a saúde e a estrutura social. Ao longo de seus mais de 40 anos, os principais nomes da reforma sanitária passaram pelo Cebes ou foram colaboradores da revista: Sérgio Arouca, Hésio Cordeiro, José Gomes Temporão, Carlos Gentile de Mello, Paulo Amarante, Eleutério Rodriguez, Sonia Fleury, Sarah Escorel, e muitos outros.

O PARTIDO SANITÁRIO

Segundo Jairnilson Paim, o grande articulador do Cebes foi David Capistrano Filho, o Davizinho, médico sanitarista que mantinha uma intensa luta política contra a ditadura. Logo após o golpe de 1964, foi preso com sua mãe. Homem de esquerda, chegou a se envolver com a luta armada e, para fugir da repressão, trocou o Rio de Janeiro por São Paulo. Em 1974, foi para a Unicamp, atraído pelo trabalho de Sérgio Arouca. Um ano mais tarde, foi novamente preso na cidade de São Paulo. Mesmo na prisão, continuou articulando e se tornou líder do clandestino PCB. Segundo o jornalista Renato Santana, do site Histórias e Lendas de Santos, o SUS teria nascido na cadeia: "Em 1975, David foi preso junto com o médico Ubiratan de Paula Santos, o Bira, que viria a ser secretário de Administração de David Capistrano na Prefeitura de Santos. Eles formavam um grupo de médicos do clandestino PCB, cujo objetivo era formular propostas sobre saúde pública e combater a ditadura."

O jornalista Sérgio Gomes contou mais tarde que David, Bira, Valdir Quadros, Emílio Bonfante de Maria se articularam para montar uma cela variada. A intenção era se organizar melhor na prisão, uma prática comum entre os prisioneiros políticos.

O grupo, barbaramente torturado, passou a elaborar e a discutir diversas políticas, sobretudo na área da saúde. Decidiram que, quando saíssem dali, montariam o Centro Brasileiro de Estudos de Saúde (Cebes). "Escrevíamos tudo em papéis de maço de cigarro. O que veio a ser o Sistema Único de Saúde (SUS) nasceu ali. As ideias todas estavam ali e David era a referência", revela Gomes.

Em meados dos anos 1970, havia muita efervescência nas faculdades de medicina em todo o país. Por conta da repressão política, os estudantes usavam os encontros científicos como espaços políticos. Assim, explodiram as Semanas de Estudos sobre Saúde Coletiva (Sesac) e os Encontros Científicos de Estudantes de Medicina (Ecem). Portanto, já havia entre os médicos, os recém-formados e os estudantes uma predisposição para mudanças e o sentimento de que a saúde clamava por enormes transformações.

Talvez seja exagero atribuir a uma única pessoa a criação do Cebes. A instituição foi muito mais filha de seu tempo, da reunião das novas experiências de saúde pública que pipocavam pelo Brasil, da própria falência do modelo de saúde que existia, da ideia de que saúde era tratar doenças, do *hospitalocentrismo* contra a visão sanitarista, do violento processo de privatização, da insatisfação generalizada da sociedade e do sonho de democracia. Como dizia Sérgio Arouca, o movimento sanitário reunido no Cebes foi capaz de produzir um pensamento crítico no campo da saúde. Também foi capaz de mobilizar a sociedade. Em 1976, durante o lançamento do primeiro número da revista *Saúde em Debate*, em São Paulo, apareceram quatrocentas pessoas. No Rio, um tempo depois, setecentas pessoas superlotaram o Teatro Casa Grande no lançamento carioca da publicação. O mesmo acabou acontecendo em Belo Horizonte, Salvador, Brasília, Vitória, Sorocaba, Campinas e Porto Alegre. Ao contrário das outras publicações médicas, esta não era patrocinada pela indústria farmacêutica.

O depoimento de muitos membros do Partido Sanitário revela como o Cebes nasceu de forma coletiva. O mineiro Francisco Campos afirmou que o Centro de Estudos da Faculdade de Medicina da UFMG serviu de base para os estatutos do Cebes:

> Eles potencializaram essas atividades dispersas pelo país. No Equador e no México, Jaime Breilh e Asa Cristina Laurell, dois filhos ideológicos do Juan César García, não conseguiram nada em seus respectivos países. Ela foi recentemente secretária de um governo de esquerda e fracassou. Nós tivemos respaldo da sociedade. Nós tivemos uma liderança e um movimento. O Cebes articulou a base teórica e política da reforma.

O médico Roberto Medronho liderou por dois anos o movimento dos residentes e relatou "que as greves contavam com o apoio do Sindicato dos Médicos e do Cebes". José Gomes Temporão, desde estudante, nos anos 1970, se envolveu "na luta contra a ditadura e pela democracia e com a questão da saúde pública com o Cebes e sua estruturação". Para Arouca, o Cebes era "um centro de estudos que organiza debates sobre planejamento

O PARTIDO SANITÁRIO

familiar, Previdência Social, medicamentos. Começa a transformar figuras do pensamento crítico na área da saúde – como Gentile de Mello e Mário Victor de Assis Pacheco – em figuras nacionais a partir da divulgação desse trabalho. E, começa efetivamente a se transformar num centro de estudos". De acordo com Santini: "Eu não era do PCB, mas acompanhei a criação do Cebes e toda a articulação, era o braço legal do partido. Só que eu não tinha paciência para lidar com essa questão partidária. Eu estava muito voltado para a prática e mudanças do processo. Eu dava aula na Faculdade, operava no hospital e de tarde ia para o Inamps, na 'Embaixada da Nicarágua', para trabalhar fazendo a integração com os municípios – o Programa Ações Integradas [AIs]."

Se a fundação do Cebes não tinha paternidade definida, a liderança tinha: Sérgio Arouca. Fora conquistada cientificamente graças à sua tese de doutorado O dilema preventivista. Seu trabalho criticava a concepção liberal da medicina praticada no Brasil e apontava os caminhos para a construção de um novo tempo, o da saúde coletiva. Além disso, era um homem de enorme capacidade intelectual e política. O ponto de partida que culminaria na criação do SUS era o trabalho de Arouca. Estava claro que o modelo montado em torno da Previdência se esgotara. Havia a necessidade de um novo padrão, mais racional.

Mas Arouca não era a única liderança. Desde 1975, na UERJ, Hésio Cordeiro trabalhava na elaboração de uma proposta de projeto sanitário. Ele consultava as entidades sindicais e associações médicas do Rio de Janeiro. Após realizar vários encontros e audiências intermináveis, nasceu o primeiro esboço, um documento que também era um manifesto: "A questão democrática na área da saúde". Mais um avanço em direção ao conceito de saúde universal. A publicação desse trabalho, em 1980, na revista Saúde em Debate, de certa forma juntava as lideranças de Arouca e Hésio.

O documento final tinha três assinaturas: Hésio Cordeiro, José Luís Fiori e Reinaldo Guimarães. E aclarava o que significava, na prática, democracia na área de saúde:

1. O reconhecimento do direito universal e inalienável, comum a todos os homens, à promoção ativa e permanente de condições que viabilizem a preservação de sua saúde.

2. O reconhecimento do caráter socioeconômico global destas condições: emprego, salário, nutrição, saneamento, habitação e preservação de níveis ambientais aceitáveis.

3. O reconhecimento da responsabilidade parcial, porém, intransferível das ações médicas propriamente ditas, individuais e coletivas, na promoção ativa da saúde da população.

4. O reconhecimento, finalmente, do caráter social deste direito e tanto da responsabilidade que cabe à coletividade e ao Estado em sua representação, pela efetiva implementação e resguardo das condições supramencionadas.

Por isso, são necessárias medidas que:

1. Obstaculizem os efeitos mais nocivos das leis de mercado na área da Saúde, ou seja, detenham o empresariamento da medicina.

2. Transformem os atos médicos lucrativos em um bem social, gratuito, à disposição de toda a população.

3. Criem um Sistema Único de Saúde.

4. Atribuam ao Estado a responsabilidade total pela administração deste sistema.

5. Deleguem ao Sistema Único de Saúde a tarefa de planificar e executar uma política nacional de saúde, que inclua: a pesquisa básica, a formação de recursos humanos, a atenção médica individual e coletiva, curativa e preventiva, o controle ambiental, o saneamento e a nutrição mínima à sobrevivência de uma população hígida.

6. Estabeleçam mecanismos eficazes de financiamento do sistema, que não sejam baseados em novos gravames fiscais sobre a maioria da população, nem em novos impostos específicos para a Saúde. O financiamento do Sistema Único deverá ser baseado numa maior participação proporcional do setor Saúde nos orçamentos federal, estaduais e municipais, bem como no aumento da arrecadação decorrente de uma alteração fundamental no atual caráter regressivo do sistema tributário.

7. Organizem esse sistema de forma descentralizada, articulando sua organização com a estrutura político-administrativa do país em seus níveis

O PARTIDO SANITÁRIO

federal, estadual e municipal, estabelecendo unidades básicas, coincidentes ou não com os municípios, constituídas por aglomerações de população que eventualmente reuniriam mais de um município ou desdobrariam outros de maior densidade populacional. Essa descentralização tem por fim viabilizar uma autêntica participação democrática da população nos diferentes níveis e instâncias do sistema, propondo e controlando as ações planificadas de suas organizações e partidos políticos representados nos governos, assembleias e instâncias próprias do Sistema Único de Saúde.

8. Essa descentralização visa, por um lado, a maior eficácia, permitindo maior visualização, planificação e alocação dos recursos segundo as necessidades locais. Mas, visa, sobretudo, ampliar e agilizar uma autêntica participação popular a todos os níveis e etapas na política de Saúde.[1]

Com uma proposta que unificava o movimento, era hora da luta política. Com um plano na mão e uma ideia na cabeça, era hora de avançar. Através do Cebes, organizou-se uma articulação política e, com o apoio de alguns parlamentares, revitalizou-se a Comissão de Saúde da Câmara dos Deputados. Entre 9 e 11 de outubro de 1979, foi realizado o I Simpósio de Saúde da Câmara dos Deputados. Segundo Sarah Escorel, os parlamentares perceberam que algo estava em curso, pois veio gente de todo o Brasil. Arouca leu o documento que falava em saúde e democracia e, logo em seguida, o médico psiquiatra Paulo Amarante leu o documento sobre a reforma psiquiátrica, outra formulação do Cebes que revolucionaria a psiquiatria brasileira, transformando-a em uma das mais avançadas do mundo.

Foi um momento decisivo para a construção do SUS. A cientista política Sonia Fleury, que estava assistindo aos trabalhos, em seu relato contou:

A Comissão de Saúde da Câmara foi um ponto de virada do movimento sanitário. Eu não lembro de ter falado, só lembro de cutucar o Mário Hamilton e falar: "Nós somos muito melhores que eles!" Nós estávamos pela primeira vez em uma arena pública diante dos nossos oponentes, nas mesmas condições de fala. Foi nesse momento que o movimento sanitário se viu como um agente com capacidade de poder. Deu para perceber que a nossa proposta era sólida e com força para o enfrentamento. Nós erámos uma força. Além do mais, eles eram muito ignorantes. O relator era um deputado do Espírito Santo que mal sabia escrever, depois nós tivemos que nos sentar com ele para redigir o relatório final. Mas também foi possível fazer alianças com deputados que depois foram fundamentais na Constituinte. O nosso documento foi praticamente todo adotado pela nova Constituição. Só nós da saúde conseguimos isso. A nossa articulação era bem sólida, a área acadêmica produziu uma proposta assumida pelo movimento. Fizemos barba, cabelo e bigode!

No mesmo ano, outro passo foi dado. A OPAS organizou em Brasília uma palestra sobre formação e utilização de pessoal de nível superior na área da saúde pública, reunindo técnicos, profissionais, estudantes e professores de programas de pós-graduação em medicina social e saúde pública. O objetivo era abrir uma associação que integrasse diferentes cursos da área e que fossem alinhados aos novos tempos. Assim surgiu a Associação Brasileira de Pós-Graduação em Saúde Coletiva (Abrasco). Era mais uma entidade que entrava na luta pelas mudanças na área da saúde pública. Atuava articulando os vários polos de estudos e treinamento em saúde coletiva.

No início dos anos 1980, o movimento sanitário entrou em uma nova fase: a ocupação das entidades médicas, controladas por médicos de corrente liberal.

RENOVAÇÃO MÉDICA

As greves vitoriosas dos residentes, ao fim dos anos 1970, animaram uma parte da categoria. A possibilidade de enfrentamento com vitórias concretas expunha, de certa forma, a fragilidade da condução liberal de Pedro Kassab. Na condução da AMB, ele representava, sobretudo, a luta contra o forte processo de assalariamento dos médicos. Mas a realidade do mercado colocava em xeque sua principal bandeira. O avanço do setor privado empurrava todo mundo para o trabalho assalariado. Portanto, o longo reinado de Kassab passou a ser questionado até mesmo entre médicos

O PARTIDO SANITÁRIO 125

liberais e abriu-se a possibilidade de destroná-lo. Foi nesse momento que surgiu o movimento Renovação Médica (REME).

O novo movimento, que aglutinava "representante dos assalariados, liberais, residentes, médicos, funcionários públicos e do INPS, enfim, de todos aqueles que se ressentiam do atual estado de coisas no campo da saúde",[2] começou a somar forças e a colher frutos. A primeira vitória se deu, ainda em 1977, com a adesão do Sindicato dos Médicos e da Sociedade de Medicina e Cirurgia do Rio de Janeiro. No ano seguinte, o REME também conquistou o sindicato de São Paulo. Sentindo-se revigorada, a categoria fez a primeira greve de todo o período militar. Mas quando Carlos Gentile de Mello foi eleito para o Conselho Regional de Medicina (CRM) e para a Associação Médica Brasileira (AMB), o governo reagiu e impediu sua posse nas duas entidades. Apesar dos contratempos, a postura questionadora se espalhou na classe médica em todo o Brasil.

Uma primeira grande disputa foi pelo controle da AMB. Segundo Gastão Wagner de Sousa Campos, ela fora, de certa forma, engolida pelos "organismos ligados ao setor empresarial de prestação de serviços, a Federação Brasileira de Hospitais ou a Associação Brasileira de Medicina de Grupo".[3] Portanto, sua conquista fora estratégica. As eleições aconteceram em agosto de 1979, quando o REME já era uma realidade nacional e as chances de oposição ao kassabismo eram concretas. O pleito e a apuração ocorreram em um ambiente tenso. Quando as urnas foram abertas, começou a ficar claro que a oposição venceria. Foi aí que a Comissão Eleitoral anulou a votação das urnas do Rio Grande do Norte, Distrito Federal, Mato Grosso do Sul, Goiás e parte do estado de São Paulo. Com isso, a chapa de Pedro Kassab passou à liderança. Só restou ao REME recorrer à Justiça. No entanto, Kassab saiu vitorioso. Os percalços em nada diminuíram o movimento. Conta Campos que, no mesmo ano, "ocorreram eleições para as diretorias de 24 associações estaduais federadas da AMB, o Movimento de Renovação foi vitorioso em 13 destas, conseguindo mesmo garantir a posse em 12".[4]

As práticas autoritárias de Kassab eram as mais diversas. Um ano antes, ele baixara uma resolução proibindo a candidatura de médicos formados há menos de cinco anos, tentando barrar as lideranças que tinham surgido no REME. A decisão atingia 33% do colegiado e acertou em cheio a chapa oposicionista que sairia vitoriosa. Casuísmos também aconteceram em São Paulo e em Pernambuco. A polarização provocou novo embate pela conquista da AMB, ainda em 1979. Para derrotar a onda renovadora, foram anulados, sem nenhuma base legal, 3 mil votos só em São Paulo.

Na virada de década, o movimento dos médicos já estava misturado com a luta pela democracia e essa disposição começou a aparecer nas sucessivas greves. Quando a imprensa do Sudeste noticiou de forma discreta, em janeiro de 1981, que a Associação Médica do Rio Grande do Sul anunciava uma greve, ninguém pôde imaginar o tsunami que estava em curso. Poucos dias depois, a Associação Nacional dos Médicos Residentes também começava a organizar um movimento, pois havia uma articulação sigilosa do governo federal para retirar conquistas da categoria. Na sequência, um dirigente do Sindicato dos Médicos do Rio de Janeiro, João Carlos Serra, falava que até março haveria uma greve nacional. Sua pauta era em parte ideológica: em defesa de 40 milhões de brasileiros que não eram assistidos e em nome de 30 mil médicos que estariam fora do mercado de trabalho e contra o "mirabolante e inexequível" Plano de Previdência da Saúde, que "não mudaria o aspecto da mercantilização da medicina".

No fim de janeiro, foi marcada uma reunião, em Brasília, com o ministro da Previdência, Jair Soares, todos os sindicatos médicos do país e algumas associações médicas e conselhos regionais. Poucos dias mais tarde, o general Golbery do Couto e Silva, chefe da Casa Civil, ameaçou o movimento avisando que quem fizesse greve seria demitido do Inamps. Nem as ameaças esfriaram os médicos, que continuaram se organizando nacionalmente. No início de abril, no Rio de Janeiro, 20 mil médicos cruzaram os braços e uma nova liderança surgiu, o dr. Roberto Chabo, presidente do Sindicato dos Médicos do Rio de Janeiro. A greve durou apenas 24 horas, mas deixou clara a força do movimento. No dia 28 de abril, 60 mil médicos pararam em todo o Brasil. Dois dias mais tarde, a greve estava consolidada em todo o território nacional. No início de maio, os grevistas do Rio de Janeiro suspenderam a paralisação e retomaram

O PARTIDO SANITÁRIO

as negociações, que acabaram não avançando, e a greve foi retomada. A situação de instabilidade se arrastou sem solução até meados de junho. Então, o ministro Jair Soares e os generais Golbery e Otavio Medeiros, do SNI, puniram administrativamente o dr. Chabo.

O tiro saiu completamente pela culatra. Houve uma enorme manifestação na Cinelândia, com lideranças da oposição. De São Paulo, veio o líder metalúrgico Luís Inácio Lula da Silva. O secretário de Segurança do Rio mandou prender os médicos que "se recusassem a prestar assistência à população". Novo tiro pela culatra, pois a ordem teve efeito contrário. No fim de junho, usando velhas práticas, o governo militar mandou prender o dr. Chabo em mais uma decisão equivocada.

A greve gerou enorme desgaste para o governo. O general Golbery foi obrigado a recuar e a engolir o retorno do líder sindical. Ao retomar suas atividades no Sindicato, Roberto Chabo falou aos jornalistas: "Agora que estamos voltando à normalidade, vamos examinar as reivindicações que não foram atendidas e tomar providências para que sejam. Momentaneamente, estamos recebendo os levantamentos feitos pelas comissões hospitalares quanto à situação dos hospitais da rede municipal, estadual e federal do Rio." Os médicos continuaram mobilizados e com dupla disposição: pela categoria e contra o regime militar. Para o médico e professor de medicina Jorge Luiz do Amaral (Bigu), o movimento sanitário se fortalecia na ponta, com os médicos, e não pela teoria.

A força dos médicos acalentava sonhos. Em seu depoimento, o médico Roberto Medronho revelou que "a greve de 1984 dos residentes foi liderada pela Jandira Feghali. Tinham questões objetivas, a bolsa, que estava muito baixa, e a subjetiva, articular a greve geral. Para acabar a greve, o aumento foi concedido, mas o PCdoB não queria sair da greve, esperando a unificação de outros movimentos". Os militantes do partido acreditavam em um velho slogan das esquerdas: "A greve geral derruba o general!".

Vitórias de um lado, derrotas de outro. O REME pagou um preço alto pelo excesso de greves. Seus opositores nas entidades médicas, kassabistas, consideravam as paralisações antiéticas e, portanto, condenáveis. Outro desgaste foi em relação aos grupos de medicina privados, os planos de saúde, que começavam a se expandir, e o REME não foi capaz de dar um encaminhamento que atendesse aos anseios da categoria. Mesmo assim, com erros e acertos, o REME foi importante na dupla jornada de desgastar a ditadura e construir um sistema novo de saúde.

A ASCENSÃO

Na primeira metade da década de 1980, muitos sanitaristas ocupavam posições estratégicas na máquina pública. Eduardo Jorge, por exemplo, atuava como médico na periferia da cidade de São Paulo pela Secretaria de Saúde do estado. Depois, em 1982, durante o governo de Leonel Brizola, Eduardo de Azeredo Costa se tornou secretário estadual de Saúde e Higiene. Apesar de não serem cargos de primeiro escalão na esfera federal, constituíam um avanço. No início de 1985, José Saraiva Felipe, que se tornara secretário de Saúde de Montes Claros, organizou um encontro com políticos e o Partido Sanitário para discutir propostas na área da Saúde para o governo de Tancredo Neves, que tentaria se eleger presidente. Nasceu aí a Carta de Montes Claros. O documento sugeria dez diretrizes, entre elas um sistema unificado e municipalizado e, o mais importante, que a saúde seria um direito de todos e uma obrigação do Estado.

Após a derrota da Emenda Dante de Oliveira, em abril de 1984, que previa o retorno das eleições diretas no Brasil, uma parte expressiva da oposição começou a se preparar para conquistar o poder através das eleições indiretas realizadas no Congresso Nacional. Meses mais tarde, no início de agosto, dois candidatos foram confirmados pelas Convenções Nacionais de seus respectivos partidos: pela situação, o paulistano Paulo Maluf, do PDS, e pela oposição, o mineiro Tancredo Neves, do antigo MDB, depois PMDB. Para garantir a vitória da oposição, Tancredo costurou um bloco de oposição. Assim, foi formada a Aliança Democrática, que unia o partido de Tancredo com o PFL, uma agremiação surgida a partir da dissidência do PDS, do candidato a vice José Sarney. No acordo, ficaram estabelecidas as diversas fatias do poder e couberam ao PMDB a Saúde e a Previdência. A articulação foi vitoriosa, e Tancredo Neves foi eleito presidente.

O PARTIDO SANITÁRIO

Os ministros do PMDB que ocupariam as duas pastas seriam os baianos Carlos Sant'Anna e Waldir Pires. O primeiro era um dos líderes do
Centrão, casado com a sanitarista Fabíola de Aguiar Nunes, militante
do movimento. Ela atuara, através de programas da OPAS, em diversos
países da América Central, sempre na área de Saúde Comunitária. Waldir
Pires era do PMDB autêntico. Ele fora consultor-geral da República de João
Goulart e passara um período exilado. Ao lhe convocar para resolver os
problemas da Previdência, o presidente Tancredo Neves disse:

> Waldir, você sabe que na minha cabeça você é ministro há muito tempo
> para estes nossos desafios de reconstruir as instituições civis e nacionais;
> mas o que eu não sabia é que iria convocá-lo para dar-lhe um abacaxi
> enorme, do tamanho que chegam a dizer-me o Tesouro Nacional não
> digere. Fala-se em um déficit da Previdência de mais de 10 trilhões. Vá ser
> o nosso ministro da Previdência. Tomei até a liberdade de marcar com o
> Dornelles, que será o futuro ministro da Fazenda, o almoço de vocês de
> amanhã para que lhe passe as informações de que já dispõe. E comece a
> pensar em sua tarefa; e vamos trabalhar.[5]

Com o lema *A Previdência é viável*, o ministro traria novos ares para o
setor. Era hora de o Partido Sanitário começar sua escalada, ocupar cargos estratégicos que permitissem continuar a luta pela construção de um
sistema de saúde democrático. A disputa política seria intensa até mesmo
para acomodar os aliados que compunham a aliança que elegera o novo
presidente.

Quis o destino que a nomeação de Hésio tivesse relação direta com os
problemas de saúde de Tancredo Neves que o levariam à morte. Tancredo
morreu sem tomar posse e José Sarney ocupou a Presidência. Tudo foi
relatado no livro *Hésio Cordeiro*:

> Há um movimento no grupo do PMDB do Rio de Janeiro, e no PMDB em
> São Paulo, com o Guilherme Rodrigues da Silva, eu, o Fiori, o Reinaldo
> no PMDB do Rio de Janeiro, para indicar um presidente do Inamps ao
> Waldir Pires. Aí houve uma coisa desastrosa, que foi aquele acidente do
> Tancredo Neves e o Tancredo ficou internado no Hospital das Clínicas. E

o Guilherme Rodrigues da Silva era, na época, o diretor-superintendente do HC. Então ele mandou dizer: "Hésio, eu, com essa situação de superintendente, é antiético eu pleitear..." Aquela coisa do Guilherme... "Eu vou usar o meu cargo para ficar próximo ao presidente e ser indicado para presidente do Inamps? Então, você tem que assumir" [...]

[...] Aí, houve um consenso no sentido da minha indicação para o Inamps e aí o Luiz Humberto, que era deputado federal pela Bahia, também já vinha articulando com o Movimento Sanitário e tal, então levou meu nome ao Waldir Pires. Eu nem conhecia o Waldir Pires, era muito distante. Aí o Waldir recebeu meu currículo, levou ao Sarney e o Sarney nada de nomear. Não era só eu não. Não nomeava o do INPS, que era o pai do líder do PSDB... Arthur Virgílio! O Arthur Virgílio Filho (pai do atual Arthur Virgílio, que é Neto) é que foi nomeado para o INPS. E o Paulo Baccarini para o Iapas (Instituto de Administração Financeira da Previdência e Assistência Social). O Paulo Baccarini e o Arthur Virgílio tinham sido cassados em 1964 e o Waldir levou a indicação deles e a minha – que não tinha sido cassado em nada ainda – mas o Sarney não nomeava. Ficaram três meses as indicações lá e então o Waldir Pires, um belo dia, pressionou: "Ou o senhor nomeia estas três indicações do PMDB para a Previdência ou eu é que me demito agora!" Aí o Sarney acabou nomeando, em 20 de maio de 1985.[6]

Sua posse, no Rio de Janeiro, foi uma verdadeira festa para o setor progressista do PMDB. Mas dois fatos chamaram a atenção dos jornalistas: o governador Brizola ser vaiado e o secretário estadual de Saúde e Higiene, Eduardo Costa, ficar constrangido. Hésio Cordeiro tinha então 40 anos.

Foi uma nomeação que gerou muitas resistências. No Inamps já estavam José Temporão, como secretário de Planejamento, Henry Jouval, como secretário de Medicina Social, e Elisa de Souza Almeida, que conhecia como ninguém a máquina burocrática do Instituto. Todos estavam acelerando os convênios das Ações Integradas de Saúde, que desagradava os donos de hospitais conveniados. O setor privado foi até o Gabinete Militar do presidente Sarney para barrar a nomeação. Como não conseguiram, deram início a paralisações e *lockouts*. Recusavam-se a acatar medidas banais de racionalização do sistema, como informatizar as unidades de atendimento.

O PARTIDO SANITÁRIO

O Inamps radicalizava através de Herval Pina Ribeiro, secretário de Medicina Social em São Paulo, que era implacável com os hospitais conveniados. A radicalização levou à paralisação total do setor.

Era hora de acalmar os ânimos e Hésio convocou uma reunião com o setor privado paulista. Mas, antes, habilmente entrou em contato com o respeitado empresário Antônio Ermírio de Moraes, provedor da Beneficência Portuguesa de São Paulo, e expôs a situação. Quando a reunião com os demais empresários começou, Antônio Ermírio falou: "Eu proponho que vocês recomecem o atendimento, vamos trabalhar, trabalhem, deixem o dr. Hésio trabalhar, deixem o dr. Herval trabalhar e vamos apoiar a ação do Inamps."[7] O problema foi resolvido

Assim que assumiu, Hésio encontrou os médicos da Previdência em greve. Uma das reivindicações era a adoção do cheque-consulta – expediente para reforçar a medicina privada. Os cheques seriam publicados nos jornais e o paciente poderia usá-lo em qualquer consultório e, depois, os médicos cobrariam da Previdência. A prática decretaria a falência do Instituto. Não era a única dificuldade. Quando as Ações Integradas de Saúde começaram a fazer convênios com os hospitais filantrópicos e universitários, o Tribunal de Contas da União (TCU) passou a exigir licitações, procedimento dispendioso e desnecessário, pois, em muitos municípios brasileiros, havia apenas um hospital. Não era só isso. As AIS ainda existiam em todo o Brasil, especialmente no Nordeste, incomodando a promíscua relação do Inamps com o setor privado. Em São Luís, Maranhão, por exemplo, uma maternidade inaugurada pelo ex-presidente general Figueiredo não funcionava, pois os partos eram desviados para o setor privado. Além disso, todos os obstetras concursados do estado conseguiam transferência para outras unidades da Federação.

Como membro do Partido Sanitário, só restava uma saída: fazer política. Para neutralizar o poder da Federação Brasileira de Hospitais (FBH), Hésio intensificou a interlocução com outras forças políticas – hospitais universitários, hospitais filantrópicos, entidades relacionadas às cooperativas médicas, sindicatos, especialmente os da área rural – como forma de diluir o poder do setor privado que, até então, tinha enorme ingerência no

Inamps. Era um trabalho de conquista, pois havia muita desconfiança das entidades filantrópicas. Outra frente era usar o órgão para a mobilização da sociedade. Hésio contou que

> em alguns estados, já havia uma espécie de massa política que era importante. Por exemplo, no Rio Grande do Sul, os movimentos dos trabalhadores rurais iam se organizando, inclusive movimentos das mulheres trabalhadoras. Então eles se organizaram, eles invadiram a Superintendência do Inamps para colocar suas demandas. Lembro que houve uma reunião das mulheres, num estádio de futebol, em homenagem ao Inamps pela expansão da assistência médica aos trabalhadores rurais, foi um negócio emocionante![8]

Na Fundação Oswaldo Cruz, o Partido Sanitário lutava para fazer de Sérgio Arouca seu presidente. Como acontecia nesse momento de transição, houve uma feroz disputa pela presidência da Fiocruz. O próprio presidente, Guilardo Martins Alves, que já estava lá havia 12 anos, pretendia continuar. No Instituto Nacional de Controle e Qualidade em Saúde (INCQS), um dos braços da Fiocruz, havia a candidatura de seu diretor Eduardo Peixoto. No entanto, Arouca era respaldado por uma abaixo-assinado com mais de mil assinaturas. Do ponto de vista político-partidário, a determinação era para acomodar os pleitos dos partidos de sustentação da Nova República, PMDB e PFL. No Rio de Janeiro, essas questões eram resolvidas pelos deputados Jorge Leite e Léo Simões. Havia ainda um outro critério, o mais votado da região. Sendo assim, quem deveria ser o presidente era Joel Vivas, o mais votado na região da Leopoldina, onde fica a Fiocruz.

Em Brasília havia duas vertentes. Uma delas defendia a manutenção de Guilardo. Como capitão-médico do exército brasileiro, ele era defendido por José Maria Amaral, que, além de ser almirante, fazia parte do Estado-Maior das Forças Armadas. Na capital federal, Guilardo espalhara que o cargo fora prometido pelo próprio Tancredo Neves. Enquanto isso, no Rio de Janeiro, a jornalista da Comunicação Social da Fiocruz, Christina Tavares, ligada ao grupo de Arouca, passou a frequentar a casa da secretária de Guilardo. "Ela me convidava para ir para a casa dela. Como

O PARTIDO SANITÁRIO

bebia muito, acabava contando as intimidades da presidência da Fiocruz. Assim, ficamos sabendo que ele estava se articulando com o senador baiano Lomanto Júnior para continuar na presidência e que o esquema já estava negociado com o próprio Tancredo", contou Christina.

Contra ele, pesava o sentimento de que não simbolizava o espírito dos novos tempos, enquanto a candidatura de Arouca representava exatamente o vigor das forças políticas e sociais que haviam derrubado os militares. E apesar de ser comunista, Sérgio Arouca era apadrinhado por uma importante liderança do Centrão (grupo parlamentar formado pelos emedebistas de direita e os membros do antigo Partido Popular), o médico baiano Carlos Sant'Anna. Claramente de direita, ele entrara na política pela Arena, partido de sustentação da ditadura. Depois, foi para o Partido Popular (PP), o mesmo de Tancredo Neves. Mais adiante, para derrotar a ditadura, o PP foi incorporado ao PMDB. Foi quando Sant'Anna assumiu a liderança do Centrão. Mas de populares não tinham nada. Não contavam com a simpatia da imprensa e, muito menos, da sociedade. Seu poder vinha do papel-chave exercido na vitória da candidatura de Tancredo.

Talvez pelo fato de ser casado com a sanitarista Fabíola de Aguiar Nunes ele tenha se aproximado de profissionais da saúde que defendiam a criação de um sistema unificado. Quando Sant'Anna levou o nome de Arouca para ser avalizado pelo presidente Sarney, não se tratava de alguém muito conhecido, e foi logo avisando: "Vamos nomear um comunista!" Assim que foi empossado na Fiocruz, Sérgio Arouca reintegrou os cientistas perseguidos pelos militares. O fato ficou conhecido como o Massacre de Manguinhos e a reparação, um ato público em frente ao castelo da Fiocruz, contou com a presença de Ulysses Guimarães e de Chico Buarque e deu enorme visibilidade ao novo presidente. Aos poucos, Arouca foi se tornando referência nacional.

A nomeação de Luiz Santini para a Superintendência seguiu um roteiro parecido. Ele, assim como Hésio Cordeiro, não conhecia o ministro Waldir Pires. Um dia, Carlos Hiram e Ronaldo Gomes, ambos companheiros do Partido Sanitário, falaram com dona Yolanda Pires, esposa do ministro. Ela ocupava uma sala no centro do Rio onde mantinha uma entidade feminista.

SUS: UMA BIOGRAFIA

Depois da reunião, ela chamou Santini e os dois conversaram longamente. A sequência dos fatos foi contada pelo próprio futuro superintendente:

Fiquei sabendo que ela tinha gostado da conversa. Eu tinha uma certa insegurança de assumir o cargo, mas queria também. Passou um tempo e fui chamado para falar com o professor Acácio Ferreira, futuro chefe de gabinete do Waldir Pires no Rio, na rua Pedro Lessa. O professor Acácio era um homem mais velho, baiano, fala mansa, muito diplomático. Conversamos umas duas horas sem falar nada. Só no fim da conversa ele fez algumas perguntas sobre saúde. Ele disse que era advogado e não entendia nada sobre o tema. Depois tivemos o seguinte diálogo:

— E o Nildo? Ele é bom, né?

— O Nildo é ótimo, eu trabalho com ele.

— Você acha que ele poderia continuar?

— Acho! Mas tá mudando o governo.

— Vai ficar esquisito se ele continuar, você não acha?

— Aí eu não sei. Isso é avaliação política e eu não sei avaliar.

A conversa acabou e eu fui embora, as perguntas sobre o Nildo eram um pouco perturbadoras, mas o saldo era positivo. Aí apareceu o Laerte, um psiquiatra, casado com a filha do professor Acácio, que também queria ser superintendente. O professor Acácio sabia que ele não tinha a menor condição de ocupar o cargo. Um dia, o professor me chamou outra vez e perguntou pelo Laerte.

— É um rapaz bom, mas um pouco destemperado. Se você for para um cargo aí, topa levar o Laerte?

— Não sei, acho que sim. Tenho que conversar com ele. O Laerte é um cara sério.

Dei ok e fui embora. Senti que meu nome estava bem, o Laerte não seria chamado e alguma coisa eu ganharia. O jogo sendo jogado e o meu nome sendo fortalecido pelos companheiros de luta. Laerte tinha traços de paranoia e achava que todo mundo era fdp. Então, o partido começou a se organizar por outros cargos: Mario Dal Poz, secretário de Planejamento; Mario Rodrigues, secretário da Administração, que era vice-presidente da Federação das Associações de Moradores do Rio de Janeiro (Famerj), para reforçar os movimentos sociais, era chamado de Mario Presidente; Laerte, secretário de Medicina Social, tudo negociado na Ótica Fluminense, depois envolvemos o Carlos Alberto Muniz, secretário-geral do PMDB, e o Jorge Gama, presidente do partido.

O PARTIDO SANITÁRIO

Tudo organizado e o dr. Waldir recebeu uma enorme pressão para manter o Henrique Martins, secretário de Administração, um homem apoiado por Rubem Medina e outros parlamentares ligados ao PFL, velho de guerra no Inamps. Desse modo, a função de administração precisava ser fortalecida e vigiada de perto, e, então, nomeei Mario Rodrigues como diretor do Departamento de Administração, que ficava abaixo do secretário, mas tinha nas mãos o acompanhamento dos gastos da máquina da rede própria do Inamps.

Um dia, o Waldir me chamou na Pedro Lessa, com o prof. Acácio, já era para definir. Foi muito transparente, falou das dificuldades do governo Sarney, uma luta política intensa. O governo era do Tancredo, mas ele havia morrido. Era importante eu entender o quadro para assumir. Não será possível fazer o que queríamos, mas o que fosse possível. A meta: acabar com o déficit da Previdência em seis meses e ele contava comigo, esse era o nosso objetivo.

A nomeação de Santini não acalmou os ânimos dentro da Aliança Democrática do Estado. Perto do fim de 1985, José Sarney chamou Jorge Leite do PMDB e Rubem Medina do PFL para discutir as eleições para o governo do Rio de Janeiro no ano seguinte. Era importante derrotar o oposicionista Leonel Brizola e o presidente queria que só houvesse uma candidatura representando a Aliança. O PMDB fisiológico aproveitou a oportunidade para levar um documento ao dr. Ulysses Guimarães acusando Hésio, Arouca, Santini e Modesto da Silveira, delegado do Incra, de atuarem contra Jorge Leite. No embalo, Joel Vivas, o mesmo que sonhara ser presidente da Fiocruz, reclamou com o ministro Carlos Sant'Anna que Hésio e Santini tinham proibido até panfletagem em hospitais federais do Rio de Janeiro. Além disso, o deputado Aparício Marinho garantia que Santini era agente do brizolismo.

Também havia o fogo amigo. Santini nunca fora o candidato do coração de Hésio Cordeiro, que era um homem do PMDB ligado ao economista Carlos Lessa e fora "lua preta" (nome do grupo de assessores da campanha de Miro Teixeira, em 1982, para o governo do Estado do Rio de Janeiro) de Miro Teixeira. Se só dependesse de Hésio, o superintendente seria João Carlos Serra. Mas como o Inamps era uma estrutura muito capilarizada,

Serra acabou sendo nomeado secretário de Medicina Social do município do Rio. Logo após a posse, Serra deu uma entrevista a *O Globo* dizendo que Hésio tinha dividido o comando da Superintendência do Rio. Mas Santini reagiu rápido:

> Não era verdade que tivesse havido esse acordo. Procurei então o Hésio, que ficou um pouco hesitante, pois era amigo do Serra, achou melhor contemporizar. Não concordei. Procurei então o jornalista Orivaldo Perin, que havia feito uma cobertura simpática da minha indicação e que eu supunha que fosse ligado ao PCB, e dei uma entrevista ao *Jornal do Brasil* corrigindo a informação. No dia seguinte, convoquei uma reunião com os diretores dos hospitais do Inamps do Rio de Janeiro que, na verdade, era interesse do Serra coordenar, pelo prestígio desses hospitais, e assumi o comando, dizendo que haveria mudança também nessas direções caso não se alinhassem às novas diretrizes do ministro Waldir Pires.

Seguir moralizando o Inamps do Rio de Janeiro era se meter em encrenca. Em todos os campos, havia situações atípicas. Trocar os diretores dos hospitais federais, muitos com esquemas consolidados, era problemático. Enfrentar os bancos de sangue e suas práticas criminosas, desmontar as negociatas dos hospitais conveniados e seus influentes proprietários. As situações eram as mais absurdas. Na imprensa, circulavam informações de que o Hospital Cardoso Fontes, em Jacarepaguá, era curral eleitoral do deputado Heitor Furtado do PDS; o mesmo acontecia em unidades de saúde na Taquara e na Cidade de Deus, sob o comando do deputado Léo Simões. O Inamps sustentava uma frota de 34 carros com chapa fria. Um dia, Santini recebeu seus antigos patrões do Sanatório Oswaldo Cruz, de Corrêas. Lá, ele aprendera medicina e tinha uma relação afetiva profunda e, agora, o hospital corria o risco de fechar por conta de um provável descredenciamento. Certamente havia algum problema com as cobranças que eram feitas contra a Previdência.

"Foi uma reunião tensa, difícil, pois o hospital praticava o mesmo que todos os demais credenciados. Foi duro dizer isso aos meus amigos e com quem aprendi muito, mas não poderia dar tratamento desigual.

O PARTIDO SANITÁRIO

137

Eles concordaram e se ajustaram à nova realidade. Foi um momento de aprendizado. Eu tinha 39 anos!", relembrou Santini.

Havia um enorme esforço empreendido pelo ministro Waldir Pires e seus colaboradores para acabar com os malfeitos na Previdência. Proibiu que parentes de funcionários tivessem empregos no Instituto, uma tentativa de acabar com a ligação entre funcionários e pessoas que mantinham esquemas. Outra medida moralizante foi a proibição de pagamento de tratamento no exterior. Uma casta de privilegiados conseguia tratamento fora do Brasil. Em 1984, mais de cem pessoas tiveram seus tratamentos custeados pela sociedade. Gente como o empresário Moacir Maia, de Natal, que fizera em Londres uma simples operação de catarata.

A moralização dessa prática, o tratamento fora do domicílio, o Brasil deve a Henry Jouval. Durante o drama do presidente Tancredo Neves, o ministro Waldir Pires recebera um pedido para custear o tratamento de câncer no exterior do poeta gaúcho Mario Quintana. O tratamento estava orçado em 100 mil dólares. A primeira reação de Pires foi positiva, mas acabou mudando de ideia. Jouval lembrou ao ministro que talvez o presidente enfermo também tivesse que ir para o exterior e não haveria dinheiro. Waldir Pires agradeceu a sugestão e dias mais tarde cancelou esse tipo de financiamento. Também foi nesse período que se descobriu que o sistema da Dataprev, a empresa de informática da Previdência, fora programado para facilitar fraudes. Sob o comando do ministro, foi montado um novo processo por amostragem para detectar as fraudes. Mensalmente, 12 mil segurados, num universo de 650 mil internados, receberiam uma carta-consulta padrão, de resposta rápida, para ser checada pelos computadores da Previdência. Era uma forma de tentar garantir que as internações eram reais.

Anos mais tarde, em 2008, em Salvador, em um evento para festejar o aniversário de 20 anos do SUS, Waldir Pires falou sobre sua passagem na Previdência:

Todo esse aprendizado me foi, igualmente, válido e útil para a fase seguinte, como governador da Bahia, onde a situação da saúde expunha um diagnóstico de posição calamitosa na mortalidade infantil, nas doenças infectocontagiosas, altamente endêmicas, sobretudo no meio rural; no abandono de redes parcialmente desativadas, no autoritarismo da gestão, sem participação dos profissionais de saúde e da população. Fomos o primeiro estado, no país, a iniciar a implantação do sistema unificado e descentralizado de saúde.[9]

No início de 1986, Waldir Pires decidiu sair do Inamps para concorrer ao cargo de governador da Bahia. Para o economista Paulo Henrique, a passagem de Pires fora "um momento glorioso". Em seu lugar, foi nomeado o carioca Raphael de Almeida Magalhães, que, apesar de ser do PMDB, não era alinhado com o Partido Sanitário. Um revés para o movimento.

4. A crise do Inamps

Mesmo após a posse de Luiz Santini no cargo de superintendente do Inamps do Rio de Janeiro, em meados de 1985, as turbulências políticas continuaram. A presidência de José Sarney inaugurou um novo período da transição democrática. Para muitos, os acordos realizados por Tancredo não valiam mais. No Rio de Janeiro, além da briga do PMDB contra o PFL, havia uma violenta disputa interna dentro do próprio partido. Santini e seu grupo eram apoiados pela chamada "ala autêntica". A outra era a "ala fisiológica", que lutava, sobretudo, por cargos. Era o caso dos deputados Jorge Leite e o médico Aparício Marinho.

Santini nunca esqueceu o conselho dado pelo ex-prefeito de Campos dos Goytacazes, Zezé Barbosa: "Se comporte como um São Cristóvão de puteiro, fique lá do alto em silêncio só vendo as sacanagens, senão vão botar você para fora." Mesmo conhecendo os valores milionários que envolviam os convênios com o setor privado, os municípios e hospitais universitários, Santini tomou um enorme susto quando, logo no primeiro mês de seu mandato como superintendente, um funcionário se aproximou com uma simples folha de papel para ele assinar, liberando os pagamentos. A cifra, além de ser bilionária, não era respaldada por nenhuma outra informação. A primeira reação foi de não assinar. Ele estava ali para moralizar o dinheiro da saúde. Mas sem a assinatura, tudo pararia, inclusive aquilo que ele ajudara a construir. Ligou até para o ministro Waldir Pires, mas não teve jeito: apesar das inconsistências dos sistemas de pagamento e das providências que estavam sendo tomadas pelo Ministério e pela direção geral do Inamps, pagou.

O setor de saúde no Brasil entrou nos anos 1980 vivendo duas realidades diferentes. De um lado, a grave crise na Previdência, ou seja, no famigerado Inamps, e do outro, inegáveis avanços no Ministério da Saúde. A varíola, por exemplo, que até o início dos anos 1970 ainda convivia entre nós, tinha sido enfim erradicada. O país melhorara em relação ao controle das doenças transmissíveis. Em 1968, a ditadura transformara o velho Serviço de Saúde Pública (SESP) em fundação. Também fora criado um sistema de vigilância epidemiológica. Os dois atuavam identificando o problema, coletando dados, notificando e atuando. Para funcionar bem, era fundamental ter dados confiáveis. Aos poucos, esse trabalho foi ganhando corpo e, a partir de 1969, o Ministério da Saúde começou a publicar um Boletim Epidemiológico. Pela primeira vez se tinha uma noção exata da dimensão dos problemas sanitários. Em 1971, foi feita uma experiência piloto de vacinação contra poliomielite no Espírito Santo. Os resultados foram muito positivos. A experiência foi replicada, ao longo da década, em todo o país.

O Programa Nacional de Imunizações (PNI) foi criado durante a ditadura, em 1973 – uma conquista civilizatória que quase foi destruída pelo governo de Jair Bolsonaro. O projeto unificava ações e projetos de governos estaduais contra tuberculose e poliomielite. No ano seguinte, a vacinação se tornou obrigatória e, conforme se tornou uma rotina, o processo foi encorpado, facilitando o transporte e a conservação em ambiente frio das vacinas. Outro passo importante foi a formação de uma rede de laboratórios estatais espalhados pelo país: Laboratório Central no Recife, Laboratório Central em Porto Alegre, Instituto Evandro Chagas em Belém, Instituto Adolfo Lutz em São Paulo, Laboratório Central Noel Nutels e Instituto Oswaldo Cruz no Rio de Janeiro.

Ao mesmo tempo, a Superintendência de Campanhas de Saúde Pública (Sucam), resultado da fusão de várias campanhas isoladas, atacava as grandes endemias do Brasil: doença de Chagas, malária, esquistossomose e febre amarela. Também agia contra filariose, tracoma, peste, bócio endêmico e leishmaniose. A Sucam era uma estrutura militarizada e hierarquizada. Seus agentes trabalhavam fardados e obedeciam a rígidos códigos de disciplina, pois se embrenhavam em todo tipo de terreno atrás dos mais remotos

A CRISE DO INAMPS 141

povoados. Era uma estrutura organizada nacionalmente e dividida por distritos sanitários. Apesar dos avanços, em meados da década de 1970 o Brasil sofreu um grande revés sanitário: a epidemia de meningite.

Em São Paulo, o aumento de mortes por meningite começou a ser notado no início de 1970 e nada foi feito. Quatro anos mais tarde, a situação se tornou gravíssima. A reação dos militares foi bisonha: censurar a divulgação do que estava acontecendo. Mas quando a doença se tornou democrática, atingindo pobres e ricos, a situação mudou de patamar. Só assim o governo tomou a medida certa e começou a vacinar.

Apesar de tudo, foram criados o Sistema Nacional de Vigilância Epidemiológica e a Comissão Nacional de Controle de Meningite. E em 1975, o relatório final da V Conferência Nacional de Saúde propôs a integração do sistema sanitário com o setor previdenciário. Além disso, apontou mais uma vez na direção da articulação entre as diferentes esferas de poder: federal, estadual e municipal, e, claro, o setor privado.

FATOR INCONTROLÁVEL DE CORRUPÇÃO

Para os médicos liberais, o golpe militar de 1964 trouxera esperanças de que a "socialização" da profissão acabaria. Em todo o país, muitos médicos sonhavam com o consultório privado, mas a maioria acabava ingressando no setor público através de concursos. O sentimento de que a deposição de um governo de esquerda poderia trazer novos rumos foi reforçado com a nomeação, em 1967, de Leonel Miranda como ministro da Saúde. Ao assumir, ele garantiu que acabaria com as doenças em massa até 1977, tirando o país do antepenúltimo lugar em mortes por doenças transmissíveis, atrás apenas da Índia e do Egito. Mas a cereja do bolo foi anunciada no encerramento da IV Conferência Nacional de Saúde no discurso do presidente, o general Costa e Silva. Ele chamou a atenção para a importância do combate às doenças transmissíveis, mas não sem antes anunciar "que o governo aumentará as verbas para a saúde pública e, no futuro, será reconhecido pela reforma da mentalidade". A parte final da fala do general foi celebrada de forma efusiva pela Associação Médica Brasileira (AMB), que captou a mensagem; chegava o momento de um plano privatista.

O ministro Leonel Miranda era médico, filho de um senhor de engenho e amigo pessoal do presidente, dono do Banco Mercantil e proprietário de uma clínica em Botafogo. Morava em uma das casas mais chamativas da rua Visconde de Albuquerque, no sofisticado bairro do Leblon. Vivia nas colunas sociais e seus jantares, com convidados trajando *black tie*, eram superexclusivos. Logo ele anunciou um plano de privatização da medicina brasileira, o Plano Nacional de Saúde (PNS).

No dia 8 de dezembro de 1967, ele convocou uma cadeia de rádio e televisão para comunicar que, doravante, os médicos poderiam, com fiscalização da máquina pública, prestar assistência médica a todos. E de forma democrática, pois haveria liberdade de escolha do médico, em seus consultórios privados, que depois cobraria a consulta ao Ministério da Saúde. Mas antes, suas ideias seriam colocadas em prática, como experimento, na cidade de Nova Friburgo, estado do Rio de Janeiro. As associações da classe médica e seus dirigentes, Pedro Kassab de São Paulo, Luís Murgel da Guanabara e Orlandino Prado de Minas Gerais, exultaram.

O PNS era simples. A população receberia assistência médica, inclusive os indigentes, e o profissional seria remunerado mediante uma taxa de atendimento por classificação de categoria. Quem era muito pobre não pagava e a conta ia para o Estado. O plano também previa arrendamento ou venda dos hospitais públicos, avaliados pelo seu preço histórico, ou seja, o valor da época da construção. A proposta era, no mínimo, indecorosa e imediatamente houve reação. No I Congresso de Coordenadores de Atenção Médica, representantes do INPS acusaram o ministro de querer "criar um feudo de assistência médica". Os representantes das santas casas de misericórdia diziam que Leonel Miranda "pensava como um comerciante que, no fundo, procurava defender os interesses dos hospitais de que é sócio". Quando o ministro defendeu o plano de gradativa privatização da saúde na Câmara dos Deputados, o parlamentar Lurtz Sabiá (MDB-SP) perguntou: "O senhor confirma que a sua Casa de Saúde, a Dr. Eiras, fatura 10 milhões de cruzeiros por ano do INPS?" Era o mesmo estabelecimento

A CRISE DO INAMPS

que fora aberto no fim do século XIX, mas que agora rendia pouco mais de 3 milhões de dólares anuais ao ministro. Não havia a certeza de que a ideia era boa nem entre os militares. O ministro da Previdência, coronel Jarbas Passarinho, avaliou que o PNS não era viável financeiramente.

Mas nada parecia segurar Leonel em sua sanha privatista. Assim, a cidade serrana de Nova Friburgo, no Rio de Janeiro, começou a se organizar para ser o laboratório do processo de privatização da saúde brasileira. Formou-se uma comissão para dar início aos trabalhos: nove médicos, um general de brigada e o militar Arnaldo Barcelos, da comunidade de segurança. No fim de 1968, todos se instalaram na cidade. Como os sindicatos locais se rebelaram contra o experimento, homens do SNI, do DOPS e do Cenimar, órgãos da repressão, foram enviados. Num primeiro momento, a empreitada foi um sucesso. Dos 280 mil moradores da zona rural de Nova Friburgo, 190 mil se inscreveram. Antes abandonados à própria sorte em relação à saúde, eles pagariam 180 cruzeiros (46 dólares) – caso pudessem – ou seriam atendidos de graça e ainda poderiam escolher o médico. Quando a primeira paciente foi operada, uma funcionária doméstica, de apendicite, Leonel comemorou.

Mas os problemas começaram a pipocar. Indivíduos pobres eram classificados como aptos a pagar. Além disso, os médicos não atendiam casos de tuberculose, problemas psiquiátricos e otorrinos – não havia essa última especialidade. Mesmo assim, em 11 meses, 60 mil pessoas tinham sido atendidas: 60% delas gratuitamente ou pagando muito pouco. Como a tabela de valores por unidade de serviço, especialmente a das cirurgias, era baixa, houve suspeita de uma explosão de operações pagas pelo Estado, algo entre 100 e 120 procedimentos realizados por dia. Não à toa, formou-se na cidade a Comunidade de Saúde, um grupo de quase 70 médicos para apoiar o ministro.

Os projetos de Leonel Miranda não paravam por aí. A cidade seguinte a ser contemplada seria Barbacena, em Minas Gerais, e depois Mossoró, no Rio Grande do Norte. Só faltava começar a privatizar os hospitais. O primeiro da lista foi o Instituto Nacional de Câncer (INCA). A ideia era criar uma fundação para dar ao hospital a estrutura de empresa privada "em matéria financeira na captação dos recursos necessários aos programas de saúde", ou seja, cobrar dos pacientes, nos mesmos moldes do PNS. Houve reação forte e Leonel foi acusado por Jorge Marsillac e Adayr Eiras de Araújo, médicos e membros da Academia Brasileira de Medicina, de praticar crime contra o interesse público.

Ainda em 1969, o ministro começou a organizar o PNS em Barbacena. O projeto incluiria 20 municípios, sendo que em 13 deles não havia médico, totalizando uma população de 221 mil pessoas. Poucos meses mais tarde, era a vez da região Nordeste. Lá, o médico e contra-almirante Pedro Veloso da Costa, em sua coluna do jornal *Diário de Pernambuco* de 28 de novembro, tecia loas ao ministro: "fora um inovador, um homem de decisões. A decisão, no homem público, tem tanta importância quanto a honestidade. Aquele que titubeia nada resolve [...] Leonel Miranda não vacilou um só instante".[1] A possibilidade de o "paciente entender-se diretamente com o médico de sua escolha, não existindo mais aquela gama de intermediários", era, para parte dos médicos, independentemente da região do país, algo libertário. Quem também aplaudiu o PNS foi o diretor da XXI reunião da OPAS, Abraham Horwitz.

Então, surgiram os problemas de financiamento. Constituiu-se uma comissão, em dezembro de 1969, para estudar o Plano de Leonel Miranda. Composta pelo neurologista da UFRJ Deolindo Couto, por Pedro Kassab, um almirante e mais três pessoas. Curiosamente, conforme os trabalhos avançavam, as reuniões e os depoimentos da comissão se tornaram sigilosos. Segundo o jornalista Hélio Fernandes, "a comissão não conseguia se sobrepor às pressões dos grupos interessados".[2] Como tudo era muito confuso, no início de 1970 a comissão extinguiu o Plano "por considerá-lo inviável economicamente e improvável sob o aspecto médico-social, além de administrativamente falho".[3] A experiência de Nova Friburgo mostrara claramente que havia um rombo de inadimplência em torno de 45%, que tinha que ser pago pela Previdência. O processo inteiro se deu ao mesmo tempo que havia mudança no poder. O presidente Costa e Silva sofrera um acidente vascular e acabou falecendo em meados de dezembro. O Plano de Leonel Miranda seria abandonado também porque ele não continuaria no cargo.

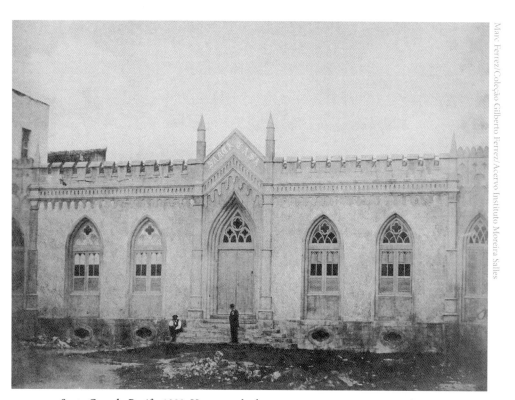

Santa Casa do Recife, 1880. Um exemplo de como as santas casas eram modestas.

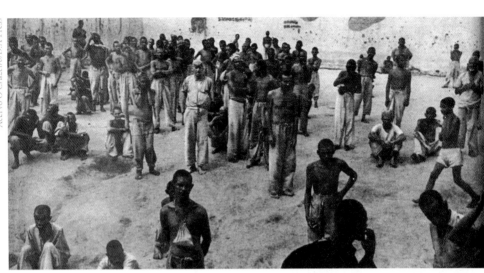

Hospital Colônia de Barbacena, 1961. Comparado a um campo de concentração nazista, o hospital psiquiátrico dispunha de comida racionada, venda de cadáveres e tantas torturas com choque elétrico que o fornecimento de luz na cidade era frequentemente comprometido. A denúncia das condições dos pacientes incitou a luta antimanicomial.

Leonel Miranda, ministro da Saúde do governo Costa e Silva (1967-1969) e proprietário de manicômios. Focou sua atuação na privatização do sistema público de saúde.

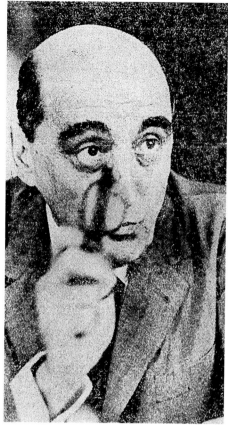

Clínica Dr. Eiras, em Botafogo, 1966. Pertencente ao ex-ministro da Saúde Leonel Miranda, chegou a ter 2.500 leitos pagos com dinheiro público.

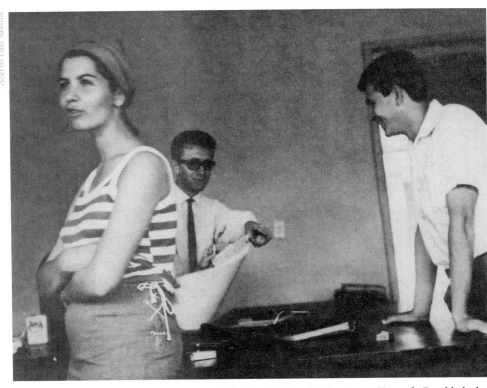

Luiz Santini (à direita) como secretário-geral do Diretório Acadêmico Barros Terra, da Faculdade de Medicina da UFF, em 1966. Na foto, está com o então presidente da instituição, Cristóvão Canêdo Gomes, e com a secretária Maria Élide.

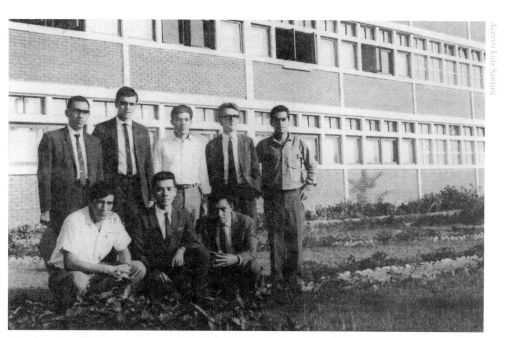
Congresso Latino-Americano de Estudantes de Medicina em 1966, em Lima, Peru. Santini é o segundo em pé, da esquerda para a direita.

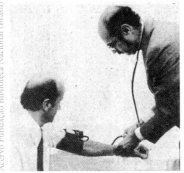

Adib Jatene, secretário estadual de Saúde na administração de Paulo Maluf, então governador de São Paulo (1979-1982). Para muitos, o melhor ministro da Saúde de todos os tempos. Foi um defensor incansável de recursos para o financiamento do SUS.

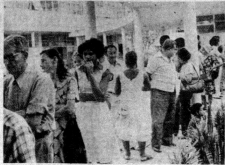

A matéria do jornal *Cidade de Santos* de 17 de setembro de 1979 ilustra como era a realidade do sistema público de saúde.

Inamps perde mais de 12 bi ao mês

SÃO PAULO (Sucursal) — Foi apenas mais uma demonstração de ufanismo. Falando na abertura de um simpósio no Rio, em novembro do ano passado, o presidente do INAMPS, Aluísio Salles, afirmou que "fora da Cortina de Ferro, a maior experiência, a maior vivência e a maior cobertura de assistência médica é do INAMPS". Salles referia-se ao mesmo instituto que fechou suas contas em 84 com um déficit de Cr$ 1,2 trilhão, e sem resolver o problema das fraudes que, mensalmente, retiram pelos ralos de uma extensa rede de 3.200 hospitais em todo o País, quantias consideráveis, que simplesmente não podem ser calculadas.

Só em São Paulo, segundo cálculo grosseiros, o INAMPS perde mais de Cr$ 12 bilhões todos os meses, em 27 hospitais colocados sob suspeita há um ano. Onze deles têm inquéritos instaurados pela polícia federal, e no Hospital Matarazzo, na Capital, ocorreu na última segunda-feira o primeiro flagrante de uma série que a Polícia Federal promete ser longa. O

QUESTÃO DE HONRA

No mesmo dia em que apresentou Decoussau à imprensa, o superintendente da Polícia Federal em São Paulo, delegado Romeu Tuma, afirmou que vai levar todas as investigações até o fim. Afinal, não basta apenas o argumento de que as fraudes identificadas em São Paulo representam perto de 12% do déficit da Previdência Social em 84. Para Tuma, que já procurou os jornais várias vezes para se queixar de estranhos obstáculos à sua meta de limpar o Inamps paulista, a questão agora é de honra.

Tuma voltou a pedir, na mesma terça-feira, a ajuda da população para chegar aos hospitais desonestos. Seu trabalho começou em maio do ano passado através de uma carta anônima. O primeiro a aparecer foi o Hospital Regional, de Caieiras, na Grande São Paulo, 28 mil habitantes. No mesmo mês de maio, nas contas enviadas ao Inamps, o hospital teria atendido inverossímeis 65 mil pacien-

O Hospital Santa Adelaide continua descredenciado, e sem os dois diretores — Washington Ferraro e Ulysses Ferraro — que respondem a inquérito na polícia federal. Também descredenciado está o Meta Assistência Médico-Hospitalar, com os diretores Sílvio José Mancuse e Clara Prodoscimi Mancuse indiciados. O Hospital Bandeirantes, cujo diretor, Joaquim Antônio de Medeiros, também responde a inquérito, e estranhamente, não perdeu seu credenciamento.

Os sete hospitais restantes estão em situação mais confortável. Como todos os inquéritos têm caído na 3.ª Vara da Justiça Federal, comandada pelo juiz Laurindo Minhoto Neto, uma decisão em bloco sobre qualquer indiciamento, só será possível por noventa dias, nesses sete hospitais. Minhoto Neto alegou que a vítima "publicamente conhecida", o INAMPS, deve requisitar a instauração dos inquéritos. Desconsiderou o fato de que, sendo o INAMPS um órgão da adminis-

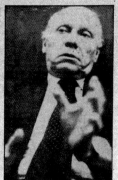

Salles demonstra ufanismo

Verão de 1985, auge da crise do sistema público de saúde do Brasil.

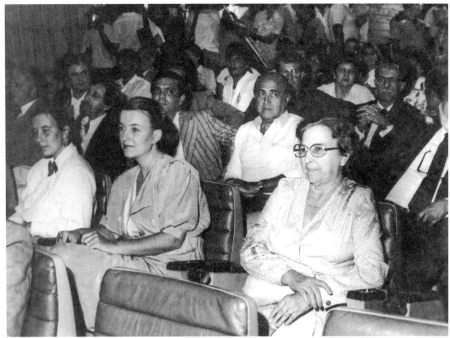

Cerimônia de posse do cargo de superintendente regional do Inamps do Rio de Janeiro em 1985, pouco antes de seu cancelamento. Em primeiro plano está a mãe de Luiz Santini, Beatriz; e, ao seu lado, a esposa dele, dra. Wanda Elizabeth.

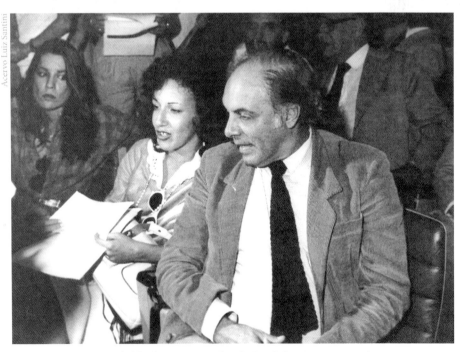

Artur da Távola, então senador do Rio de Janeiro, na posse da Superintendência do Inamps do RJ, em 1985.

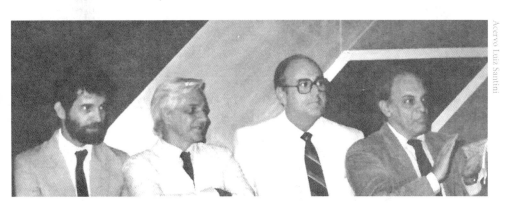
Pemedebistas na posse de Santini na Superintendência do Inamps, em 1985. Da esquerda para direita: Godofredo Pinto, um líder regional, Gilberto Rodrigues e Artur da Távola.

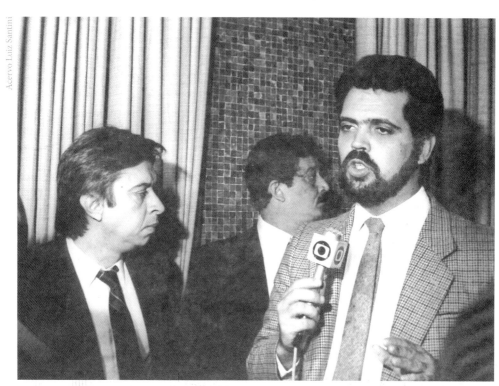

Repórter da TV Globo entrevistando o então presidente do PMDB do Rio de Janeiro, Jorge Gama, na posse cancelada do Inamps, em 1985.

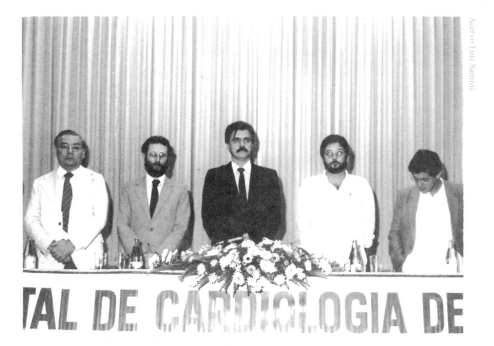

O dr. Roberto Horcades tomando posse do cargo de diretor no Hospital de Cardiologia de Laranjeiras do Inamps, em 1985. Na foto, Santini está ao centro; à sua esquerda, está o empossado, e, à direita, o dr. Mario Dal Poz, então secretário regional de planejamento do Inamps do Rio de Janeiro.

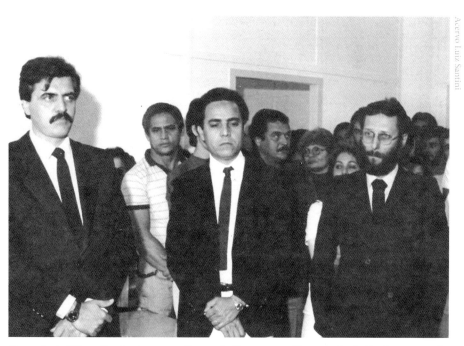

Posse do dr. Edson Boaskevicz como diretor do Centro para Manutenção de Equipamentos do Inamps do Rio de Janeiro (CEMEq/Inamps), em 1985.

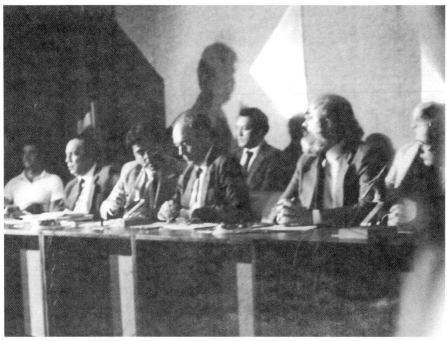

Da esquerda para direita: o professor Acácio Ferreira, Luiz Santini, Waldir Pires e Sérgio Arouca; Superintendência do Inamps, 1985.

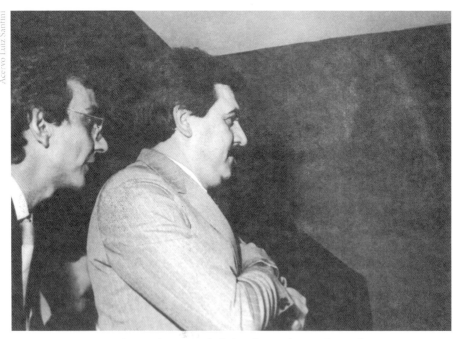

Luiz Santini e José Noronha, então chefe de gabinete da presidência do Inamps, na Superintendência Regional do Rio de Janeiro, em 1986.

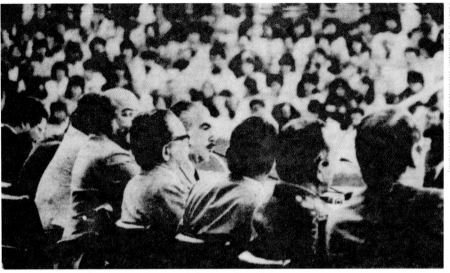

O então presidente José Sarney ao lado de Sérgio Arouca na
VIII Conferência Nacional de Saúde, em 1986.

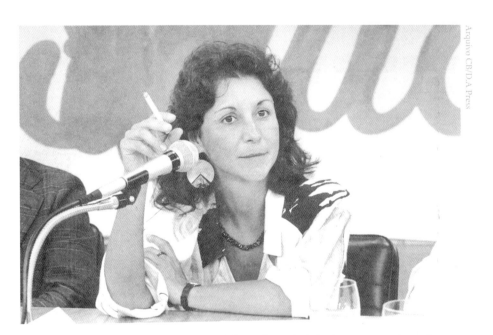

Sonia Fleury na VIII Conferência Nacional de Saúde, onde defendeu uma completa reforma
sanitária, centrada na unificação dos serviços de saúde, reformulação do atendimento com
aperfeiçoamento dos profissionais e aprofundamento da consciência sanitária da população.

O dr. Carlos Gentile de Mello em 1982. Gentile dedicou-se à carreira de sanitarista durante boa parte de sua vida. Grande pesquisador e temido pelos ministros da Saúde, o médico escrevia para diversos jornais do Rio de Janeiro e de São Paulo e publicou muitos livros sobre o tema.

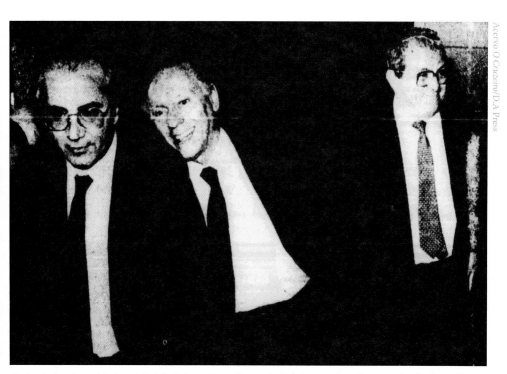

Crise do Instituto Nacional de Medicina e Previdência Social (Inamps). Jofran Frejat, Aloysio Salles, à época presidente do Inamps, e Jarbas Passarinho, então ministro da Previdência Social, participam da reunião de avaliação de trabalho, em março de 1985.

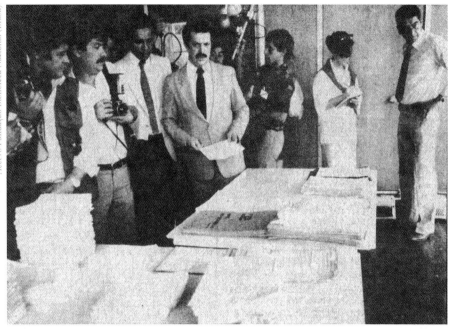

Fim do regime militar. O então delegado da Polícia Federal Romeu Tuma apresentava pilhas de guias falsificadas que lesavam o Inamps.

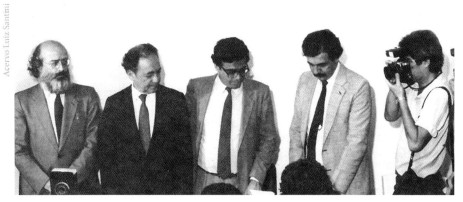

Sérgio Arouca, Waldir Pires, Hésio Cordeiro e Luiz Santini em meados dos anos 1980. Grandes nomes da reforma sanitária, suas atuações na saúde pública estabeleceram as bases para a criação de um sistema único de saúde. Esta foto inspirou o nascimento deste livro.

A CRISE DO INAMPS

O novo presidente, general Garrastazu Médici, convidou para o Ministério da Saúde um sanitarista da Fiocruz, Francisco de Paula da Rocha Lagoa. Considerado homem de poucos dotes intelectuais e birrento de personalidade, o novo ministro teve como primeira preocupação perseguir seus colegas na Fundação – o episódio entrou para a história como o Massacre de Manguinhos. Nem parecia viver em um país com graves problemas sanitários.

Os militares já tinham tentado uma cartada para melhorar a questão do atendimento hospitalar. Ainda em 1966, eles haviam juntado todos os institutos de Previdência para criar o INPS. Mesmo sendo uma instituição nova, foi mantida a linha de contratar serviços no setor privado. O INPS continuava sendo visto pela sociedade como ineficiente. No fim de janeiro de 1972, o jornalista Hedyl Rodrigues Valle escrevia em sua coluna da *Tribuna da Imprensa*: "O INPS [vê] [...] seus segurados como inimigos uma vez que adota a tese de que 'para os inimigos, a justiça'. [...] Na agência da avenida Antônio Carlos [centro do Rio de Janeiro], [...] os processos são ridiculamente guardados em caixas de margarina Claybom."[14] Outra prática do INPS era celebrar convênios com o setor privado e obrigar o segurado a ingressar nele. Para muitos, era o PNS de Leonel Miranda disfarçado. Ao longo da década de 1970, os hospitais públicos foram sucateados em prol dos convênios privados. Além disso, os convênios eram realizados na base de arreglos políticos, sem qualquer preocupação técnica. Havia uma inequívoca disposição de empurrar todo mundo para os hospitais conveniados. A prática estava disseminada pelo país. O pronto-socorro da cidade de Santos, litoral paulista, não tinha raio X. O secretário de Saúde do município não ficava vexado em dizer que o local não era clínica especializada. Em Natal, em 1975, dos 2.028 leitos da cidade, apenas 563 eram da rede pública. No Recife, o pronto-socorro, em 1970, fazia triagem econômica e cobrava o atendimento. Em todo o estado do Paraná, em 1974, havia 506 hospitais, 476 eram particulares. Em outubro de 1981, os secretários de Saúde do Nordeste reclamaram com o ministro da Saúde que a Previdência só pagava o setor privado. O setor público da região mais pobre do Brasil não recebia um mísero centavo desde maio. No Recife, os

101 leitos públicos receberam 1,6 milhão de cruzeiros enquanto os 250 leitos privados, 16 milhões.

O fortalecimento do setor privado custou caro à sociedade. Em 1977, os valores cobrados pelos hospitais privados cariocas variavam entre 300 cruzeiros (86,7 dólares um quarto sem banheiro na Clínica São José) e 1.360 cruzeiros (394 dólares na Beneficência Portuguesa). Mas era cobrado também um depósito de 12 mil cruzeiros (809 dólares), equivalente à entrada pela compra de um carro médio. Um parto na Clínica São Vicente custava 30 mil cruzeiros (8.682 dólares). A resposta do governo militar foi a criação, em 1977, do Inamps, uma tentativa de estancar o problema. Mas era mais do mesmo, nada mudou na essência e os problemas só se acumularam.

A verdadeira fonte de ganhos eram os cofres públicos. O setor privado se tornou, através da Federação Brasileira de Hospitais, um parasita de recursos públicos. Em algumas superintendências do novo Instituto, eles conseguiram até ter uma sala para fazer pressão nos superintendentes. Tinham participação ativa no sucateamento dos hospitais públicos e nenhum pudor de pedir empréstimos subsidiados para expansão de seus negócios e de exigir credenciamento automático pela Previdência, reajustes trimestrais com base no valor da ORTN – Obrigação Reajustável do Tesouro Nacional, um indexador mais favorável –, pagamento imediato na entrega das faturas e isenção de juros e correção monetária das dívidas. Além disso, a forma de remuneração causava algumas distorções. O pagamento se dava por unidade de serviço: realização de cirurgias, partos, internações etc. O serviço era realizado e a conta, enviada para o INPS. Mesmo com essas vantagens, a Federação Brasileira de Hospitais, em 1978, lançou um manifesto, a Carta de Gramado, reclamando da "total asfixia financeira", uma afirmação não comprovada pelos números. No ano seguinte, os hospitais privados brasileiros colheram gordos frutos: realizaram 97,1% dos 7 milhões de internações do território nacional.

Esse quadro afetava diretamente o mercado de trabalho dos médicos. Quem sonhava com o modelo da medicina liberal, de ter o próprio consultório, ficava cada vez mais refém do modelo. O médico Carlos Gentile

A CRISE DO INAMPS   147

de Mello assim descreveu a realidade da profissão para um jovem médico recém-formado:

> O ingresso não se dava com facilidade, pois o mercado era altamente competitivo, transformando todos em mão de obra barata. A primeira opção era o emprego público em regime de tempo parcial e baixa remuneração. Logo, era necessário ter mais que um emprego. Isso tinha uma implicação direta na qualidade do atendimento, menos tempo para cada paciente e correndo riscos de erros e omissões. O segundo emprego também poderia ser público e, na prática, replicando os mesmos problemas do primeiro. A outra possibilidade seria um vínculo no setor privado – hospital, clínica, ambulatório, emergência –, conveniado à Previdência. Aqui, a sua remuneração seria dada pela quantidade de atos – consultas ou cirurgias –, pois o sistema todo era remunerado pelas "unidades de serviço". Aqui, poderia acontecer um divórcio entre a boa prática médica e seus ganhos financeiros. No setor privado também havia a possibilidade de se ser contratado como celetista sem nenhuma relação direta com a forma de pagamento do Estado. Mas aqui, também, o jovem médico era submetido à lógica do capital e forçado a ser comedido na hora de pedir exames e propor internações e, assim como em um emprego público, cometer erros e omissões.[5]

Essa lógica também se aplicava às cooperativas médicas que começavam a se organizar em todo o Brasil. Caso o jovem médico tivesse condições de se transformar em empresário abrindo a sua clínica ou casa de saúde, ele teria que necessariamente se conveniar ao sistema previdenciário, pois essa era a lógica do mercado. Uma vez conveniado, ele procuraria no seu paciente algo que gerasse lucro. Dependendo da enfermidade, um doente crônico, por exemplo, seria transformado em uma fonte perene de ganhos. Portanto, essa era a realidade do médico brasileiro nos anos que precederam a criação do SUS.

No discurso de formatura da Faculdade de Medicina do Rio de Janeiro, em 1975, o professor Clementino Fraga Filho sublinhou que "não será útil à sociedade guardar uma imagem distorcida do médico". Tudo caminhava nessa direção. "Havia um incremento cada vez maior da atividade médica, sem que isso significasse, em consequência, melhor e maior atenção aos problemas de saúde", alertava Gentile de Mello. Com o sistema hospitalar organizado na base do "pagamento por unidade de serviço", surgiram os desvios técnicos e éticos. A primeira "epidemia" de má conduta provocada pelo sistema de saúde brasileiro dessa época foi a de cesarianas. Nos nossos hospitais, era realizada uma quantidade de cesáreas sem similar em "qualquer país civilizado do mundo", diziam os estudos da época. Nos demais países, as mulheres faziam parto natural, as cesáreas eram excepcionais – na Europa Central, apenas 3%; nos EUA, entre 3% e 7%, e aqui, em média 25%, sendo que em São Paulo chegou a 29,5% e em Goiás, 31,2%. O mais grave é que o Brasil tinha um triste histórico de mortalidade materna e neonatal em casos de cesárea. Outras "epidemias" de má conduta médica foram de cirurgias de amígdalas e de apêndice. Independentemente da necessidade, o que importava era realizar a operação.

Essas "epidemias" engordavam o setor privado. Enquanto em um hospital público a taxa de internação era bem baixa, no particular era de 88,6%. As internações eram quase todas desnecessárias. Outro grande negócio eram o atendimento ambulatorial e as emergências. Nessa época, o responsável pela triagem era o próprio indivíduo que buscava auxílio médico. O protocolo abria brecha para a realização de um número maior de consultas: pacientes que deveriam ir para o ambulatório procuravam primeiro a emergência, gerando duas cobranças. Havia também um movimento no sentido contrário. Quando os valores da tabela da "unidade de serviço" eram muito baixos, os procedimentos eram simplesmente evitados. Isso se deu, por exemplo, com o tratamento de queimaduras. Em outras palavras, queimaduras não eram um bom negócio.

As formas de entesouramento do setor privado não tinham limites. Os que mais alimentavam a roda de malfeitos eram os próprios previdenciários que contribuíam para o sistema: verdadeiros cheques em branco e usados de forma involuntária. Carlos Gentile de Mello considerava a hemodiálise uma "Serra Pelada", a verdadeira mina de ouro; nada igual proporcionava mais dinheiro aos médicos e aos hospitais particulares. O processo era vergonhoso. No Rio de Janeiro, o Hospital da Lagoa, em zona nobre da cidade, tinha seis equipamentos para o procedimento, três

A CRISE DO INAMPS

eram ociosos. Mesmo assim, os pacientes eram encaminhados para o setor privado. A prática parecia ser generalizada. O Instituto Fernandes Figueira (IFF), da Fiocruz, tinha 300 leitos, mas mantinha permanentemente 200 vazios por determinação da Superintendência da Previdência do Rio de Janeiro com um único objetivo: encaminhar os pacientes para clínicas privadas. Gentile de Mello enumerava os golpes realizados contra o sistema:

> Um previdenciário foi assaltado em Copacabana e levado para a emergência do Miguel Couto. Logo, foi transferido para a cidade de Niterói e foi parar na Casa de Saúde São Lucas – ou São Lucros –, onde foi operado muito provavelmente pelos médicos ortopedistas do quadro do Miguel Couto. Já um aposentado com gangrena diabética nos membros inferiores foi levado para o Hospital Carlos Chagas. Na mesma hora, foi mandado para uma casa de saúde no subúrbio carioca de padrão inferior, mas que pertencia ao diretor do Carlos Chagas.[6]

Casos como esses aconteciam em todo o Brasil. A Previdência virara um saco sem fundo e entrou em profunda crise financeira no início da década de 1980.

A CRISE DO INAMPS E SEU CONTORNO FLUMINENSE

Quando Luiz Santini assumiu o Inamps do Rio de Janeiro, em 1985, já havia um movimento de transformação em curso. Desde 1981, o dr. Aloysio Salles comandava o processo. Ele era um dos médicos mais respeitados do país. Formado pela Faculdade de Medicina do Rio de Janeiro, com grande experiência na área clínica e também na sanitária, fora um dos responsáveis pela abertura do Hospital dos Servidores do Estado (HSE), um dos melhores do Brasil por décadas. Era amigo e médico da elite do país, entre eles colaboradores da ditadura como o banqueiro Magalhães Pinto e o próprio presidente Figueiredo. Henri Jouval, Santini e sua ex-aluna, dra. Maria Manuela, tinham grande admiração por ele: "O dr. Aloysio Salles trabalhava muito. Saía do Inamps, ia para seu consultório e atendia até a meia-noite."

Além disso, desde o fim dos anos 1970, ainda na época do INPS, Salles estivera à frente, com Jayme Landmann, de um dos primeiros convênios feitos com o HUPE da UERJ e o HUAP da UFF, iniciativas importantes visando reduzir a crise financeira. A parceria entre o Ministério da Previdência e o MEC colocava os hospitais universitários como prestadores de serviços, com uma tabela de remuneração menor do que a do setor privado. A medida causou grande reação corporativa em diversas faculdades, pois interferia no próprio modelo pedagógico adotado por esses hospitais, alterando a lógica de seu funcionamento.

O médico Henri Jouval, que viera de Brasília e ajudara a abrir o Hospital Universitário do Fundão, no Rio de Janeiro, ganhara muita experiência em gestão de saúde pública. Com a crise do Inamps, foi convidado para trabalhar no órgão. Incentivado pelo professor Clementino Fraga, com quem trabalhara no Hospital do Fundão, pois também acreditava nas transformações que estavam em curso, ele aceitou. Jouval contou que "Aloysio Salles um dia recebeu um informe do SNI comunicando sobre a conduta de Yassushi Yoneshigue", então superintendente do Inamps no Rio de Janeiro. "Salles imediatamente ligou para Figueiredo e aconteceu a demissão do superintendente." Em 1982, a censura estava mais branda e praticava-se certa liberdade de expressão. Portanto, enfrentar a poderosa máquina que exauria as finanças do Inamps e revelar seus velhos vícios ficara mais fácil.

A sequência dos acontecimentos revela como as estruturas que devoravam as verbas da saúde pública eram organizadas. Uma das irregularidades foi estampada na capa do Jornal do Brasil, em 16 de Julho de 1982, dizendo que o Inamps liberara 105 milhões de cruzeiros mensais para o Serviço de Assistência Social Evangélico (SASE). O proprietário, pastor Isaías Maciel, era amigo íntimo de Yassushi. Ele estava sendo acusado de manter uma "indústria de atestados, carimbos e assinaturas falsas" para lesar o Inamps. Segundo outro informe do SNI, de 30 de setembro de 1982, houve um movimento de apoio ao superintendente afastado organizado pela Associação Médica Fluminense e pela Associação Médica de Nova Iguaçu e pelos de-

A CRISE DO INAMPS

putados do PDS Léo Simões, Simão Sessim, Rubem Medina, Alair Ferreira, Ítalo Bruno, entre outros. Os parlamentares argumentaram que se sentiam

> no dever de alertar a opinião pública do estado do Rio de Janeiro e as autoridades constituídas para a campanha de difamação que vem sendo desenvolvida contra o Inamps em todo o Brasil e particularmente no nosso estado. Por ser uma entidade voltada para o atendimento médico-assistencial da população, com 180 milhões de consultas e 12 milhões de internações-ano, é evidente que os interesses políticos se aguçam, fazendo com que a oposição transforme em "escândalos" irregularidades eventualmente praticadas por reduzido número de maus funcionários ou prestadores de serviços. Dando-se, desta forma, bastante destaque aos fatos negativos. Foi relegando ao esquecimento o trabalho que a Instituição prestou ao longo dos anos, diuturnamente, anonimamente, nos consultórios e hospitais de todo o Brasil [...]
>
> [...] A tentativa de envolver o superintendente regional do Inamps no caso do SASE, além de tentar minar mais uma vez a Instituição, é tarefa de insanos mancomunados com invejosos. Têm, aqueles servidores do Inamps, dedicado um trabalho grandioso ao longo de três anos, cujos resultados começam a incomodar aos que medem os interesses do povo por seus próprios interesses, não hesitando mesmo na infâmia que propagam. Os diretores de hospitais e PAM's, esses sim, verdadeiros representantes da laboriosa classe médica, tão incompreendida e humilhada.[7]

Para ocupar a Superintendência do Rio de Janeiro, Salles convidou o médico Nildo Aguiar, responsável por uma exitosa experiência, com o dr. Ary Frauzino, no comando do Instituto Nacional de Câncer. A dra. Beatriz Aguiar, casada com Nildo Aguiar, contou:

> O Aloysio Salles quis o Nildo no Inamps graças ao sucesso da cogestão dele no INCA, entre 1980 e 1983. A Superintendência do Rio estava em grave crise moral e política. Era um cargo muito cobiçado e disputado pelos políticos. Mas o dr. Aloísio dizia que a escolha era uma decisão pessoal do presidente Figueiredo, que nem conhecia o Nildo. Só assim os parlamentares se calaram.

SUS: UMA BIOGRAFIA

O novo comando do Inamps reformulou o sistema que regia as relações com o setor privado. Para enfrentar o desafio, foi criado o Conselho Consultivo da Administração de Saúde Previdenciária (Conasp). Algumas medidas relevantes foram colocadas em prática. Uma das primeiras tinha como alvo moralizar a forma de pagamento do setor privado. A famigerada "unidade de serviço" seria substituída. Dali em diante, o pagamento ocorreria através das Autorizações das Internações Hospitalares (AIHs). Sonia Fleury explicou assim o funcionamento do novo modelo:

> [...]agrupando-se 2.565 causas de internações existentes em 246 grupos de diagnósticos, denominados procedimentos. Foi fixado um valor médio para cada grupo de atos médicos, o que facilitou o trabalho de auditoria, anteriormente quase inexistente. Além disso, os hospitais foram classificados em níveis – segundo critérios de estrutura, pessoal e desempenho assistencial –, podendo obter um acréscimo de até 20% no faturamento, conforme sua classificação.[8]

Para Jouval, "o modelo inspirado nas AIS era a experiência de Saraiva em Montes Claros". Na verdade, era mais do que isso; a estratégia das AIS como política institucional incorporava diversos elementos das propostas em desenvolvimento em Londrina, Campinas, Natal, Florianópolis e, sobretudo, em Niterói, e de alguns de seus executores. Santini, por exemplo, foi trazido para colaborar com o Departamento de Administração Hospitalar do Inamps, então coordenado pelo médico-cirurgião e professor da UERJ Guilherme Sampaio Ferraz. Vale frisar que a base técnica das AIS foi desenvolvida a partir da experiência de Niterói, que inspirou a edição da Portaria nº 3.046 do Inamps, que vigorou como instrumento de planejamento até 1993. O mais importante é que a implementação das AIS unificava as diversas correntes da militância da saúde pública, consenso firmado em uma reunião em Curitiba.

Outra medida tomada foi o estabelecimento de parâmetros – duas consultas por ano por segurado e taxa máxima de cinco exames a cada cem consultas –, acima dos quais o Inamps não pagaria pelos serviços prestados pelo hospital, considerados excedentes à média prevista. "Com estas

A CRISE DO INAMPS

medidas, espera-se alcançar a contenção dos gastos e mesmo a melhoria da qualidade do atendimento."

Foi um tiro certeiro para o fim do número de internações desnecessárias que não parava de subir. Em 1977, foram 600 mil, segundo palestra do presidente do INPS Reinhold Stephanes na Escola Superior de Guerra, e três anos mais tarde estavam na casa do milhão. Com a nova medida, as internações caíram cerca de 20% em todo o país. A manutenção do número de óbitos foi um indicador de confirmação de que as internações eram desnecessárias; outro indicador foi a manutenção do tempo médio de internação. Entre 1982 e 1983, a economia chegou à casa dos 5,7%. Salles acreditava que tais ganhos não parariam mais e em pouco tempo chegariam a 10%.

Outra medida adotada pelo Conasp foram as Ações Integradas de Saúde (AIS), que representavam, de certa foram, um primeiro rascunho do SUS, pois articulavam a Previdência com as Secretarias de Saúde estaduais, mas principalmente municipais, e também com as santas casas através de convênios, ou seja, o setor começava a ser descentralizado. Sonia Fleury diz que começava um processo de desconstrução do modelo existente. Dali em diante, buscava-se integração interinstitucional, integralidade das ações de saúde, fim das dicotomias preventivo/curativo e individual/coletiva, regionalização e hierarquização única dos serviços público e privado, descentralização do processo de planejamento e administração em nível regional, sub-regional e local, coparticipação financeira e corresponsabilidade das várias instituições envolvidas, de acordo com as responsabilidades institucionais e disponibilidades orçamentárias. A implementação do Plano do Conasp baseava-se em um modelo de planejamento com articulação nas três esferas de governo. Nesse momento, informalmente, iniciava-se o processo de universalização, ou seja, estendia-se a todos o atendimento, independentemente do vínculo trabalhista.

Na sequência, surgiram duas importantes iniciativas: a criação do Conselho Nacional de Secretários de Saúde (Conass) e, mais adiante, do Conselho Nacional de Secretarias Municipais de Saúde (Conasems). Ficava cada vez mais claro que a descentralização era um caminho sem volta e que haveria a necessidade de uma articulação bem azeitada entre os três níveis de governo. O Conass nasceu em 1982 graças ao secretário de Saúde do estado de São Paulo, dr. Adib Jatene, que entendeu que no futuro as políticas públicas de saúde passariam necessariamente pelas Secretarias de Estado e, portanto, elas deveriam ter um órgão de representação política. O Conasems não foi muito diferente. Criado um pouco depois, em 1988, a entidade fortaleceria os secretários municipais. As ações de descentralização propostas pelo dr. Aloysio Salles e seus colaboradores contavam com amplo apoio dos gestores da saúde pública.

A dra. Maria Manuela lembra que o "Nildo então criou a famosa mesa-redonda no Inamps, falava com todo mundo junto, de forma clara. Isso facilitava as negociações, tudo transparente". Ele era o superintendente regional do Rio de Janeiro, mas ainda assessorava o ministro da Saúde Waldyr Arcoverde. A reestruturação interna do órgão começou com o aumento do controle interno dos gastos hospitalares da rede própria e avançou com a implantação das AIS. A dra. Manuela acumulou os cargos de chefe de gabinete e de coordenadora das AIS. "Aí tudo deslanchou. Nildo entrou em janeiro de 1983, em julho, já eram 26 prefeituras e 7 entidades filantrópicas conveniadas. Em novembro, já eram 28 prefeituras e 15 entidades. Os hospitais também começaram a ser organizados, pois os custos eram muito altos. Começaram as confusões, pois diminuíram as internações nas unidades contratadas", relembrou a dra. Beatriz Aguiar.

Para colocar as AIS em prática no Rio de Janeiro, criou-se uma comissão. Nesse momento, Santini ocupava, com Sérgio Arouca, a Coordenação de Planejamento da Secretaria Estadual de Saúde, na gestão de Eduardo Costa durante o primeiro governo Brizola (1983-1986). Eles criaram a Comissão Interinstitucional de Saúde (CIS) – prevista no Plano do Conasp –, da qual Santini fora secretário-executivo. E, assim, comandado pela CIS e sob a coordenação de Eduardo Costa, o trabalho começou, com Nildo Aguiar e Edmur Pastorello representando o Ministério da Saúde.

Montou-se uma equipe forte com jovens sanitaristas, entre eles Ligia Bahia, Joyce Aragão, Lúcia Souto, Regina Xavier, Roberto Parada, Lurdinha Maia, João Regazzi, todos militantes de esquerda, com experiências de trabalho local em projetos universitários, coordenados pela chefe de gabinete

A CRISE DO INAMPS

de Nildo Aguiar, a dra. Maria Manuela, e por Santini. O grupo viajava pelas regiões de saúde do estado – norte, noroeste, sul, Baixada Litorânea, Baixada Fluminense – em cada região havia um ou dois coordenadores que se reuniam com os prefeitos e o representante das regionais da Secretaria de Saúde do Estado local para tocar a descentralização.

As mudanças promovidas pelo Conasp também conseguiram diminuir os custos do atendimento nos ambulatórios do Inamps. Outra novidade foi a valorização do quadro funcional, com melhores salários e vínculo trabalhista com seus médicos. Essa engrenagem, mesmo contando com um percentual menor de verba da Previdência, incomodava o setor privado. Durante a ditadura, as lideranças dos grupos privados se misturaram com políticos e militares, criando uma intrincada teia de malfeitos.

O mais grave é que o regime militar sabia de tudo. Em 1979, quatro anos antes da demissão de Yassushi, a Divisão de Segurança e Informação, braço do SNI no Ministério da Previdência, elaborara um informe sobre o "procedimento irregular de autoridades federais, estaduais e municipais". Segundo o documento, a estrutura do Inamps estava contaminada no Distrito Federal, em São Paulo, no Rio de Janeiro, em Recife, Porto Alegre, Belo Horizonte, Curitiba, Florianópolis e Salvador. A lista de graves irregularidades em todo o Brasil coincidia com algumas praticadas pelo pastor Isaías e seus pares:

> Inscrição indevida de segurados autônomos, quer pelo não exercício de atividade, quer pela inexistência de processo, quer pelo aumento indevido do tempo de filiação; contratos falsos de trabalho, com empresas que já encerraram suas atividades ou com firmas que nunca existiram; conclusão de perícia médica sem exame do segurado, com inexistência de antecedentes médico-periciais; falsificação de assinatura ou rubrica de médicos em atestados; falsidade de laudo pericial judicial nas varas de acidentes de trabalho; falsidade de atestados e certidões; concessão indevida de benefícios aos que se filiaram após 60 anos de idade; concessão de aposentadorias sem desligamento e aproveitamento de números de benefícios cujos processos foram encerrados ou cujos pedidos foram negados; elevações de mensalidades sem processo de revisão; aproveitamento de folhas de

carteiras de trabalho de terceiros; extratos de carteiras de trabalho sem correspondência com as anotações ou referidos a documentos inexistentes; guias e carnês com falsas autenticações; registros de apresentações de guias e carnês de recolhimento de contribuições inexistentes; transformação indevida de auxílio-doença em aposentadoria por invalidez; majoração de salários; e utilização indevida de Autorização de Pagamento a Beneficiários (APB) e Ordem de Pagamento (OP).[9]

Os militares, portanto, conheciam os fraudadores em cada unidade da Federação:

em treze estados, entre março e outubro de 1979, o prejuízo fora de Cr$ 54.515.400 (aproximadamente 7 milhões de dólares); na capital gaúcha, se comprovou o envolvimento de médicos-dirigentes e de funcionários de clínicas de intermediação de serviços médicos; na cidade de São Paulo, o número de casos de urgência alcança 730 mil mensalmente, quando o estimado é da ordem de 234.990.[10]

O caso do Inamps paulista, segundo editorial do *Jornal do Brasil*, abalaria o senso moral do país.

O AVESSO DO AVESSO DO AVESSO DO AVESSO

Pouco antes de o regime militar chegar ao fim, em março de 1985, quando o presidente civil Tancredo Neves tomaria posse, um novo escândalo abalou a opinião pública. Nos primeiros dias do ano, o superintendente da Polícia Federal de São Paulo, delegado Romeu Tuma, fez uma grave acusação. Usando as velhas práticas de sempre, serviços não prestados e segurados-fantasmas, 27 hospitais no estado tinham causado um rombo de 1 bilhão de cruzeiros (232 milhões de dólares) ao Inamps. Além disso, o delegado afirmou que as investigações eram boicotadas pelos funcionários do Instituto. Nos dias seguintes, a promiscuidade foi revelada, escancarando como o órgão responsável pela saúde do povo brasileiro funcionava.

A CRISE DO INAMPS 157

O mais surpreendente era o ministro da Previdência, coronel Jarbas Passarinho, que deveria impedir os malfeitos, ser o responsável pelas revelações. O sistema de credenciamento dos hospitais só obedecia a um critério: o político. Era o caso da cidade de Taboão da Serra, em São Paulo. Só havia um hospital na região, e, devido à pressão do prefeito e de parlamentares, ele fora conveniado. Agora, o hospital integrava a lista da PF.

Alguns dias mais tarde, as prisões começaram a ocorrer. O superintendente do Hospital e Maternidade Matarazzo, tradicional estabelecimento na região da avenida Paulista, e dois funcionários foram levados. Segundo Romeu Tuma, "eles falsificavam guias de internação".[11] No total, 300 diretores de hospitais estavam sendo investigados em 27 inquéritos. Diariamente, havia prisões, como a de dois médicos da Clínica Alameda, na avenida Nove de Julho, flagrados falsificando guias de internação hospitalar. Tudo caminhava no sentido de desbaratar uma rede de assalto aos cofres públicos quando a imprensa noticiou que Aloysio Salles fora reclamar com o presidente Figueiredo que a Polícia Federal de São Paulo não dava informações detalhadas sobre as investigações. A notícia provocou uma enorme interrogação no ar.

Depois, os jornais noticiaram que os telefones do ministro e da Superintendência paulistana do Inamps estavam grampeados e que o autor do grampo era um certo Thomaz Camanho Netto, coronel da PM de São Paulo. A informação foi confirmada pelo ministro Jarbas Passarinho, que acrescentou que havia uma quadrilha só para chantagear os hospitais. Quanto mais as investigações avançavam, mais a sociedade se dava conta da relação promíscua entre o Instituto e a rede privada. Tanto que a Federação Nacional dos Estabelecimentos de Serviços de Saúde (Fenaess), que representava 4.800 hospitais em todo o Brasil, defendeu-se alegando que apenas 5% dos hospitais de São Paulo estavam sob suspeita.

O dr. Aloysio Salles suspendeu imediatamente 25 hospitais. Em entrevista aos jornalistas, disse que achava estranho que o representante da Previdência em São Paulo, Roberto Souto Maior, nunca relatara nada sobre as investigações em curso. Aproveitou também para falar sobre os avanços das AIH. Denunciou que o setor privado havia organizado empresas de computação e digitalização só para lesar a Previdência. Mesmo assim, as fraudes estavam sendo combatidas.

Jarbas Passarinho ameaçava descredenciar cem hospitais em São Paulo. Alegava que eles teriam extrapolado em 10% os limites previstos em seus orçamentos. Como o sistema de saúde fora praticamente inteiro montado com base no setor privado, descredenciar uma centena deles seria também punir os usuários da saúde. Conforme o inquérito avançava, as barbaridades eram reveladas. Em novembro do 1984, meses antes, o secretário-geral do Ministério da Previdência Social, Jofran Frejat, soltara uma circular interna suspendendo as auditorias para as guias de internações dos hospitais. Ao ser cobrado pelo ato, respondeu: "dei um crédito de confiança aos hospitais". A decisão claramente beneficiava os fraudadores. O Inamps não tinha pessoal para auditar os 4.102 municípios brasileiros. Eram apenas seiscentos auditores para analisar 750 mil contas de 3,6 mil hospitais. O crédito de confiança oferecido por Frejat acabou sendo usado como argumento de defesa. O presidente da Fenaess, Julian Czapski, defendeu-se diretamente com o ministro Jarbas Passarinho e aproveitou para reclamar da conivência do Inamps.

Ninguém ficou surpreso quando Romeu Tuma disse que estava preocupado com uma possível queima de arquivo. Com todas as letras, ele deixou claro que as fraudes envolviam "diretores de hospitais, funcionários e pessoas influentes do governo federal". Segundo o Jornal do Brasil de 26 de fevereiro de 1985, no varejo, os principais articuladores dos desvios em São Paulo eram Thomaz Camanho Netto e Milton Mello Milreu, este um velho conhecido das autoridades policiais. Já fora preso em flagrante por contrabando de armas e era contumaz sonegador da Receita Federal e, agora, fora pego grampeando os telefones da Previdência paulista. A dupla, com a parceria do secretário de Medicina Social do Inamps Oscar Pirajá Martins, ajudara na vitoriosa candidatura de Cantídio Sampaio a deputado federal pela Arena, partido de sustentação da ditadura, em 1978. Uma vez eleito, o deputado conseguiu, através do PL nº 903/1979, revogar a alínea D do parágrafo segundo do artigo 26 das normas relativas a licitações para compras, obras, serviços e alienações. Dali em diante "a aquisição de materiais, equipamentos ou

A CRISE DO INAMPS

gêneros" não precisava mais ser feita por profissionais ou firmas de notória especialização. Era a legalização da bandalheira.

No fim de fevereiro, com a opinião pública atônita, o presidente Figueiredo convocou a rede nacional de rádio e televisão para defender o julgamento e a prisão dos fraudadores. Mas a crise não parecia ter fim. Quatro dias depois, o Jornal do Brasil informou que a Polícia Federal de São Paulo apreendera uma Kombi do Hospital São Bento com várias guias falsas de Autorização para Internação Hospitalar (AIH). Logo depois, a PF revelou que encontrara outra fraude: 90% dos boletins de atendimento de emergência eram falsos. Eles representavam 50% dos 73,8 milhões de consultas pagas pela Previdência. Os golpes eram os mais variados: uma simples consulta pré-natal virava uma urgência; se um paciente voltasse para tirar um curativo também era considerado uma urgência. O sistema de saúde do Brasil atendia mais urgências (35 milhões) do que consultas básicas (23 milhões). Sem contar altas prematuras, internações desnecessárias, dupla cobrança de serviços, manipulação de tabelas, cobrança de cirurgias não compatíveis com o diagnóstico e desaparecimento de arquivos.

Tuma não parava de revelar as diversas táticas das quadrilhas. Os diretores da Beneficência Portuguesa de São Paulo procuraram a PF e contaram que eram achacados e só recebiam e não tinham as contas glosadas porque pagavam 10% do faturamento. A Planejamento Consultoria Empresarial, empresa do ramo de computação, especializara-se em falsificar guias para os hospitais. Comandada pelos irmãos Valquíria e Marcos Garcia, tinha 30 hospitais como clientes, segundo o supracitado periódico carioca de 10 de março de 1985. As autoridades policiais prometiam que em breve seria divulgada a lista com o nome de todos os fraudadores. Depois, começou o "jogo de empurra". Quem estaria na lista? Quando ela seria divulgada? A situação espalhava suspeitas em todas as direções.

A incerteza azedou a relação entre o ministro Jarbas Passarinho e o dr. Aloysio Salles. Aparentemente, um suspeitava do outro. Em 14 de março, o Jornal do Brasil afirmava que o militar sabia de informações que circulavam sobre uma possível incriminação de Adilson Gomes de Oliveira, genro do médico. O nome aparecera em uma das gravações da quadrilha de Milton Milreu. O dr. Aloysio Salles, por sua vez, suspeitava do ex-secretário de Administração do Inamps, o major e médico do exército Darci Brum, afilhado do ministro e ligado a uma empresa fornecedora de equipamentos ao Inamps. Prudente, o ministro Jarbas Passarinho empurrou a grave crise para o colo do governo de Tancredo Neves, que começaria em pouco tempo. Isso era tão evidente que nomes de prováveis presidentes do Inamps passaram a circular. As apostas se concentravam no pernambucano Guilherme Robalinho, no paulista Guilherme Rodrigues e no mineiro Hésio Cordeiro.

O país respirava os ares do retorno à democracia quando um último escândalo estourou. O governo militar cometeu um derradeiro deslize. No dia 14 de março de 1985, penúltimo dia do governo do general Figueiredo, negociou-se uma transação com a empresa francesa Compagnie Générale de Radiologie (CGR) no valor de 176 milhões de dólares. O caso ficou conhecido como Conexão Francesa. Aparelhos de alta tecnologia foram comprados a toque de caixa com as bênçãos dos ministros da Fazenda, Ernane Galvêas, e do Planejamento, Delfim Netto. Os equipamentos adquiridos eram aparelhos de ressonância nuclear magnética, tomógrafos e raios X computadorizados – e chamava atenção a grande quantidade. Segundo o reitor da Unicamp, José A. Pinotti, um único tomógrafo era suficiente para atender até 7 milhões de pessoas, e o Brasil comprara cem deles. Além disso, poucos hospitais no país tinham condições concretas de recebê-los, pois precisavam ser mantidos em ambiente refrigerado, com revestimento de proteção, circulação de água e de corrente elétrica adequada. Pouquíssimas unidades hospitalares do Sudeste tinham tais condições. O caso teve muita repercussão e ninguém assumiu a responsabilidade. Ao novo governo, só restou pagar a conta.

Essa era a herança, maldita, que o Partido Sanitário receberia!

5. A saúde antes do SUS

No domingo, a Emergência do Hospital Universitário Antônio Pedro (HUAP) não parava de receber pacientes. Vinha gente de todas as partes do antigo estado do Rio de Janeiro, principalmente da região norte. Ainda não existia a ponte Rio-Niterói e o HUAP é a única possibilidade de atendimento para muitos municípios. De Campos dos Goytacazes para baixo, todos procuram Niterói. A imensa região era desprovida de qualquer tipo de atendimento de emergência. Os domingos eram especialmente tensos. Ao longo da semana, ainda era possível buscar ajuda em ambulatórios ou até mesmo em clínicas particulares. Na recepção do HUAP, chegavam pessoas com asma, dor de cabeça, crianças desidratadas e desnutridas, casos graves e não graves, simplesmente tudo.

Um belo domingo de plantão, chegaram de ambulância de Campos dos Goytacazes cinco vítimas de queimaduras graves devido a um acidente em um engenho de cana. Não havia lugar e, ao mesmo tempo, eles não podiam ser mandados embora. Na Emergência, não havia estrutura para atender tanta gente. A primeira providência era organizar o caos, tentar encontrar uma solução para resolver algo fora da capacidade real do hospital. Era necessário tirar dos leitos pacientes menos necessitados para dar lugar aos mais necessitados. Mesmo utilizando mais leitos extras do que leitos normais, a operação era complexa. Enquanto Santini e seus colegas procuravam uma saída, a recepção era bombardeada por telefonemas pedindo prioridade para as vítimas de Campos – provavelmente eram pessoas que mantinham vínculos com o poder político fluminense. Até assessores do governador Raimundo Padilha ligaram. Dentro do possível, eles estavam sendo atendidos.

Até que Isabel, a recepcionista da Emergência, aproximou-se de Santini e disse que Alberto Torres estava ao telefone. Ele não titubeou e respondeu:

— Manda à merda! Tô aqui atendendo os queimados.

— Mas, doutor, ele é dono do jornal *O Fluminense*! Ele vai falar mal do senhor! Era melhor atender.

— Quem está falando?

— É Alberto Torres!

— O zagueiro do Fluminense? — replicou Santini.

— Não, senhor, aqui é Alberto Torres, diretor de *O Fluminense*.

— De que o senhor se queixa?

— Estou ligando para lhe dizer que os pacientes que vieram de Campos estão abandonados aí na porta do hospital.

— Aqui não tem ninguém abandonado! O senhor está completamente enganado, absolutamente, ninguém está abandonado. Os cinco chegaram, sem aviso prévio, e o hospital está lotado com mais de quatrocentos pacientes. Mas estamos providenciando o atendimento.

Essa era a realidade do sistema de saúde do Brasil antes da criação do SUS. A experiência vivida por Santini em meados dos anos 1970 foi a realidade de muitos médicos em todo o país. Um sistema desarticulado e ineficiente. Além disso, faltavam unidades de atendimento em muitos municípios brasileiros. Até o início dos anos 1970, não havia um único médico em muitos municípios. No Maranhão e no Piauí, eram 199; em Minas Gerais e no Espírito Santo, 355; no Sul, 288 e em todo o Brasil, 2.089 municípios. Outra distorção era a concentração de profissionais nas regiões mais ricas do país: no Rio de Janeiro, havia um médico para cada 610 habitantes, enquanto no Maranhão e Piauí a relação era de um para 7 mil. A mesma desproporção se observava em leitos por habitante. Outro dado cruel era a exclusão. Quem não tinha vínculo formal de emprego ou fosse aposentado não era atendido pelo sistema público. A população rural, que era majoritária, só passou a ter algum atendimento quando as santas casas começaram a receber uma pequena parcela de verba do Funrural. Milhões de brasileiros eram, simplesmente, indigentes.

A SAÚDE ANTES DO SUS   163

A indústria farmacêutica, além disso, não tinha nenhuma regulamentação e atuava sem limites. Muitas vezes, eram lançados no mercado remédios desnecessários. O mesmo princípio ativo recebia rótulo novo e era relançado ao sabor dos ganhos dos grandes laboratórios. Também não havia controle sanitário digno desse nome. No início dos anos 1980, a opinião pública ficou chocada ao saber como se davam o comércio e o funcionamento dos bancos de sangue. Esses problemas se transformaram em frentes de batalhas da sociedade e do movimento sanitário.

REMEDIADO ESTÁ

O Brasil é hoje um dos maiores consumidores de remédios do mundo. Isso não significa que todos os brasileiros e brasileiras tenham acesso fácil aos medicamentos. A maior parte produzida no país é consumida por apenas 23% da sociedade. Um quarto dos produtos vendidos pela indústria farmacêutica está fora das especificações preconizados pelo próprio setor. Mas já foi muito pior. Existe uma história dos remédios antes e depois do SUS. Aqui, o pontapé inicial começou com uma decisão ainda do tempo da ditadura.

Com sua visão nacionalista, os militares criaram, em 1971, a Central de Medicamentos (CEME), com dois objetivos: tornar a medicação acessível para estratos mais pobres da sociedade e, do ponto de vista científico, tecnológico e estratégico, criar uma indústria genuinamente nacional que fabricasse matéria-prima em laboratórios brasileiros. Além disso, levaram em conta as especificidades sanitárias de cada região, abrindo unidades em diferentes partes do Brasil. O programa chegou a envolver 16 laboratórios genuinamente nacionais.

Na década de 1970, circulavam no mercado brasileiro aproximadamente 20 mil remédios baseados em 2.100 princípios ativos. Nessa época, quem regulava o setor era a Divisão Nacional de Vigilância Sanitária de Medicamentos (Dimed), braço do Ministério da Saúde com apenas 8 funcionários sem qualificação. A Dimed alegava que havia excesso de princípios ativos e que com apenas 300 a demanda nacional seria suprida. Não havia dúvida de que a quantidade de medicamentos nas farmácias estava fora dos padrões internacionais. As suspeitas não eram em vão. Remédios de uso restrito ou mesmo proibidos em outros países eram vendidos livremente. O Ministério da Saúde não conseguia ou não queria dar conta do setor. Não havia interesse em saber se havia casos de pessoas acometidas por efeitos colaterais, doenças iatrogênicas ou intoxicações.

Reação existia. Em 1968, o professor Mário Victor de Assis Pacheco publicou o livro *Indústria farmacêutica e segurança nacional*, acusando os desmandos que ameaçavam a saúde da sociedade. Na mesma época, a Associação Médica do Estado do Rio de Janeiro (Amerj) lançou uma lista condenando vários medicamentos. Imediatamente, a Associação Brasileira da Indústria Farmacêutica (Abifarma), em matéria publicitária, disse que o trabalho não passava de uma ação difamatória e ameaçou tomar as providências cabíveis. O ministro da Saúde deu de ombros, mas um de seus funcionários prometeu que em breve entraria em vigor uma nova legislação "dispondo sobre vigilância de medicamentos, drogas, insumos farmacêuticos e correlatos".[1] O médico paulista Pedro Kassab se posicionou contra os colegas cariocas.

A política para o setor estava totalmente defasada em relação aos países capitalistas avançados. A boa prática previa a existência de catálogos farmacêuticos oficiais informando dados científicos aos profissionais de saúde. No Brasil, até havia o *Dicionário de especialidades farmacêuticas*, editado por uma empresa privada que vendia, inclusive, espaço na publicação para propaganda dos laboratórios. A publicidade também não era regulamentada. Outra peculiaridade à la brasileira: os médicos se informavam sobre os medicamentos através dos vendedores dos laboratórios, pois não tinham acesso a informação técnica. O Brasil era uma anarquia na área farmacêutica, uma selva terapêutica, segundo Carlos Gentile de Mello. Além dos vendedores e das amostras grátis, pautados por ações de marketing, as revistas médicas eram chanceladas pelos laboratórios multinacionais. O maior símbolo dessa época, para Gentile, era a propaganda abusiva e perigosa da Coristina, que dizia: "Deixe sua gripe na farmácia."

A SAÚDE ANTES DO SUS

Em uma entrevista, o médico e professor Jayme Landmann, da UERJ, citou a teoria de Calvin Kunin sobre as drogas do medo. Por conta do acesso cada vez maior a novas medicações, especialmente antibióticos, e a agressividade da publicidade do setor farmacêutico, os médicos começaram a adotar um novo comportamento em relação aos pacientes. Principalmente com pacientes em estado grave ou pós-operatórios complicados. Visando demonstrar que eram profissionais atualizados receitando o melhor para seus pacientes, usavam e abusavam das últimas novidades propagandeadas pela indústria. Segundo a teoria, essas eram as drogas do medo usadas para combater o medo do próprio médico de não dar ao paciente o que realmente achava necessário.

O problema não parava por aí. Os sistemas de transporte, conservação e armazenamento dos remédios também eram primitivos, sem nenhum cuidado técnico. Sem contar que a profissão de farmacêutico era totalmente desvalorizada. Em 1988, durante o I Encontro Nacional de Assistência Farmacêutica e Política de Medicamentos, os funcionários da CEME alertaram que o Brasil continuava refém da indústria multinacional que não parava de crescer. E ainda

> o país continua dependente das importações de matéria-prima farmacêuticas; as práticas mercadológicas adotadas pela indústria dirigem a prescrição médica; as bulas estimulam a automedicação e omitem grande parte das contraindicações ou efeitos colaterais; as marcas comerciais proliferam e os preços dos medicamentos obtêm aumentos superiores a todos indicadores inflacionários ou cambiais [...] O atendimento governamental, por sua vez, continua deficiente. Os recursos alocados não são suficientes para atender a 30% das necessidades efetivas, agravadas pelos aumentos excessivos nos preços de medicamentos.[2]

Para a pesquisadora da Escola Nacional de Saúde Pública Sérgio Arouca (ENSP) Jussara Calmon Reis de Souza Soares não havia dúvida de que existia só uma possibilidade de mudança desse quadro: a união política com outros setores da saúde. As lideranças do CEME tinham a mesma opinião. O país também carecia de um debate sobre a efetividade dos medicamentos na política de saúde. A pesquisadora indagava se "a política de medicamento e assistência farmacêutica atendia às necessidades da população brasileira. Era claro que o setor industrial farmacêutico fortalecia a visão mais tradicional da medicina, que tratava da doença e não da saúde".[3]

O Brasil entrou na década de 1980 sem avançar na questão do excesso de produção de medicamentos. A quantidade continuava fora dos padrões internacionais. Enquanto na Alemanha Ocidental eram produzidos 15 mil fármacos, na França 7.800 e na Suécia 2.700, aqui a lista passava dos 20 mil. Portanto, a disponibilidade de remédios inúteis permanecia. Em 1989, o professor titular de Química Farmacêutica da USP, Andrejus Korolkovas, em depoimento à CPI do Senado Federal que investigava fraudes nas importações, deu algumas sugestões para o aperfeiçoamento da produção de remédios no Brasil: apoio à pesquisa básica nas universidades, elaboração da farmacopeia nacional com a maior brevidade, proibição de propagandas de remédios e medicamentos, retirada da linha de produção de associações medicamentosas irracionais e perigosas e a redução da produção de fármacos para apenas 250.

Em meados da década de 1980, o Inamps era o maior consumidor de remédios do Brasil, comprando aproximadamente 35% de toda a produção nacional; o resto era vendido nas farmácias. A indústria farmacêutica do país entrou na mira dos sanitaristas.

OS SEM DIREITOS

Qualquer pessoa, independentemente de credo, cor, orientação sexual, convicção política, classe social, mesmo pessoas em situação de rua e de outra nacionalidade, é hoje atendida nos postos do SUS. Só quando se conhece a realidade da saúde antes da criação do novo sistema é que é possível perceber a importância de seu avanço. Para tal, é preciso recuar ao 13 de maio de 1888, quando a escravidão foi abolida. Os ex-escravizados, então trabalhadores livres, não tinham direito algum. A Lei Eloy Chaves, a primeira lei relevante de proteção social, publicada em 1923, 35 anos depois da Abolição, estabelecia a Previdência e conferia assistência médica

A SAÚDE ANTES DO SUS

por categoria profissional. No governo de Getúlio Vargas, foram criadas as Caixas de Aposentadoria e Pensões (CAP). Essas leis beneficiavam basicamente o trabalhador urbano, sendo o Brasil exportador de produtos primários, com a maior parte da mão de obra concentrada no campo. Até meados da década de 1970, os camponeses eram maioria. Todos, praticamente sem nenhum direito. Os primeiros a olharem na direção da massa de excluídos foram os militares.

A Lei nº 4.214, de 1963, a primeira lei de proteção do trabalhador rural, criando o Funrural, foi do presidente João Goulart. Mas o maior avanço só ocorreu com a lei complementar nº 11, em 1971, que instituiu um programa de assistência. A nova legislação estendia também a aposentadoria ao trabalhador rural. Havia, no entanto, uma definição excludente sobre quem seria esse trabalhador: quem presta serviços a empregador rural, em propriedade rural ou prédio rústico, mediante salário pago em dinheiro ou *in natura*, ou parte *in natura* e parte em dinheiro. Ficavam de fora: boias-frias, pequenos lavradores, meeiros e parceiros. Outro detalhe significativo: os sindicatos rurais passaram a ter o poder de dizer quem tinha e quem não tinha direito aos benefícios.

Por outro lado, a nova lei oferecia algo inédito à população rural: o direito à saúde. Com uma ressalva prevista no artigo 12 da nova lei, "os serviços de saúde serão prestados aos beneficiários, na escala que permitirem os recursos orçamentários do Funrural, em regime de gratuidade total ou parcial segundo a renda familiar do trabalhador ou dependente". Na prática, isso representava um serviço hospitalar muito pior do que o oferecido pela rede dos hospitais públicos urbanos.

Apesar de se tratar de um "progresso", os militares estavam muito mais preocupados em minimizar as tensões no campo causadas pelo alto grau de miserabilidade das pessoas da área rural; conter o êxodo que inchava as cidades brasileiras e controlar os sindicatos rurais. O deputado Roberto Freire, do Partido Cidadania, de Pernambuco, em depoimento revelou:

> na Zona da Mata de Pernambuco havia uma disputa entre as ligas do Francisco Julião e o PCB pela organização sindical. Eu trabalhava em um

escritório de advocacia que era do Partidão, ainda estudante de Direito. Eu e Gregório Bezerra éramos agitadores junto aos sindicatos rurais. Bem mais tarde, a ditadura criou o Funrural para cooptar os sindicatos e isso fortaleceu a Arena no interior de todo o Nordeste. Eles se tornaram imbatíveis. Um pouco como é o Bolsa Família hoje. Eles viraram uma grande massa de manobra da Arena, PDS e PFL. A esquerda sofria os efeitos do Funrural como um atrativo da ditadura. Havia muito confronto com os sindicatos governistas. Em Pernambuco, por conta das Ligas e do governo Arraes, a intervenção da ditadura foi bem forte.

Mesmo nos rincões mais afastados e ermos do Brasil, os hospitais do Funrural também viviam na mídia. Em meados de maio de 1973, os sindicatos de trabalhadores rurais de Ipojuca, Camela e Nossa Senhora do Ó fizeram uma denúncia no *Diário de Pernambuco* sobre o péssimo atendimento do Hospital São João da Escócia, em Tejipió, bairro de Recife. O estabelecimento funcionava em condições obsoletas, pouco médicos, instalações ineficientes. O hospital se negava a realizar radiografias e internações. No ano seguinte, na região de Londrina, no Paraná, uma área que abrangia 32 municípios e atendia uma população de meio milhão de agricultores, os hospitais do Funrural não tinham acesso às radiografias para cabeça, abdômen e pequenas fraturas. Os pacientes eram, portanto, encaminhados para clínicas especializadas privadas e caras para esse tipo de público. Na cidade de Rio Branco, no Acre, no início de 1977, os hospitais que atendiam a população rural estavam em frangalhos. No ano seguinte, o deputado mineiro Eurípedes Craide denunciou o Funrural em Campos Altos, cidade progressista do Alto Paranaíba: não havia mais assistência médica nem odontológica. Os trabalhadores tinham que ir até Bambuí, a 100 quilômetros de distância. O parlamentar também se mostrou preocupado com o fato de ser essa a realidade em todo o estado de Minas Gerais, resultando em uma desenfreada procura pelos hospitais da capital. O mesmo fenômeno foi percebido mais ou menos na mesma época em Natal, Rio Grande do Norte, que tinha uma demanda superior à oferta. A causa era o colapso dos hospitais do Funrural do interior.

A SAÚDE ANTES DO SUS

Menos de dez anos após a criação da lei que garantia saúde ao homem do campo, o Funrural estava em crise. Em nenhuma unidade da Federação eles funcionavam minimamente. Os repasses eram insignificantes. No início da década de 1980, o *Correio de Notícias* do Paraná resumiu a gravidade da situação: mesmo com o aumento de repasses do Inamps de 35%, a situação não tinha mudado. A remuneração era fixa e ignorava o número de atendidos. Além disso, os médicos se recusavam a atender muitos pacientes. Aos poucos, o trabalhador rural foi ficando sem assistência médica garantida por lei. Em 1983, o Hospital e Maternidade São José, em Jaraguá do Sul, Santa Catarina, parou de atender o Funrural. Mesmo após as AIS, muitos hospitais negavam atendimento à população do campo. Em 1984, no Rio Grande do Sul, nenhum hospital atendia mais o Funrural. A realidade foi externada pelo presidente de um sindicato rural de São José dos Campos, São Paulo: "O trabalhador rural [quando necessita de hospital] é tratado como indigente."[4]

O Brasil do início dos anos 1980 tinha aproximadamente 22 milhões de indigentes. O que significava ser indigente? Quem não tinha vínculo formal de emprego. Uma parcela enorme da sociedade brasileira, portanto, era indigente. Quantos eles eram de fato? O total da população do Brasil em 1980 era de 122,3 milhões de pessoas; desse total, 33% moravam no campo, ou seja, cerca de 37 milhões. Eles não eram indigentes de direito, mas de fato. A realidade é que, faltando duas décadas para o século XX acabar, o Brasil não tinha uma política pública para mudar o quadro vexaminoso. Além de não ter o direito básico à saúde, as pessoas eram discriminadas pelo simples uso do termo "indigente".

Se a vida do homem do campo era um inferno, a do indigente não era muito diferente. Um triste exemplo do que significa ser indigente foi relatado pelo *Jornal do Comércio* do Amazonas no início de 1971. O menino José Renato nascera em um hospital privado. Sua mãe era trabalhadora doméstica em uma casa de família e os patrões não recolhiam o INPS. A mulher fez um enorme esforço para pagar o parto, o equivalente hoje a aproximadamente 4.500 reais. A mãe não queria que o filho nascesse como indigente. Em meados de 1973, a indigente Maria C. Alves, lavadeira, residente à rua Boa Vista, no bairro de Petrópolis, em Natal, após um mês vomitando sangue e pus, conseguiu internação por conta da ajuda de um vereador. Como era indigente, não podia receber visitas. Ela dera sorte, pois pouco tempo antes, esse mesmo local, o Hospital das Clínicas, parara de internar os não contribuintes. Mesmo para quem pagava a Previdência, a situação da capital potiguar era muito difícil, pois havia uma carência de 400 leitos. Em Goiânia, em 1975, o jovem Nilvan do Nascimento morreu à porta do Hospital Nossa Senhora de Lourdes, pois o corpo médico se recusara a atender um indigente. O caso foi parar na 6ª Vara Criminal da cidade.

Outro exemplo de como era considerado vergonhoso ser indigente ocorreu com o pai do conhecido jornalista Oldemário Touguinhó. Caminhando pelas ruas do centro do Rio, seu Mário Gomes Touguinhó sofreu um ataque fulminante provocado por edema pulmonar. Foi levado por um taxista para o Hospital Souza Aguiar, mas nem chegou a ser atendido, pois já estava morto. A família não estava sabendo de nada e procurou por ele por dias. Até que foi encontrado no necrotério do hospital. Seu Mário ia ser enterrado como indigente. A família ficou indignada, pois o morto era previdenciário e estava com todos os documentos no bolso, ou seja, além de não ser indigente, a família poderia ter sido localizada.

Além dos dramas pessoais, havia os dramas coletivos. No Paraná, na metade da década de 1970, faltavam médicos em 67 municípios e em dezenas deles faltavam leitos. Por outro lado, havia concentração de recursos no maior hospital do estado na capital: 1.660 profissionais e 5.020 leitos. Como consequência, era cada vez maior o número de pessoas na sua porta. A imprensa reclamava da invasão de indigentes que formavam fila desde a madrugada. Em 19 de fevereiro de 1978, a seção de cartas do *Jornal do Brasil* publicou a denúncia de um morador do Rio de Janeiro acusando um médico da cidade de Guaraciaba do Norte, no Ceará, de ser desleixado com os indigentes com a conivência do prefeito.

Nem todo indigente era pobre e anônimo. Desde 1971, a classe artística, liderada pelo ator Rodolfo Mayer, tentava ser reconhecida como categoria profissional para fugir do rótulo de indigente; até então, eles dependiam exclusivamente da Casa dos Artistas. Um pouco depois, o trompetista

A SAÚDE ANTES DO SUS

da então badalada Banda Veneno, Adalto Cordeiro de Oliveira, morreu antes do show no Clube 12 de Agosto, em Florianópolis. O grupo musical era liderado pelo maestro Erlon Chaves. O empresário da banda mandou enterrá-lo como indigente. Isso acabou não acontecendo por interferência da Ordem dos Músicos de Santa Catarina, que custeou o enterro. O cineasta Firmo Neto foi internado como indigente no Hospital Pedro II do Recife. Outro que "passou vergonha" foi João Francisco dos Santos, mais conhecido como Madame Satã. Ele estava escondido como indigente em um hospital na cidade de Angra dos Reis, Rio de Janeiro. Com ajuda da atriz Norma Bengell e do jornalista Jaguar, ele conseguiu transferência para o Hospital Federal de Ipanema. Em 1977, morreu como indigente em um hospital a atriz Isaura Bruno, a Mamãe Dolores da novela *O Direito de Nascer*, que fizera gigantesco sucesso. Na mesma época, o artista acreano Chico da Silva, pintor primitivista de renome internacional, foi encontrado internado como indigente em um hospital psiquiátrico de Fortaleza, Ceará, onde morava desde menino. A internação como indigente do treinador de futebol Martim Francisco teria repercutido fora do Brasil, segundo o *Correio Braziliense*. Tetraneto de José Bonifácio, o Patriarca da Independência, o caso causara indignação, pois ele estava apenas com as contribuições atrasadas. Em 1973, a opinião pública em Pernambuco era de consternação ao saber que Humberto Fernandes Ribeiro, mais conhecido como Limoeiro, ex-jogador de futebol do Santa Cruz, do Sport e do Santos, estava internado como indigente no Hospital Pedro II.

Independentemente de serem sobre pessoas anônimas ou famosas, as histórias se repetiam e começaram a comover a sociedade, os médicos e até mesmo as autoridades. Em 1973, o reconhecido dramaturgo pernambucano Hermilo Borba Filho reclamou publicamente da elite do Recife, que ignorava a penúria do Instituto de Medicina Infantil de Pernambuco. Eles atendiam diariamente oitenta crianças não contribuintes. Em 1973, na inauguração da nova maternidade, o diretor do Hospital Victor Ferreira do Amaral, dr. Rubens P. Moura, comunicou à população de Curitiba: "Tudo foi feito para que o indigente se sinta agora como um ser humano."[5] Em 1976, o próprio ministro da Previdência, Luiz Gonzaga do Nascimento e Silva, chegou a dizer em discurso: "Não é mais possível ignorar os miseráveis e os indigentes." Concluiu falando algo que não era óbvio: "A assistência social deveria ser vista como uma transferência de renda." Assumir o país como um todo, até mesmo para um poderoso membro da ditadura militar, era redistribuir renda.

Esse estado de coisas seria, mais adiante, fundamental para a construção do SUS. Apesar do clima político de opressão, a sociedade foi se organizando para pressionar as autoridades. Inicialmente, eram manifestações isoladas e localizadas. Em 1967, em Nova Friburgo, as lideranças sindicais enfrentaram a repressão lutando contra o plano do então ministro da saúde. Pouco depois, em Sanharó, no interior de Pernambuco, a cidade foi tomada por centenas de flagelados; estavam reivindicando um médico. Estudantes da Faculdade de Medicina do Ceará tiveram problemas com a polícia devido ao discurso de formatura da turma de 1972, pois homenagearam os indigentes. Conforme a ditadura militar entrava em colapso, a mobilização na área de saúde encorpava. Nos anos 1980, explodiu.

A criação de associações de bairro para pressionar os prefeitos se tornou um fenômeno nacional. No Rio de Janeiro, houve mobilização em defesa dos hospitais Albert Schweitzer e Cardoso Fontes. A Igreja católica acabou se envolvendo e, através da Arquidiocese, foi organizado o I Congresso Pastoral de Saúde para discutir o problema em todo o Brasil. O evento reuniu médicos, religiosos, grupos de jovens e sacerdotes. Em 1984, os agricultores de Santa Catarina formaram a Liga Floripa e fecharam a ponte Colombo Salles.

Ao longo dos anos 1970 e 1980, a questão vergonhosa do indigente conseguiu outro feito inesperado: uniu os médicos – a divisão que havia entre as duas vertentes, a liberal e a sanitarista, como relembrou em depoimento o professor de medicina Jorge Luiz do Amaral (Bigu):

> Os residentes nessa época tinham noção que a prática do dia a dia era fundamental para a nossa formação. Os residentes do Souza Aguiar e do Getúlio Vargas – esses dois estabelecimentos recebiam indigentes em suas emergências. Já nos hospitais do Inamps, eles passavam pelo constrangimento

A SAÚDE ANTES DO SUS   173

de fazer internações clandestinas, era o caso de quem não tinha carteira assinada ou a carteira do Instituto. Na Santa Casa, nós internávamos duas qualidades de pacientes. Os conveniados da Previdência e os indigentes que entravam pela Misericórdia. Essa seleção incomodava muito os médicos e isso era transmitido aos residentes. Na Santa Casa, existiam dois receituários, um branco para os indigentes e um amarelo para os pacientes do Inamps. Era um passe livre dentro do hospital, direito a todos os exames. A motivação não era a saúde pública, mas o desejo de atender todo mundo da mesma forma. A construção do SUS, para muitos, acabaria com essa divisão perversa. Isso fortaleceu o engajamento de uma geração.

O IRMÃO DO HENFIL

Nessa época, no início da década de 1980, o mundo conheceria uma nova epidemia. Uma doença misteriosa começou a ocupar espaço na imprensa internacional. Ninguém sabia dizer com certeza a causa da morte de vários homens. Seria sarcoma de Karposi ou um novo tipo de câncer? Ninguém tinha a resposta. A suspeita é que fosse viral. Sem conhecimento sobre a enfermidade, ela foi se espalhando. Em 1982, começou a ficar claro que havia prevalência da doença em dois grupos: homossexuais e hemofílicos. No ano seguinte, foi batizada por médicos nos Estados Unidos de síndrome da imunodeficiência adquirida ou aids, sigla em inglês. Como no primeiro momento não se sabia como era transmitida e ocorreram muitas mortes repentinas, todo mundo se assustou.

No Brasil, o primeiro registro da doença foi em 1983, em São Paulo. A vítima era um jovem homossexual. Como em todo mundo, a doença era cada vez mais ligada aos gays. Mesmo sem saber direito o que estava em curso, a sociedade já elegera os culpados. No início de 1985, a aids no Brasil se espalhou numa velocidade espantosa. Os relatos na imprensa deixavam claro que havia algo terrível acontecendo. O sentimento generalizado de pânico se instalou. Em todo o país, as pessoas começaram a consumir bebida em copos plásticos nos bares e restaurantes. Ninguém queria compartilhar toalhas e, nas academias, os homens eram vistos com suspeição.

174 SUS: UMA BIOGRAFIA

Apesar da falta de informações seguras, uma coisa era certa, a questão da aids era comparável às grandes epidemias, como a varíola, como alertava o médico Mário Corrêa Lima, da Unirio.

Até que no mês de abril um fato chamou atenção. No Rio de Janeiro, 26 homens hemofílicos que não eram homossexuais foram diagnosticados. No mesmo mês, em São Paulo, o mesmo fenômeno fora registrado. Portanto, agora havia um suspeito: as transfusões de sangue. Não demorou muito para que o país se desse conta de que os bancos de sangue simplesmente não eram controlados. Mesmo em ambientes conceituados, como o Hospital das Clínicas de São Paulo, os doadores prestavam informações falsas sobre seus hábitos e condições de vida. Até nos hospitais cinco estrelas da cidade uma expressiva quantidade do sangue usada era inutilizável. O Brasil foi, aos poucos, despertando para um verdadeiro quadro de horror. A malária, que estava erradicada, reaparecera no banco de sangue de Guarulhos. Havia denúncias na Baixada Fluminense, em Juiz de Fora e em Vitória. Material contaminado era simplesmente descartado nos rios de diversas cidades do país. Em Salgueiro, Pernambuco e Juazeiro do Norte, no Ceará, a contaminação era por hepatite. E em Porto Alegre descobriu-se que existia uma profissão, o cambista de sangue. No meio do ano, essa triste realidade foi expressa em números. Enquanto nos EUA a contaminação de hemofílicos era de apenas 1%, aqui era de mais de 30%. Os bancos de sangue deveriam se imediatamente investigados.

Nesse momento, os principais membros do Partido Sanitário – Sérgio Arouca, Hésio Cordeiro, Eduardo Costa e Santini – já ocupavam postos estratégicos e centraram as atenções contra o criminoso esquema de venda de sangue no Brasil. Em junho, o Departamento Geral de Fiscalização Sanitária do Rio de Janeiro começou a agir. O Banco Ipanema, localizado na praia de Botafogo, 462, ponto nobre da cidade, foi o primeiro a receber a visita dos técnicos. A primeira impressão foi a pior possível, baratas nos armários da sala de coleta do material, geladeiras enferrujadas e com sangue misturado, cadeiras dos doadores em péssimo estado, segundo o Jornal do Brasil de 16 de junho de 1985. O estabelecimento pertencia aos médicos Clovis Junqueira, presidente da Sociedade de Hematologia do Rio de Janeiro, e Antônio Paulo Capanema

A SAÚDE ANTES DO SUS

de Souza, professor de Hematologia da Faculdade de Teresópolis. A fiscalização logo encontrou sangue contaminado por malária *falciparum*. Antes de o show de horrores chegar ao fim, apareceram dois mendigos. Vinham vender sangue. Um deles contou que já doara por sete vezes 500 mililitros de sangue ao preço de 7,5 mil cruzeiros (1,2 dólar). No Banco Ipanema, a contaminação tinha duas mãos, quem doava também era contaminado. Com o aumento do controle da qualidade do sangue, a tragédia foi aparecendo, a contaminação era ampla, geral e irrestrita: sífilis, Chagas, malária e aids. Em outra fiscalização em um banco na rua Senador Pompeu, no centro do Rio de Janeiro, encontraram um vigilante noturno com anemia profunda doando 400 mililitros de sangue em troca de 1,4 dólar e um suco aguado. Eram tantas notícias ruins que ninguém queria mais doar.

Quando o diretor do Departamento de Epidemiologia da Secretaria de Saúde do Rio de Janeiro, Claudio Amaral, levou ao conhecimento da imprensa e da população a situação dos bancos de sangue, a reação foi imediata. Segundo o Jornal do Brasil de 25 de Junho, o presidente da Sociedade Brasileira de Hematologia e Hemoterapia, Luiz Gastão Rosenfeld, censurou-o publicamente. Além disso, Claudio Amaral passou a receber ameaças anônimas. A crise sequer chegara ao seu clímax.

Não tardou muito para que a imprensa, O supracitado periódico de 21 de julho de 1985, noticiasse que a multinacional alemã Hoechst do Brasil comprava sangue do Banco Ipanema através de uma subsidiária, o Instituto Behring, em Teresópolis. O sangue contaminado era revertido em plasma e vendido para o Inamps e para fora do país. Como o negócio envolvia o mercado externo, houvera uma proliferação de bancos de sangue na Baixada Fluminense, geograficamente perto da cidade serrana. Nessa época, existiam 118 bancos de sangue no estado do Rio de Janeiro.

A Hoechst veio a público se defender e garantiu que seus produtos obedeciam às regras de segurança recomendadas pela OMS e que todo o material passava por testes sorológicos. Além disso, a empresa garantia que não exportava. No entanto, não foi o que a fiscalização detectou. Além do sumiço de milhares de litros de sangue, foi identificada a presença de anticorpos do vírus da aids, HIV, no estoque inteiro de gamaglobulina tetânica produzido pelo Instituto Behring, segundo matérias publicadas pelo já citado jornal carioca nos dias 29 e 30 de julho. O escândalo ganhou dimensão internacional com a chegada de uma jornalista da agência Gama Press. Ao mesmo tempo, o fornecimento de sangue ficou paralisado, comprometendo o setor hospitalar e os pacientes que sobreviviam de transfusões de sangue, em especial, os hemofílicos.

Fechar esses bancos significava zerar o fornecimento de sangue aos hospitais. Além disso, eles eram bem articulados com o poder político e conseguiram se manter até a promulgação da nova Constituinte. O setor público também não conseguiria substituir a rede privada na velocidade que a crise exigia. Portanto, entre 1985 e 1988, o Brasil foi obrigado a conviver com essa situação.

No início de 1985, Herbert José de Souza ainda era um ilustre desconhecido. Até o dia em que, num evento na cidade de Petrópolis, o poeta Affonso Romano de Sant'Anna falou: "As baratas mudaram a minha vida. E a culpa é do Betinho, vulgo 'irmão do Henfil'."[6] Esse, sim, era um cartunista famoso que ajudara a fazer do jornal *O Pasquim* um espaço de luta contra os militares. Betinho, Henfil e o outro irmão, Chico Mário, eram todos hemofílicos e foram infectados pelo IIIV. Ao longo dos anos que se seguiram, Betinho se tornou conhecido primeiro pela luta em defesa da saúde dos portadores de HIV. Só depois é que ele ficaria famoso pela atuação no combate à fome e, em especial, a campanha Natal Sem Fome. Sua atuação foi efetiva porque os sanitaristas já estavam no poder quando ele comprou a briga. Em 1986, após saber que estava infectado, criou a Associação Brasileira Interdisciplinar de Aids (ABIA), que foi responsável pelo principal banco de dados sobre a doença no Brasil – trabalho possível por ser financiado pelo Inamps de Hésio Cordeiro.

Na luta de Betinho havia outros aliados. O secretário de Saúde e Higiene do governador Leonel Brizola (1983-1986) Eduardo Costa simplesmente fechou os bancos de sangue. Mas a medida colapsou o fornecimento para os hospitais do estado do Rio de Janeiro. Então ele, Arouca e Santini organizaram uma campanha de doação no Instituto Estadual de Hematologia.

A SAÚDE ANTES DO SUS

Mobilizaram a Polícia Militar, a Federação de Moradores do Estado e as Forças Armadas. No primeiro dia, 200 pessoas doaram sangue. Nessa época, Santini era superintendente do Inamps no Rio e relembrou assim o período:

> No Inamps, eu era comprador, éramos grandes consumidores de sangue adquirido do setor privado. Passamos a exigir o teste de Elisa, o único que existia então e que identificava a contaminação pelo HIV. Era muito grosseiro, mas era o que tínhamos. Os bancos de sangue não queriam e eu era muito pressionado. Alegavam que era muito caro. O máximo que topavam era uma testagem por amostragem, pegavam alguns frascos e faziam os exames. Em caso de contaminação, os frascos seriam descartados. Todo o resto das amostras não seria testado e muito provavelmente seguiriam contaminando.

Logo, Santini não aceitou. Mas ele não tinha autoridade legal para barrar as compras.

> Foi o Hésio que baixou uma portaria obrigando a testagem de todo o sangue comprado pelo Inamps. Ao mesmo tempo, nós começamos a fortalecer os bancos de sangue oficiais, o Instituto de Hematologia e os bancos do INCA e do Servidores do Estado. Eram locais bem organizados e fundamentais para garantir a realização de cirurgias. Fizemos um enorme esforço de capacitação, com treinamento de pessoal e melhoria das instalações. Mesmo assim, isso não dava vazão. Para piorar o quadro, havia um banco de sangue que era ligado à Cruz Vermelha Internacional, chefiada pela sra. Mavi Amon, que nem médica era. Eles tinham um acordo com um banco de sangue privado, o Banco de Sangue Santa Catarina, teoricamente de boa qualidade. Mas que usava as mesmas práticas dos demais bancos. Não era como os da baixada, mas não era confiável.

Mais tarde Santini estava trabalhando na Secretaria de Saúde do Estado do Rio de Janeiro, em 1986, e a Vigilância Sanitária voltou a fechar vários deles. O responsável pelos fechamentos era o médico dr. Airamir Padilha, membro do Partido Sanitário, chamado de comandante Padilha, que atuava de forma implacável. Ele fechava os bancos na Baixada com muita autoridade e, claro, com apoio policial.

A luta de Betinho tinha algumas frentes: bancos de sangue, setor privado e importação da única droga conhecida até então para tratar o vírus HIV: AZT. Por incrível que pareça, em meados dos anos 1980, pessoas vivendo com HIV não eram aceitas nos hospitais privados. Só no Rio de Janeiro, havia 1.150 hemofílicos e 70% deles estavam contaminados. Apesar de o número parecer baixo, a verdade é que esses eram os sobreviventes; muitos já tinham morrido. A família de Betinho era um exemplo da grave crise. O irmão famoso, Henfil, morreu no início de janeiro de 1988. O enterro se transformou em protesto contra a política de saúde. No cemitério, foi aberta uma faixa desenhada pelo cartunista Ziraldo com os seguintes dizeres: "Salvem o sangue do povo brasileiro." Dois meses mais tarde, morria Chico Mário. Nova manifestação contra os "vampiros".

Mesmo com a enorme repercussão dessas mortes, muita gente continuava insensível. Dias depois, segundo o Jornal do Brasil de 29 de janeiro de 1988, o Hospital São Vicente de Paulo se recusou a receber onze hemofílicos com HIV; três deles logo morreram. Duas freiras foram denunciadas por omissão de socorro. Pouco depois, ainda segundo a mesma fonte, algo parecido aconteceu no Hospital Universitário Gaffrée e Guinle. Uma criança de 3 anos, infectada em um hospital privado, não foi aceita.

Na outra frente de batalha, a importação do AZT. As dificuldades de importação do remédio foram reveladas por conta da morte do cineasta Leon Hirszman, um dos expoentes do Cinema Novo. Diagnosticado em 1985, seu quadro se agravou dois anos depois. Leon tentou comprar o AZT, mas só conseguiu tomar o medicamento graças à emissão pela Carteira de Comércio Exterior (Cacex) da primeira guia de importação para o Hospital Albert Einstein, em São Paulo, de um lote de cem cápsulas ao custo de 20 mil dólares. Uma vitória pessoal de Betinho. Em compensação, a sociedade foi obrigada a ler nos jornais o comentário do diretor-geral da Cacex, Namir Salek: "O AZT é coisa de bicha rica."[7] Incansável, Betinho lutava para que o Inamps comprasse o remédio. Pouco antes da morte dos irmãos, ele organizou o show *Venceremos* para arrecadar fundos para adquirir o remédio.

Mas a grande batalha continuava: os bancos de sangue. A situação pouco mudara apesar de todas as denúncias e sua revelação pela imprensa.

A SAÚDE ANTES DO SUS

Corajosamente, Betinho acusava o chefe da Divisão de Controle de Aids de mentir sobre a diminuição para 2% de contaminação por sangue no Rio. O *lobby* do setor era absurdo. Segundo a *Tribuna da Imprensa*, os bancos de sangue da Baixada Fluminense, que pertenciam a oito bicheiros, só eram fiscalizados com ajuda policial. O mesmo acontecia na zona sul da capital fluminense. A imprensa carioca dizia que para fiscalizar os bancos de sangue de hospitais tradicionais como o São Lucas e a Clínica São Vicente havia a necessidade da presença da Polícia Federal. Os fiscais, muitas vezes, recebiam ameaças de morte.

A situação não era exclusividade dos bancos de sangue do Rio de Janeiro. Em todo o Brasil pipocavam denúncias. Havia máfias em todos os estados e sempre com apadrinhamento de políticos. Mesmo após a criação de uma nova lei, no início de 1988, que obrigava os bancos de sangue a cadastrar os doadores e a realizar exames laboratoriais do produto coletado, pouca coisa mudara. Na mesma época, o jornalista Hélio Fernandes acusava, em matéria de capa da Tribuna da Imprensa de 18 de março de 1988, a "poderosa multinacional Hoechst" de continuar colocando no mercado derivados de sangue com HIV. Acusou também o Ministério da Saúde de saber e não autuar. Remédios contaminados teriam sido vendidos ao longo de quatro meses.

O tema passou a ser preocupação do governo federal. A primeira ideia foi tratar a questão como caso de polícia, que não era, absolutamente. Para a Polícia Federal, todos os bancos de sangue estavam condenados do ponto de vista das condições de funcionamento, mas, do ponto de vista legal, a condenação era mais difícil e a solução, por incrível que pareça, complexa. O presidente Sarney chegou a falar que resolveria tudo remunerando os doadores, um equívoco demonstrado pelos próprios fatos. Quem melhor mensurou o custo do problema foi o médico da Fiocruz Antônio Ivo: "Há interesse muito grande nesta atividade; um grama de albumina (um derivado do sangue) custa mais que um grama de cocaína."[8]

Em setembro de 1988, o incansável Betinho foi nomeado pelo prefeito do Rio de Janeiro, Saturnino Braga, "defensor do povo". Ele tivera papel proeminente no escândalo da Clínica Santa Genoveva, um estabelecimento conveniado cuja prática inadequada com seus paciente idosos culminou na morte de grande parte deles. Para o colunista e membro da Academia Brasileira de Letras Carlos Castelo Branco, Betinho se tornara "uma espécie de consciência social" do Brasil. O deputado José Serra, que mais tarde seria ministro da Saúde, chegou a propor uma lei, a Lei Henfil, para resolver o problema do comércio de sangue. Betinho foi contra. Para ele, só havia uma maneira definitiva de resolver a questão: proibir a presença do setor privado nas atividades hemoterápicas. Ao longo desse processo, Santini e Betinho se tornaram próximos. Encontravam-se com regularidade no restaurante Manolo, em Botafogo, para alinhar estratégias políticas. O Rio de Janeiro foi o primeiro estado a abolir o comércio de sangue, mas a batalha final foi vencida na Constituinte, graças aos sanitaristas e ao empenho de Betinho.

SUDS

Antes mesmo de os sanitaristas iniciarem a ocupação por espaços do Inamps, havia uma questão a ser resolvida dentro do próprio movimento resultante de duas posições distintas. Uma mais clássica, que defendia planejamento centralizado, uma "reforma por cima", ou seja, o fortalecimento do Ministério da Saúde, unificando prevenção, vigilância e assistência médica sob um comando único, inspirada nos modelos europeus do bem-estar social; outra mais pragmática, baseada nas AIS que já vinham sendo construídas.

O choque de posicionamentos foi resolvido em uma reunião em Curitiba, em agosto de 1984, sob a coordenação do Cebes, da Abrasco e da Secretaria de Saúde do Paraná, com a presença de importantes representantes de outros estados. A construção de um consenso, da necessidade da formulação de uma política de saúde democrática e o reconhecimento da importância das AIS foram fundamentais para os avanços do Partido Sanitarista.

Em 1985, não bastava ocupar os espaços, a luta pela saúde de brasileiras e brasileiros ainda tinha enormes desafios pela frente. Tanto o ministro Waldir Pires quanto Hésio Cordeiro e Santini no Inamps lutavam contra

A SAÚDE ANTES DO SUS

o aparelhamento político do Instituto e as fraudes com a aceleração das AIS que conveniavam estados, municípios, hospitais universitários e filantrópicos, principalmente as santas casas do interior. Nesse momento, um desenho mais bem alinhavado do futuro SUS entrou em ação, era o Sistema Unificado e Descentralizado de Saúde nos estados (SUDS). Descentralizar significava esvaziar o poder do Instituto e, principalmente, das superintendências estaduais, verdadeiros feudos políticos. A outra grande novidade é que o sistema de saúde pela primeira vez começava a ser pensado de forma universal, para todas e todos.

Nos últimos anos, sobretudo devido a pressões da sociedade, alguns indigentes já começavam a ser acolhidos em alguns hospitais. Em sua conversa com os autores, a dra. Beatriz Aguiar contou sobre a experiência do marido:

> Desde 1983, o Nildo liberou para o atendimento dos indigentes. No INCA, por exemplo, não tinha emergência, mas um dia, uma pessoa passou mal na porta do hospital e o guarda não queria deixar entrar. O Nildo estava lá e ficou sabendo e mandou acolher a pessoa. A partir daí, foi criado um local para atender esse tipo de caso. Mais tarde, no Hospital de Ipanema, todo mundo era atendido. Era comum eu chegar na porta do hospital e ter gente me esperando. Todo mundo sabia que seria atendido. Em 85, as pessoas ficavam na porta da minha casa para pedir atendimento. Eu ia para o ambulatório e ficava acompanhando essas pessoas. Muita gente nem era para estar ali. Eu ligava para outros hospitais e encaminhava a pessoa de ambulância. No Pavãozinho, comunidade atrás do hospital, colocamos um ponto de atendimento com um auxiliar e uma maca.

O desafio de fato eram os convênios com estados e municípios. O deputado Roberto Jefferson dizia que havia um só objetivo com essa política: enviar recursos para aliados estaduais. Na verdade, os convênios com estados e municípios enfraqueciam o poder político dos superintendentes estaduais e, por tabela, das estruturas político-partidárias.

O médico José Gomes Temporão, egresso da ENSP e, anos depois, ministro da Saúde do governo Lula, viveu essa fase de transição pré-SUS e em seu depoimento lembrou:

SUS: UMA BIOGRAFIA

No Inamps, o meu papel era técnico de planejamento e coordenação, mas também de negociação política com os governadores e prefeitos do Nordeste. Havia muita resistência. Eles propunham um modelo de financiamento e de gestão. Havia uma enorme discussão de como seria a participação dos hospitais do Inamps, dos estados e dos municípios. Havia também a participação da sociedade, uma coisa meio aberta. O Eleutério levou um grupo de jovens sanitaristas para o Instituto, para o núcleo duro do órgão. A burocracia previdenciária começou a reagir. Pois a questão das AIS não dialogava muito com o resto do Inamps.

Uma vez, no Rio Grande do Norte, eu fui negociar um convênio de AIS com prefeitos. A reunião foi muito tensa, eu usando transparências em um retroprojetor. Em um determinado momento, o superintendente do Inamps, membro de uma tradicional família local, levantou e esbaforido colocou sua carteira de dinheiro sob a mesa e disse: "O dinheiro da Previdência aqui é meu, eu decido para onde ele vai!"

O curioso é que, no Rio de Janeiro, Luiz Santini enfrentava problema parecido. Apesar de ter boas relações com o secretário de Saúde e Higiene do estado, Eduardo de Azeredo Costa, e de ambos serem do campo da esquerda, a relação não era tranquila. Costa via os convênios com desconfiança e achava que eles feriam sua autoridade. A dra. Manuela pensava parecido:

Na primeira eleição municipal pós-ditadura, muitos secretários de saúde viraram prefeitos e todos, com mais ou menos o mesmo perfil, eram jovens. Luiz Antônio, de Piraí, Carlão, em Cachoeiras de Macacu, e outros. O município passou a ser o epicentro do debate da saúde, pois, antes, o equipamento municipal de saúde se restringia a uma simples ambulância, para passar adiante os doentes. Isso, no Rio, criou uma contradição, pois o estado resistia. No governo de Brizola, o secretário de Saúde Eduardo Costa resistia muito aos acontecimentos e dificultava o tempo todo. O discurso da municipalização era muito radical para o início dos 80. Mas se não fosse assim, não teria saído. Em São Paulo, também havia resistência com o Pinotti.

Todas as transformações se davam em pleno governo do presidente José Sarney, sustentado pela dobradinha PMDB e PFL. Mesmo com a Previdên-

A SAÚDE ANTES DO SUS

cia fazendo parte do quinhão peemedebista, a grita era grande. Uma das promessas da Nova República era acabar com o déficit e as roubalheiras do Inamps. Em tese, era fácil, já na prática... O economista Paulo Henrique Melo, chefe de gabinete de Hésio, em sua entrevista com os autores contou:

Assim que cheguei na sede do Inamps na rua México, nosso primeiro tema foi enfrentar esse quadro político conturbado da Nova República. Por exemplo: nomeações das unidades assistenciais do país inteiro. Não tínhamos o conhecimento do modelo negociado pela estrutura política. Os acordos eram complexos. O deputado mais votado no município A, B ou C tinha o direito de nomear o diretor do centro de saúde ou o diretor dos hospitais. A tarefa era realizada sob mapas enormes com as unidades de saúde de todo o Brasil. Mesmo assim, muitos erros eram cometidos, pois não sabiam quem era o vencedor do interior de Santa Catarina. Logo, havia a necessidade de se inteirar sobre o quadro eleitoral de todo o país o mais rápido possível, ou seja, em uma semana. Isso foi um enorme desafio. A demanda política era absurda. Havia mais pressão por elas do que pelas superintendências. Mas elas também eram espinhosas.

O Hésio fazia muitas reuniões para tentar entender a situação em cada estado. Mas um estado era prioritário para eles: o Maranhão, o feudo do presidente da República. Era prioritário, pois havia muitas denúncias graves sobre a gestão do Inamps local. Havia uma suspeita de quase cem CNPJs faturando que simplesmente não existiam. O dinheiro da Previdência alimentava um enorme esquema. Tentaram substituir o superintendente em São Luís, mas não foi possível. Era impossível mudar qualquer coisa tendo um presidente maranhense. Os interesses da família Sarney falavam mais alto. Então, ficou acertado que era melhor não mexer nada e salvar a reforma no resto do país.

Em Minas Gerais, Santa Catarina e no Mato Grosso entraram pessoas ligadas ao movimento sanitário. No Rio Grande do Sul, entrou outro importante aliado, Osmar Terra. Ele era líder sindical dos médicos do estado e membro do PCdoB, chegou a ser voluntário para a Guerrilha do Araguaia, uma nomeação que foi muito difícil.

O segundo desafio foi a Bahia, estado do ministro Waldir Pires. Com o apoio dele, foi montada uma ótima estrutura com o Renilson Rehem de Souza. Outro problema foi o Amazonas, pois havia três autarquias importantes: Inamps, INPS e Iapas. Tudo controlado pelo senador Arthur Virgílio. Outro estado difícil foi o Rio Grande do Norte. Lá, o INPS era controlado pela família Alves, e o Aluísio Alves era o ministro da Administração. Colocar gente do movimento sanitário era muito difícil. As denúncias eram enormes, os postos de saúde em período eleitoral distribuíam dinheiro em saquinhos de alimentos. Outro estado importante era o Paraná, de onde saíam todos os controles de recursos humanos, sistema de acompanhamento ambulatorial e internação hospitalar, tudo nascera de projetos no Inamps paranaense. Era o suporte tecnológico da época. Fechando a lista, São Paulo que era uma coisa estranha. Tinha um superintendente que era irremovível, então entrou o Herval Pina Ribeiro como secretário de Medicina Social para controlar o chefe.

Essa construção política era fustigada permanentemente. Muitos interesses tinham sido contrariados. Era público e notório que vários membros envolvidos na reforma sanitária eram ligados ao Partido Comunista. No Rio de Janeiro, Santini não tinha sossego. Não eram só os brizolistas. No próprio PMDB, havia muita resistência. Além disso, em 1986 aconteceriam eleições para governador. A ala conservadora do partido queria a cabeça da trinca Hésio, Arouca e Santini. O deputado Aparício Marinho chegou a acusar Santini de ter levado o candidato adversário, Saturnino Braga, para a festa de inauguração do Posto de Assistência Médica (PAM) no bairro de Ramos. Não era verdade, já que o posto funcionava desde 1953. Outro desgaste se deu com a substituição dos diretores dos hospitais do Inamps. O Hospital da Lagoa, que mantinha a "Serra Pelada" com a privatização de seus equipamentos, era dirigido pelo dr. Nilo Timóteo da Costa. Uma substituição bem difícil! Outro que não suportava o superintendente era o médico do Exército, major Darci Brum. Ele era sócio de casas de saúde em Caxias e São Gonçalo e mantinha uma relação nada ortodoxa com o Inamps e, claro, fora descredenciado.

Havia também o fogo amigo – companheiros do movimento sanitário que pleiteavam cargos e que não se conformavam em ficar de fora. E algumas situações inesperadas. A maior de todas foi a saída do ministro Waldir Pires para concorrer ao governo da Bahia. Foi um forte baque nas pretensões dos sanitaristas. Paulo Henrique conta como ficou o clima no Inamps:

A SAÚDE ANTES DO SUS

Na prática, isso trouxe alguma instabilidade para a gestão do Hésio. Na sequência, entrou o Raphael de Almeida Magalhães, que parecia, a princípio, muito interessante, era da confiança do dr. Ulysses. No entanto, a sua entrada trouxe uma desarticulação política. Sem contar que ele não estava engajado na criação do SUS. Só adotou, pois era um compromisso do Ulysses. Ele acabou criando três momentos de crise. O primeiro foi a substituição do Santini. Foi um drama, vi o Hésio com os olhos cheios de lágrimas. Uma derrota política grande para o movimento. Engolir o João Carlos Serra, que não era do movimento, foi duro.

Hésio então acelerou a assinatura de convênios com as prefeituras. Tudo foi feito o mais rápido possível para garantir a criação do novo sistema. Os convênios eram elaborados sem muito rigor jurídico. Quantias enormes eram enviadas para estados e municípios, com a concordância do QG da reforma sanitária: Arouca, Eleutério e outros. Eles acreditavam que era hora de engolir a demissão de Santini e seguir na luta pelo SUS.

Era muito difícil lidar com o secretário-executivo do Raphael, Carlos Monte (pai da cantora Marisa Monte), bem diferente do tempo do Waldir. Durante uma das greves do Inamps, Raphael queria distribuir tíquetes em bancas de jornais, que valeriam uma consulta no setor privado. O Hésio pensou em renunciar, pois seria a destruição do Instituto. Mas aturar o Raphael era vital, pois ele representava o Ulysses e, apesar das divergências, era possível caminhar.

Restava acelerar ao máximo a descentralização. Foi nesse contexto que foi esculpido o SUDS, com assinaturas de convênios em profusão. Secretários de Saúde e governadores eram agraciados com fabulosas quantias ao mesmo tempo que minavam o poder político do Inamps. O consultor jurídico do Instituto, Francisco Costa Neto, montava os convênios sem nenhum lastro legal e dizia que defenderia o Hésio em todos os tribunais do país em caso de prisão, e faria de forma graciosa. Com isso, nós procurávamos os governadores. Íamos aos estados e, em troca de apoio político, oferecíamos milhões mensais que poderiam ser aplicados no setor de saúde ao gosto deles.

Esta era a dinâmica da luta pela construção do SUS: conquistar aliados, perder embates políticos e seguir lutando. Apesar da demissão, Santini tinha claro que o objetivo maior era transformar o panorama da saúde do Brasil na nova Constituição que seria redigida pelo Congresso Constituinte.

6. A Constituinte e o surgimento do SUS

Dia de perder e dia de ganhar! Em meados de março de 1986, ocorreu em Brasília um dos eventos mais marcantes da história da saúde pública brasileira. Milhares de pessoas de diferentes espectros ideológicos se encontraram para discutir e formular uma nova era para brasileiros e brasileiras. Era a VIII Conferência Nacional de Saúde – a primeira edição do evento que contava com a presença do público. Graças aos anais desse histórico encontro, foi possível mensurar o impacto da demissão de Santini do Inamps:

> [...] foi aprovada uma moção, por unanimidade de aclamação, que vou passar a ler, que diz o seguinte: "A opção social da Nova República expressa em inúmeros pronunciamentos do Excelentíssimo Senhor Presidente da República faz com que alertemos os poderes públicos para os retrocessos que ocorrem na área da Saúde e da Previdência Social. As entidades representativas da sociedade civil, participantes da pré-Conferência Estadual do Rio de Janeiro, preparatória da VIII Conferência Nacional de Saúde, são testemunhas da conduta correta e do empenho desenvolvido pelo dr. Luiz Antonio Santini na direção da Superintendência do Inamps do Rio de Janeiro em prol da política preconizada pelo plano de ação do governo no setor Saúde, e de sua ação responsável colocando o Inamps a serviço da comunidade e mobilizando a participação de todos os segmentos da sociedade na reformulação da atenção à Saúde. É com indignação que esta pré-conferência recebe a confirmação de sua exoneração do cargo de superintendente, inviabilizando a continuidade do processo democrático há pouco iniciado. Não aceitamos ver novamente a Superintendência Regional do Rio de Janeiro, possuidora do maior número de unidades próprias do Inamps, ocupada pelos mesmos grupos que, em passado recente, dilapida-

188 SUS: UMA BIOGRAFIA

ram os recursos públicos favorecendo a mercantilização da doença, com reflexos profundos no patrimônio de saúde para a população. Exigimos que o dr. Luiz Antonio Santini permaneça como avalista nas políticas e nos anseios da população."[1]

Na trajetória da construção do SUS, a VIII Conferência Nacional de Saúde foi um claro sinal de que o caminho estava sendo bem pavimentado. Além dos mil delegados eleitos, apareceram 4 mil pessoas de todas as regiões do Brasil. A direção da Conferência nem sabia o que fazer com tanta gente. Ao longo de três dias, 135 grupos de trabalho discutiram os temas centrais do encontro: Saúde como Direito, Reformulação do Sistema Nacional de Saúde e Financiamento Setorial. Participaram com voz ativa as seguintes pessoas: presidente José Sarney, Bernardo Bedrikow, da Fiesp, Gabriel Oselka, do Conselho Federal de Medicina, dr. Adib Jatene, João Yunes, secretário de Saúde de São Paulo, senador Lourival Baptista, do PFL. A única ausência importante foi a do setor privado. Algo compreensível, pois havia a discussão se a medicina privada deveria ser extinta imediatamente ou a longo prazo. No mais, foi uma reunião que ampliou alianças, apesar da supracitada ausência, e significou uma vitória política estratégica para que o Partido Sanitário continuasse sua luta pela construção do SUS.

A maior prova disso foi seu relatório final. Caberia ao Estado assegurar o direito à saúde a toda população, por qualquer agente público ou privado, através de um sistema descentralizado e com acesso universal e igualitário. O mesmo documento apontava quais seriam os passos seguintes. Para assegurar o direito à saúde a toda população brasileira, seria imprescindível garantir uma Assembleia Nacional Constituinte Livre – possível apenas se o movimento de mobilização popular continuasse em curso. Algo que o Partido Sanitário tinha total consciência.

AROUCA CIENTISTA

No início da década de 1980, Sérgio Arouca e a própria Fiocruz não eram conhecidos do grande público. Mesmo quem morava no Rio de Janeiro e

A CONSTITUINTE E O SURGIMENTO DO SUS

cruzava a avenida Brasil, onde fica o castelo mourisco, sede da Fundação, não tinha a menor ideia do que se tratava. Quem conhecia também não tinha a dimensão correta do que estava sendo construído ali, o novo sistema de saúde do país. Sem contar que, nessa época, o tema saúde ficava restrito às páginas policiais dos principais jornais do país. Não havia um único órgão da imprensa brasileira que tivesse uma editoria de ciências. Ou seja, o movimento sanitário não conseguia espaço midiático para dialogar com a sociedade. Essa mudança também começou dentro da Fundação Oswaldo Cruz.

A responsável foi a assessora de imprensa e jornalista Christina Tavares. Ainda nos tempos da ditadura e com a Fiocruz vigiada pelos órgãos de repressão, ela entrava em contato com as redações de rádios, jornais e televisões do Rio para sugerir pautas sobre a atuação de Sérgio Arouca. Fazia isso de forma discreta, mas eficiente. A primeira aparição foi na TVE sem grandes repercussões. Depois, conseguiu pautar a *Folha de S.Paulo* sobre a questão da meningite e a matéria saiu na capa do jornal. Era a primeira vez que Arouca ocupava um espaço relevante. Christina Tavares foi chamada à presidência da Fundação e questionada se participara da entrevista. Ela respondeu dizendo que nem sabia quem era Sérgio Arouca. E foi assim até 1985, quando ele se tornou o presidente da Fiocruz. Eles se encontravam discretamente no Nosso Restaurante, em Bonsucesso, zona norte do Rio, e bolavam pautas sobre Saúde Pública.

Em depoimento, ela relembrou:

Eu passei a ter uma ótima relação com os órgãos de imprensa. Eu conseguia pautar muito a Fiocruz e fui tirando a Saúde das páginas policiais e ocupando espaços de outras editorias. Como a Fundação era muito fechada, todos tinham muita curiosidade. As crianças do Rio achavam que ali era um castelo de contos de fada. A minha irmã dizia que não entendia o meu trabalho naquele castelo no caminho do aeroporto. Ninguém no país sabia que as vacinas da febre amarela eram fabricadas lá desde 1947. Um dia, consegui colocar a Fiocruz no caderno Zona Norte de *O Globo*, foi uma conquista. Eu tentava tudo: ocupar as rádios, as TVs, a imprensa escrita. O texto, eu levava pessoalmente no chefe de redação. Nas rádios, o tema era mais prevenção da saúde, principalmente das doenças que não tinham vacinas. Coisas que podiam ser evitadas com informação. Isso multiplicava como pipoca na panela.

Quando Arouca foi indicado para a presidência, ela teve uma ideia. Haveria uma gravação para um programa popular de televisão e ela se deu conta de que Arouca não se vestia de forma adequada. Santini lembra que ele usou durante anos um par de botinas velhas que trouxera da Nicarágua. Christina lembrou:

> Arouca era muito largado, ia trabalhar de camisa rasgada, calça sem bainha e botinas. Era o antipresidente da Fiocruz. Um dia, ele foi ser entrevistado para o *Globo Repórter*. Eu fui lá no Akira Homma, diretor de Bio-Manguinhos, era o corpo mais parecido com o do Arouca. Ele tinha um jaleco comprido igual ao do Oswaldo Cruz. Eu vesti o Arouca e colei um esparadrapo tapando o nome do Akira. Ele fez a entrevista vestido de cientista e aproveitei e entreguei uma fotografia do Oswaldo Cruz para toda a imprensa. Depois, passamos a vigiar sua forma de se vestir. Fizemos uma vaquinha na presidência e compramos três blazers, cinco camisas, duas calças, um sapato, uma meia e uma carteira de dinheiro. Ele já tinha se afirmado como uma grande liderança dentro e fora da Fiocruz.

De fato, ele passou a ser visto como um cientista!

Já como presidente, Arouca convidou Ary Carvalho de Miranda, ex--aluno da ENSP e companheiro de Partidão para ser seu chefe de gabinete. Inicialmente, ele recusou, mas acabou aceitando. Naquela época, eram três vice-presidentes, mas só um era efetivo, Arlindo Fábio Gómez de Sousa. Então, a estrutura da presidência era tocada pelos três. Aos autores, Ary contou:

> Aconteciam sempre umas reuniões de fim de tarde para bater papo. Até que um dia, falamos sobre a necessidade de promover um encontro sobre a reconstrução da saúde. E a conversa evoluiu para uma conferência. Até então, as conferências de saúde eram superburocráticas, só com técnicos ministeriais. Foi quando surgiu a ideia de fazer um evento totalmente

A CONSTITUINTE E O SURGIMENTO DO SUS

remodelado, com ampla participação da sociedade. O passo seguinte foi falar com o ministro e propor algo diferente: metade dos delegados seriam funcionários do Estado, dos diversos órgãos governamentais, e a outra metade, da sociedade civil organizada. Mas quem era essa tal sociedade? Na verdade, não havia um engajamento amplo da população brasileira na discussão de uma reforma sanitária. O desafio foi correr atrás do que existia: os conselhos e os sindicatos da área de saúde e algumas associações de moradores. Ficava claro que era pouco e tomamos a iniciativa de divulgar a Conferência para o Brasil inteiro. Politicamente, era fundamental contar com o respaldo da sociedade.

Ficou estabelecido que era hora de mobilizar o país para mudar o quadro da saúde. O primeiro e importante parceiro nesse momento foi o Inamps, que fez um convênio com a Fiocruz para pagar os custos de viagem e hospedagem das pessoas que iriam mobilizar a sociedade em todo o Brasil. Segundo Hésio, "isso não era um favor, isso era uma convicção política".

Nesse momento, Arlindo e, principalmente, Christina Tavares tiveram papel fundamental. Todos deveriam ajudar na articulação da Conferência. O trabalho de mobilização foi tão bem-feito que acabou ocupando espaço em uma das novelas de maior sucesso da dramaturgia nacional, *Roque Santeiro*. Arlindo relembrou:

Eu fui com a Christina Tavares na casa do Aguinaldo Silva. Eles não recebiam ninguém, mas ela tinha essa capacidade. Na verdade, isso deu início ao marketing social da emissora, tudo feito na camaradagem. Aquilo foi muito importante. Penso que o Aguinaldo entendeu a importância do que estava em curso, assim como o Luís Carlos Lobo, da Globo, que nos colocou em contato.

A participação de Christina foi além. Ela lembrou, emocionada:

O Aguinaldo Silva colocou um dos personagens da novela, o padre progressista Albano, convocando os fiéis para a Conferência. Aí ele me perguntou: "Você não tem nenhum cartaz? Não! Pois faça um!" De improviso, fiz o cartaz em verde e amarelo, usando os símbolos da Nova República.

O Arouca até passou a ser noveleiro e até morrer nunca mais perdeu um capítulo da novela das nove.

Nós viajamos todos os estados. Os governadores, secretários de saúde, sindicatos eram envolvidos. Eu viajava dois dias antes dos sanitaristas e de cara procurava o sindicato dos jornalistas, contava o que estava em curso. O líder sindical, em geral, era de esquerda, e toda a mídia local se abria. Quando eles chegavam, era matéria principal. Isso facilitava envolver diversos setores da sociedade. Era comum a gente ocupar espaço no jornal matutino da TV Globo local e isso acaba pautando toda a mídia da cidade visitada. A população era convocada a se mobilizar através da maior rede de televisão do país. As rádios também replicavam a informação de forma estratégica. Um multiplicador inacreditável. Conseguimos convocar através das contas de luz e de água. O *Jornal Nacional*, o *Bom Dia Brasil*, com Carlos Monforte, ajudou muito, ele entendeu a nossa proposta. O Arouca dormiu muitas noites em Brasília só para ter participação no jornal. Os jornalistas Orivaldo Perin, Alexandre Medeiros, Fernando Molica, Mauro Malin ajudavam sempre com a divulgação do evento. Caetano Veloso e Djavan fizeram convocação em seus shows. Fernanda Montenegro no teatro Delfin também falou da Conferência.

Ary Miranda contou como a mobilização se dava na prática:

Começamos a percorrer o país e em todos os estados mobilizando as Secretarias de Saúde e setores da sociedade local para que fizessem pré-conferências com o objetivo de eleger delegados para a grande Conferência em Brasília, em março de 86. Eu, no Maranhão, participei de um encontro com uns treze sindicatos. Eles nem entendiam o tema e eu levantava a questão: "Está todo mundo satisfeito com o sistema de saúde?" O debate era intenso e surgiam propostas, as mais diferentes. O tema era muito complexo.

Antes do grande encontro na capital federal foram realizadas as pré-conferências nas diversas unidades da Federação. Elas já tinham sido um sucesso de público e apontavam para um forte engajamento em Brasília. E assim foi! A composição da Conferência previa 50% de representantes do Estado, entre ministérios, secretarias estaduais e municipais, e 50% de representantes da sociedade civil, escolhidos como delegados. Eles já

A CONSTITUINTE E O SURGIMENTO DO SUS

chegavam em Brasília eleitos. Portanto, quando milhares de pessoas invadiram o ginásio de esportes do Distrito Federal, os organizadores nem souberam como lidar com a multidão. Faltaram fichas de inscrições, as filas dos banheiros e dos orelhões (telefones públicos) eram gigantescas e todos queriam direito de voto.

Mas nem tudo eram flores. O setor privado reagiu. Em matéria paga nos jornais, várias entidades – Federação Brasileira de Hospitais, Associação de Medicina de Grupo, Sindicato dos Hospitais do Estado de São Paulo – denunciavam que estavam sendo discriminadas. Eles representavam 80% dos atendimentos em todo o país e reclamavam que só tinham 2% dos votos na Conferência. Por isso, não fazia sentido participar. No Rio de Janeiro, o editorial do *Jornal do Brasil* acusava a conferência de ser um "grande tribunal em favor da estatização da medicina" e que os argumentos de sustentação dessa tese eram pobres.

AS ESQUERDAS RACHADAS

As críticas também aconteciam no campo das esquerdas. Os representantes do PT e da Central Única dos Trabalhadores (CUT) defendiam a estatização e colocavam em dúvida a realização do Congresso Constituinte. Arlindo Chinaglia, representante da CUT, dizia que "não adianta fazer propostas para uma Constituinte, que não será livre e soberana".[2] Esse setor da esquerda queria a saúde estatizada, unificada e regionalizada. Outra evidência do racha entre as forças de esquerda aconteceu no dia em o presidente Sarney discursou. Enquanto a maioria aplaudia, um pequeno grupo começou a gritar: "Um, dois, três, quatro, cinco mil, queremos eleger o presidente do Brasil." Logo os aplausos se transformaram em vaias para esse grupo menor. A principal divisão das esquerdas no momento que antecedeu a Constituinte referia-se à velocidade do processo de estatização: imediato ou a longo prazo. Para Santini, a ideia de acabar com o setor privado era uma verdadeira maluquice, mas jogá-la para o futuro era uma tática, unia minimamente as esquerdas e não isolava os empresários.

Os problemas entre as forças de esquerda já aconteciam desde 1982, quando Leonel de Moura Brizola foi eleito governador do estado do Rio de Janeiro. No início da década, o Brasil vivia uma grave crise econômica. O médico sanitarista e secretário de Saúde e Higiene Eduardo Costa enfrentou duas questões mais espinhosas: as reformulações que estavam em curso na Previdência com o processo de descentralização e as greves dos médicos, especialmente a de 1984. "Ele achava que queríamos atropelar a autoridade dele. Nessa época, as AIS estavam a todo vapor. Eu e Manuela percorríamos todo o estado fazendo convênios direto com os prefeitos", contou Luiz Santini. Havia também uma grande desconfiança do brizolismo com o PCB, que apoiara o deputado Miro Teixeira do PMDB na campanha eleitoral. Portanto, a convivência com o secretário de Saúde do Estado era tensa. Em seu depoimento, Costa foi bem claro:

> Eu não tive uma convivência maior de trabalho com os principais personagens da reforma sanitária. A minha visão era marcada por duas experiências anteriores. Uma foi de cunho política, de enfrentamento da ditadura. No primeiro ano da faculdade, 1961, eu já era engajado lá no Rio Grande do Sul. A segunda questão, eu morei na Inglaterra e conhecia bem o sistema de saúde deles, pois estudei, e, portanto, tinha as minhas convicções. Além disso, eu me casei com uma inglesa e tive filhos. Logo, sabia bem como era seu funcionamento. Essa era a base da minha divergência contra o movimento sanitário. Eu era crítico e desconfiado.

Além disso, para Eduardo Costa, o Partidão era uma agremiação sem ideias próprias que só reproduzia o que vinha de fora.

A dra. Beatriz Aguiar contou como era a convivência com Costa:

> Havia muito ruído com Eduardo Costa, mas o Brizola tinha uma visão muito grande de processo. Certa vez, eu estava na reunião com o Brizola, o Nildo e o Eduardo estava questionando muito [a relação direta do Inamps com os municípios]. O governador então disse: "Vamos dar uma oportunidade ao Nildo. Se não der certo, depois ele vai nos responder." E assim nasceu o convênio do estado do Rio de Janeiro com o Inamps. O secretário de Saúde ficou muito brabo.

A CONSTITUINTE E O SURGIMENTO DO SUS   195

Foi bem parecido com o processo do SAMU. Era um resgate do Samdu, o Nildo tinha trabalhado lá. O Eduardo também não queria e a proposta foi levada ao Brizola. Inicialmente com a participação do Corpo de Bombeiros, para sair do escopo da Secretaria de Saúde. Assim nasceu esse convênio com o Ministério da Saúde. A proposta inicial era um médico e um auxiliar de enfermagem em cada ambulância. Eu bati pé e falei em uma enfermeira, pois poderia haver a necessidade de mais de uma pessoa sendo atendida. O Brizola bateu o martelo e disse: "Vai ser como ela falou!"

Leonel Brizola, primeiro governador de esquerda eleito após a ditadura militar, vencera a poderosa máquina do chaguismo fluminense, a corrente política liderada pelo ex-governador Chagas Freitas. Toda a esquerda acompanhava de perto o seu desempenho, pois Brizola era um forte candidato para concorrer em uma possível eleição presidencial. Mas nem toda a esquerda o via com bons olhos. Logo haveria ruídos com as categorias mais organizadas de trabalhadores, e esse era o caso dos médicos. Portanto, só os ingênuos se surpreenderam quando, no início de 1984, residentes de dois hospitais municipais cariocas, Souza Aguiar e Jesus, cruzaram os braços. O motivo era o não recebimento do aumento de 65% no pagamento de janeiro. O secretário municipal de Saúde, Hugo Tomassini, prometeu resolver o problema em até 72 horas. Poucos dias mais tarde, em uma assembleia realizada no Clube Municipal, Tijuca, zona norte do Rio, os médicos do município decidiram entrar em greve a partir do dia 14 de fevereiro. Reivindicavam seis salários mínimos retroativos a janeiro, enquadramento e efetivação dos concursados do município e do estado.

O secretário de Saúde e Higiene Eduardo Costa disse que não havia disponibilidade orçamentária para atender os médicos e considerou a decisão deles de entrar em greve um pouco precipitada. Nesse mesmo dia, liderada pelo dr. Roberto Chabo, presidente do sindicato, a categoria fez uma ruidosa manifestação em frente ao Inamps no centro do Rio. Nesse verão de 1984, havia uma epidemia de conjuntivite na cidade e nem isso refreou o movimento, apenas o Hospital Carlos Chagas continuou funcionando. Um dia após a deflagração da greve, Eduardo Costa publicou um comunicado nos jornais dizendo que a saúde da população era prioritária, explicava seus problemas orçamentários, manifestava surpresa com a greve, mas reconhecia a dura situação de trabalho dos funcionários. Após uma nova rodada de negociações, Chabo considerou o encontro um avanço, mas chamou as propostas do secretário de patéticas. Mesmo assim, ele a levaria para ser votada em nova assembleia. Na opinião do médico Nelson Senise, faltava um pouco de equilíbrio. Não havia como deixar de reconhecer as reivindicações da categoria, mas ignorar os extraordinários esforços do secretário de Saúde era um equívoco.

Na sequência, o governador assinou a regulamentação de uma lei que dispunha sobre o pagamento de insalubridade, prioritário para os funcionários da área de Saúde, e Eduardo Costa comemorou – achou que a greve acabaria. Brizola estava convicto de que a greve fora uma precipitação. Era fruto da "inconsequência, como tantas outras que têm ocorrido, produto dessa época em que grupos radicais de esquerda, embora não intencionalmente, acabaram colaborando com a direita, que se esforça para criar dificuldades para os governos democráticos". A avaliação de que o pagamento de insalubridade acabaria com a greve estava errada e o movimento se manteve inalterado. Poucos dias mais tarde, Eduardo Costa foi ao Hospital de São Sebastião, no Caju, também na zona norte do Rio, e examinou um paciente. No mesmo dia, Brizola publicava nos jornais um de seus famosos *tijolões*, matéria paga, intitulada "À população do Rio de Janeiro", pedindo a normalização do atendimento.

Para piorar o quadro, o Cremerj resolveu julgar a conduta ética de Eduardo Costa, que examinara um paciente no hospital do Caju. Para a segunda-secretária do Conselho, a médica petista Ana Lipke, ele infringira o artigo 7º do Código de Ética do órgão, que previa solidariedade aos médicos em movimentos generalizados em defesa da categoria profissional. Roberto Chabo aproveitou para acusar o secretário de praticar "um exibicionismo desnecessário, desrespeitoso e antiético".[3] Foi nesse clima de enorme polarização que uma nova assembleia foi marcada, dessa vez no auditório da Associação Brasileira de Imprensa (ABI). O clima foi tão tenso que o presidente do sindicato, exasperado, falou: "Nunca assistimos aqui a cenas de pugilato, vamos divergir democraticamente."[4] A greve foi

A CONSTITUINTE E O SURGIMENTO DO SUS

suspensa por 198 votos a favor e 138 contra, mas convocada para 45 dias após nova assembleia.

A questão retornou com toda a força no dia 12 de abril, os médicos retomaram a greve. Brizola e o sindicato voltaram a fazer troca de acusações através da imprensa e o conflito tomou o coração da cidade, a Cinelândia. Em plena campanha pelas Diretas Já, a esquerda fluminense trocava sopapos. No início de maio, o governador recebeu um grupo de médicos no Palácio Guanabara. Vaiado, mostrou não se importar: "Pode vaiar. Quem ri por último, ri melhor! Quem vai receber a vaia de toda a categoria são vocês".[5]

FIOCRUZ EM CHAMAS

Tão grave quanto a pendenga entre os médicos do Rio de Janeiro contra um sanitarista relevante como Eduardo Costa foi o fogo amigo contra Arouca em plena realização da VIII Conferência de Saúde. E vinha de dentro da Fundação Oswaldo Cruz. O relato é de Rivaldo Venâncio da Cunha:

> Durante a VIII Conferência, o Arouca era presidente da Fiocruz, e vários membros do PCB eram relatores. A Fundação estava mandando delegados, pesquisadores, trabalhadores e estudantes. Uns cinco ônibus. A direção, Arouca, Arlindo e Ary Miranda, já estava em Brasília. O Paulo Buss era diretor da ENSP. Também já estava na capital. Eu era assessor do gabinete e o Carlos Morel ocupava a presidência, estávamos no comando. Na antevéspera da saída dos ônibus, um afilhado do Marco Maciel, Ivanildo, me ligou e falou que não haveria nenhum ônibus para levar o pessoal. Levei o problema para o Morel. Seria a desmoralização do presidente da Conferência. Após um forte bate-boca, o Morel colocou o cara contra a parede e obrigou a contratar o transporte. Após a saída da delegação da Fiocruz, o Morel me chamou e pediu para que, na volta, eu falasse com o Arouca. Disse: "Ou o Ivanildo ou eu." Antes mesmo de voltar para o Rio, o Arouca ligou para saber como estavam as coisas e relatei o caso. A primeira reação do Arouca foi de contemporizar, ele não queria problemas com o Marco Maciel. Mas não era possível ficar com o Ivanildo e o Morel,

um pesquisador super-respeitado. Na primeira reunião que o Arouca faz, após a VIII, o Morel colocou o problema e o Ivanildo foi demitido. Mas isso foi uma situação extrema.

MOBILIZANDO

Mesmo que a VIII Conferência tenha sido um sucesso de público, de mídia e político ainda havia uma longa caminhada até a Constituinte. E nas próprias decisões do relatório final fora prevista a formação de uma Comissão Nacional da Reforma Sanitária (CNRS). Constituída pelo presidente Sarney, com representantes de diversos setores da sociedade, inclusive o setor privado, ela deveria preparar as bases jurídicas para a implementação da reforma sanitária. Na prática, significava entender as especificidades da situação de saúde de cada membro federativo. Também continuaria a mobilizar parlamentares, médicos e sociedade civil. Membros do Partido Sanitário integravam a CNRS: Arlindo Fábio na coordenação geral; Eleutério Rodriguez Neto e Luiz Cordoni Júnior na assistência técnica; Sérgio Arouca como membro efetivo e a incansável Christina Tavares na assessoria de comunicação.

A convite de Arouca, Santini fez parte do grupo de técnicos que apoiavam a CNRS e, juntos, viajaram para diversos estados para cumprir a agenda da comissão. A estratégia era articular os governadores para que, através deles, as bancadas de seus respectivos estados votassem na Constituinte a favor da reforma sanitária.

A questão mais polêmica era o setor privado. Seria extinto já ou de forma lenta e gradual? A Comissão agiu de forma mais prudente e foi bem didática:

A partir da VIII Conferência Nacional de Saúde, duas soluções vêm sendo propostas no sentido de equacionar o papel do setor prestador privado no sistema de saúde. A primeira delas propõe a estatização da rede privada de serviços, o que poderia ser feito ou pela expropriação desta rede pelo

A CONSTITUINTE E O SURGIMENTO DO SUS

Estado ou pela desapropriação destes estabelecimentos. Pode-se dizer que esta vertente não tem caminhado muito. Em primeira instância, porque a questão da expropriação não se coloca numa sociedade com as características da brasileira. Expropriar os estabelecimentos de saúde detém, como pré-condição, uma mudança radical de todo o espectro de relações sociais, econômicas e políticas no Brasil. Em segunda instância, porque desapropriar a rede privada traria implicações econômicas que não passam pela realidade dos cofres públicos brasileiros. Se o orçamento estimado para o setor não tem condições imediatas para reaparelhar a rede pública, que dirá para comprar estabelecimentos privados. Além do mais, desapropriar tais estabelecimentos seria transferir recursos para um segmento do empresariado nacional que já foi beneficiado pelo setor público duplamente· seja pelo investimento subsidiado, seja pela reserva de mercado garantida pelo custeio do Inamps. Portanto, essa opção seria socialmente injusta e economicamente inaceitável.[6]

E é provável que fosse também politicamente inviável. Arlindo sublinhou:

> Sou muito crítico de como a história foi contada. Se saiu da Conferência Nacional de Saúde e se pula diretamente para a Constituinte. Se esquecem de que o setor privado não estava presente e que eles foram incluídos pela CNRS, que cumpria uma função determinada pela Oitava de dar continuidade aos trabalhos de implementação das suas decisões. Seu relatório foi importante para a reflexão do que aconteceu na Assembleia Constituinte. Quem entregou o texto final para a Subcomissão de Saúde, Seguridade e Meio Ambiente fui eu. Houve uma cerimônia e o Cordoni em sua fala usou a parte final do discurso do Sarney: "Aqui se definem os rumos de uma nova organização do sistema de saúde do Brasil."

Chegara a hora mais decisiva da reforma sanitária: ser aceita pela nova Constituição. As batalhas seguintes aconteceriam no plenário da Assembleia Constituinte.

CONSTITUINTE – PRIMEIRO TEMPO

A Assembleia Nacional Constituinte de 1988 foi instalada no Congresso Nacional no dia 1º de fevereiro de 1987. A iniciativa era um compromisso assumido por Tancredo Neves em seu discurso após a vitória no colégio eleitoral que o indicara como presidente. Um novo Brasil deveria nascer após a ditadura militar que ficara mais de duas décadas no poder. Por decisão dos parlamentares, os trabalhos de redação da nova Carta Magna seriam divididos em dez comissões, que foram divididas em diversas subcomissões. A arena da reforma sanitária seria na Subcomissão de Saúde, Seguridade e Meio Ambiente. Os trabalhos começaram no dia 7 de abril, no Anexo II do Senado Federal. Era composta por dezoito parlamentares e, após uma votação, os deputados e médicos José Elias Murad e Carlos Mosconi foram eleitos presidente e relator, respectivamente.

Dois outros médicos foram fundamentais nesse momento. O primeiro foi o paraense Almir Gabriel, hoje mais conhecido pelo Massacre de Eldorado dos Carajás, quando dez sem-terra foram mortos pela polícia de seu estado quando era governador muitos anos depois. Relator da Subcomissão de Seguridade Social, ele tinha Sonia Fleury como assessora, grande especialista no tema e defensora do SUS. "Na comissão, era muito mais o Eduardo Jorge e o Almir Gabriel, ele era PMDB, que era a grande bancada responsável pela Constituição brasileira. Covas, FHC e Nelson Jobim formularam o caminho dos trabalhos das comissões temáticas e mobilização da sociedade", relembrou o deputado Constituinte Roberto Freire. Anos mais tarde, Fernando Henrique Cardoso, em conversa com Santini no Instituto FHC em São Paulo, na presença de Dráuzio Varela e de Francisco Balestrin, afirmou que seus votos na Constituinte, na área de saúde, eram pautados pelas orientações do relator Almir Gabriel, um defensor da reforma sanitária. O ex-presidente alegou que não entendia nada sobre a matéria. Outro médico muito atuante foi o próprio Eduardo Jorge, sanitarista com forte atuação na zona leste da cidade de São Paulo. Era filiado ao Partido dos Trabalhadores (PT). Fora eleito deputado estadual em 1982 e fez parte da Comissão de Saúde da Alesp.

A CONSTITUINTE E O SURGIMENTO DO SUS

Logo no começo dos trabalhos, ocorreria o embate mais polêmico, acabar ou não com o setor privado. Nos primeiros dias falaram Arlindo, Hésio, Roberto Chabo, representantes da CUT. O setor privado contou com nomes como dr. Sílio Andrade, da Federação Brasileira de Hospitais (FBH), e Alexandre Lourenço, da Associação Brasileira de Medicina de Grupo e Empresarial (Abramge). Os dois claramente defendiam as mesmas teses: universalização do atendimento à população e possibilidade de livre escolha de atendimento entre os setores público e privado.

Alguns dias mais tarde, em 30 de abril, foi a vez de Sérgio Arouca. A seguinte anedota foi contada por Christina Tavares:

> Arouca foi fazer a defesa do SUS na Constituinte. Nossas malas ficavam no gabinete do Almir Gabriel e estávamos indo para a sala da comissão e o Arouca começou a mancar. A bainha da calça tinha descosturado e estava atrapalhando. Peguei um grampeador. Ele cercado de jornalistas e eu ajoelhada no chão grampeando a calça dele.

No plenário, fez a defesa do SUS e, no final, levantou a seguinte questão:

> A Comissão de Saúde, que organizou o Programa de Saúde de Tancredo Neves, colocou essas mesmas ideias no Programa de Saúde de Tancredo Neves, que depois passaram a ser incorporadas ao Programa de Saúde do PMDB, que foram referendadas no recente Congresso do PMDB, aqui nesta Casa, que é a posição assumida pelos Partidos Comunistas, pelo Partido dos Trabalhadores; que é a posição que vem sendo defendida pelos sindicatos profissionais, pela Federação das Associações e Entidades Médicas. [...] As confederações sindicais estão de acordo com a criação de um novo sistema de saúde no Brasil, democrático, equitativo, justo – CGT, CUT e Contag. Aí fica até difícil. Daí a perplexidade nossa: "O ministro está de acordo, então, quem está contra?"

O médico e deputado Eduardo Jorge respondeu:

> Sr. presidente, o companheiro deputado do PDS, Adylson Motta, na sua fala começou a localizar alguns adversários da reforma sanitária. Loca-

lizo outros. Hoje, por exemplo, lá em Belo Horizonte, está havendo uma assembleia de proprietários de instituições privadas na área da saúde que estão pensando, inclusive, em chegar ao *lockout*, para, no enfrentamento com o setor público, conseguir manter as vantagens que acumularam durante todos estes anos. É outro adversário. Aqui mesmo, nesta Subcomissão, tivemos a oportunidade de um debate muito interessante, em que a Federação Brasileira dos Hospitais e a Finaes se colocaram frontalmente contra o planejamento na área da saúde. A que ponto se chega, na defesa de interesses específicos, sacrificar o interesse maior da nação, o interesse maior da população brasileira. São outros adversários que se pode localizar da reforma sanitária. A reforma sanitária, como disse o dr. Sérgio Arouca, não pode ser cosmética, nem epidérmica. Talvez tenha que ser cirúrgica e profunda mesmo. A VIII Conferência Nacional de Saúde votou isso. Eu estava lá, representando o Partido dos Trabalhadores, e tive oportunidade de votar. Defendi outra posição mais radical, coerente com o meu partido, que é um partido abertamente socialista e defende a socialização não só da saúde como de todos os meios de produção. Eu perdi. Venceu a posição de socialização progressiva. No entanto, no relatório final, foi diluída. É uma perda.

Era uma derrota para quem queria o fim imediato do setor privado, mas, por outro lado, permitiu a aglutinação de forças em prol do surgimento do SUS, era uma vitória. Não havia a menor condição concreta de se acabar com os hospitais privados que atendiam milhões de pessoas em todo o Brasil. Politicamente, estatizar o setor era inviável. Nem as lideranças do partido sanitário defendiam isso. Aceitar a estatização "diluída", como falou Eduardo Jorge, era uma forma de acolher a possibilidade de projetar sua realização para um futuro indefinido. O deputado relembrou a situação de forma bem-humorada: "Foi muito pitoresco. De esquerda eu e Paulo Paim (na subcomissão de Seguridade), eu era da Saúde e não tinha ninguém no Meio Ambiente. Primeiro embate: estatização já! Perdemos no voto, só dois. Eu e uma deputada seguidora de Prestes. Aí começou a negociação pra valer. Era impossível acabar com o setor privado."

Na defesa da reforma sanitária havia um batalhão de entidades e também muita pressão da sociedade. Nessa hora, a mobilização iniciada antes

A CONSTITUINTE E O SURGIMENTO DO SUS   203

da VIII Conferência começava a fazer a diferença. A existência de um texto básico também foi fundamental. Os opositores da reforma não tinham uma organização em torno de conceitos ou ideias, defendiam alguns pontos apenas. Roberto Jefferson, maior adversário dos sanitaristas, lutava pelo setor privado e dera contra a saúde ser obrigação do Estado. Ele defendia: "A saúde é direito de todos e dever do cidadão, da família e do Estado."

Segundo lembranças de Eduardo Jorge dessa etapa dos trabalhos constituintes:

> A turma da Federação dos Hospitais era representada pelo Roberto Jeferson. A grande vantagem nossa era a proposta, tínhamos poder de convencimento. E qualidade e bons argumentadores. [...] A luta maior era pelo direito universal da saúde no Brasil, garantido por uma estrutura pública. Essa estrutura pública não significa ser estatal, mas combinando com os setores filantrópicos, de medicina lucrativa e pública. O fundamental era o universal, para todas e todos, para 100% dos brasileiros. Uma revolução no país mais desigual do mundo. Essa foi a grande vitória da Subcomissão, junto com a tese da descentralização. Levando o Estado para todos os rincões desse país. E acreditando na capacidade de organização de todos os entes federativos. O resto ficaria para depois, as articulações entre as três esferas do poder.

O texto que saiu da subcomissão reproduziu basicamente o mesmo da VIII Conferência, que era praticamente o mesmo formulado pelo Cebes. O passo seguinte era a Comissão de Sistematização da Constituinte. Nessa época, Arouca não tinha cargo parlamentar, mas isso não o impedia de ter acesso aos trabalhos. Segundo o deputado Roberto Freire:

> eu fui um pouco o "deputado" Sérgio Arouca. Ele não sendo constituinte, participava muito, inclusive como representação do movimento de renovação médica. Ele foi o grande formulador da área de saúde. Ele municiava o nosso encaminhamento tanto na Comissão de Sistematização como depois, no plenário. Na etapa de Sistematização, Arouca chegou municiado com uma Emenda Popular com 50 mil assinaturas ratificando o texto e as ideias dos sanitaristas. Eu apresentei o texto para ser discutido e aprovado na

204   SUS: UMA BIOGRAFIA

Comissão. Houve uma resistência muito grande de grupos contrários a ele. Os principais opositores eram a Federação dos Hospitais e os Sindicatos de Hospitais Privados do Rio de Janeiro.

Esses grupos tinham representantes na Assembleia Constituinte. Não concordavam com o SUS e formavam o chamado "Centrão". "O Centrão foi formado para tentar barrar nossa proposta no plenário. Eles eram contra muitos textos, mas tinham muita resistência ao da saúde, em especial. Queriam acabar com o nosso texto e fazer outro. Eram contra a saúde ser direito de todos e dever do Estado", contou Carlos Mosconi para as jornalistas Juliana Chagas e Raquel Torres da Escola Politécnica de Saúde Joaquim Venâncio (EPSJV) da Fiocruz. Mais uma vitória, mas a peleja ainda estava em curso.

CONSTITUINTE – SEGUNDO TEMPO

Agora era a hora da verdade, o trabalho de anos do Partido Sanitário enfrentaria, em tese, sua última e decisiva batalha: o plenário da Assembleia Nacional Constituinte. Entre janeiro e fevereiro de 1988, a sorte foi lançada e tudo caminhava para a consolidação de anos de articulações políticas e científicas. Mas os setores que apoiavam o Partido Sanitário cometeram um perigoso deslize, descrito assim por Eduardo Jorge:

Faltava consolidar a vitória no plenário. Como nós estávamos em alta, demos um passo em falso. A esquerda que era pequena, uns poucos do PT e do PMDB, embriagados pelas nossas [...] vitórias articulamos a questão do parlamentarismo e da cassação do mandato do Sarney. Foi um grande erro tático do relator Mário Covas, que se deixou levar pelos setores da esquerda [...]. Quando isso aconteceu, o Sarney se meteu na Constituinte. Quem estava perdendo espaço se articulou em torno dele, ou seja, o Centrão, de ideias conservadoras.

A CONSTITUINTE E O SURGIMENTO DO SUS

No dia 21 de janeiro, Eduardo Jorge revelou no plenário qual fora a tática do Centrão para matar o SUS:

> Analisando o projeto e as emendas substitutivas da articulação chamada Centrão na área social, verifica-se que a questão da saúde e da educação, o projeto e as emendas substitutivas praticamente quebram a coluna dorsal das sugestões que foram aprovadas a partir das Subcomissões, Comissões e Comissão de Sistematização. No caso da saúde, por exemplo, pequenas palavras trocadas, pequenas palavras suprimidas são suficientes para, praticamente, inutilizar o texto que foi elaborado a partir de debates de quase um ano, aqui, na Constituinte, e o resultado de todos os debates de muitos e muitos anos da sociedade brasileira. O Sistema Único de Saúde torna-se, na versão do Centrão, um Sistema Público de Saúde, ou seja, visa manter a separação, a dicotomia que existe atualmente entre o setor privado e o setor público, isto é, a proposta do imobilismo.

Era hora de contra-atacar. Um grupo de parlamentares procurou uma liderança expressiva do Centrão, Carlos Sant'Anna. Ele era médico pediatra, estudara na França, um verdadeiro humanista. Os parlamentares Eduardo Jorge, Carlos Mosconi e Raimundo Bezerra, do Ceará, deixaram claro que o projeto não era estatizante. Carlos Sant'Anna, por sua vez, pediu que isso ficasse muito claro. O deputado Roberto Freire contou algo parecido:

> O Centrão não é esse de agora, foi criado contra os avanços durante os trabalhos na Constituinte. Mas ao SUS não houve uma grande oposição. A educação religiosa nas escolas públicas gerou muito mais debate. A briga em plenário era de esforço físico. A unidade do setor de saúde do país era sólida. Havia um certo consenso e mesmo com o caráter socializante não houve reação. Até o Carlos Sant'Ana, que era reacionário, nos ajudou. Claro que a manutenção da saúde complementar foi importante.

Nos anos 1980 o mundo estava tomado pelas ideias liberais de redução da participação do Estado. O Ocidente era liderado por dois ícones desse conjunto de ideias: a primeira-ministra inglesa Margareth Thatcher e o presidente norte-americano Ronald Reagan. Lideranças liberais brasileiras,

SUS: UMA BIOGRAFIA

como o deputado Luís Eduardo Magalhães, achavam a proposta do SUS "Estado" demais. Na verdade, o novo sistema de saúde reunia ingredientes de diferentes escopos ideológicos: a descentralização era da época dos militares, a universalização não era exclusividade do pensamento de esquerda, a manutenção do setor privado era uma realidade e a participação da sociedade era uma conquista democrática. Assim, quando a Assembleia Constituinte de 1988 votou, quase que por unanimidade, os artigos 196 até o 200 que criavam o SUS, garantindo que Saúde seria um direito de todos e um dever do Estado, concluía-se a maior reforma da história do Estado brasileiro de forma pacífica e democrática. Ainda hoje, nenhuma lei na esfera social acolheu tantas brasileiras e brasileiros como a que criou o Sistema Único de Saúde.

A PRORROGAÇÃO

O passo seguinte era fazer a lei de regulamentação do SUS. Após a promulgação da nova Constituição de 1988, o Brasil enfim pôde eleger, através de eleições livres e diretas, um novo presidente da República. Após décadas sem poder escolher o chefe da nação, o pleito foi bem concorrido. Mais de 20 candidaturas foram lançadas. Em uma delas, estava Sérgio Arouca como vice na chapa do Partido Comunista que tinha Roberto Freire concorrendo para a presidência. O sanitarista ficara desde 1985 no comando da Fiocruz e, entre 1986 e 1987, fora secretário de Saúde do Rio de Janeiro, e Luiz Antonio Santini era seu subsecretário. Mesmo com a participação intensa na mobilização da reforma sanitária, a chapa comunista ficou em oitavo lugar, com apenas 1,14% dos votos.

O escolhido pela população brasileira foi Fernando Collor de Mello. Ao contrário das atuais, essa eleição não foi casada com a escolha dos parlamentares. O primeiro ano de governo de seu mandato seria ainda com o parlamento eleito em 1986. Só em outubro de 1990 ocorreriam eleições para o Congresso Nacional. Portanto, ao longo do primeiro ano do governo Collor, ainda se podia contar com os parlamentares constituintes para

A CONSTITUINTE E O SURGIMENTO DO SUS

regular as leis de funcionamento do novo sistema de saúde. Segundo o historiador Marco Antonio Villa em seu livro *Collor presidente*, o governo do novo presidente, além das dificuldades econômicas, não tinha rumo.

Curiosamente, em 2020, em plena pandemia de Covid-19, o site do IBSAÚDE (plataforma digital que atende demandas de telemedicina) convidou o ex-presidente Fernando Collor de Mello para celebrar os 30 anos do SUS. Relembravam que ele promulgara as duas principais leis, 8.080 e 8.142, que deram vida ao SUS. Não sem antes tecer loas ao seu ex-ministro da Saúde Alcenir Guerra e ao então ministro da Saúde general Eduardo Pazuello e ao líder do governo Ricardo Barros, Collor falou das grandezas do SUS, de seu alcance social, de ser único no mundo democrático etc. Lembrou da ação dos Constituintes e se gabou de ter sido o responsável pela sua consolidação. Contou que Alcenir Guerra travara grandes embates, pois havia um enorme contingente de pessoas interessadas em não cumprir o previsto na Carta Magna. Ou seja, garantir a existência do SUS. Lembrou também que havia um grupo menor que jogava contra e era extremamente atuante, temia que o novo sistema fosse ocupar a espaço da iniciativa privada. Mas eles, Collor e Alcenir, venceram esses grupos com a publicação das Leis nº 8.080 e 8.142.

Mais ou menos naquela mesma época, Alcenir Guerra, que participou da VIII Conferência e fora deputado constituinte, foi ao Rio Grande do Sul lançar seu livro *O SUS nosso de cada dia* na associação médica do estado (Amrigs). Ele lutara pela reforma sanitária, fora superintendente do Inamps no Paraná, cargo que exercera com competência, segundo Santini, e era ministro (o mais bem avaliado do governo) na fase inicial de implementação do novo sistema. Seu chefe de gabinete era Luiz Romero Farias, irmão do controverso Paulo Cesar Farias. Logo após a votação da Lei nº 8.080, Guerra viajou para os EUA para uma conferência na OPAS. Foi recebido com muito entusiasmo por conta da criação da nova lei, o Brasil se tornara uma referência para o mundo. Mas, assim que o evento chegou ao fim, o embaixador do Brasil na América se aproximou e falou: "O presidente vetou 20% da 8.080". Alcenir voltou imediatamente e pediu demissão. O presidente Collor teria dito: "Alcenir, com a porra desses vetos,

208 SUS: UMA BIOGRAFIA

faça outra lei!", como se pode constatar no vídeo de lançamento do livro do ex-ministro no canal do Youtube da AMRIGS[7]. Assim teria nascido a segunda lei, 8.142, sem, no entanto, recuperar todas as perdas.

A mesma história foi contada pelo ponto de vista de Eduardo Jorge:

> A Constituição deu os princípios e faltava a lei detalhando, pois era uma reforma altamente complexa. Isso só aconteceu com a votação das duas leis. O governo Collor vetou uma série de itens: a criação dos conselhos estaduais e municipais de Saúde, a questão dos fundos e das transferências, a garantia de fundos mínimos, as carreiras do setor, a articulação da formação médica com o SUS, o diálogo entre educação e saúde pública. Nós conseguimos recuperar rapidamente a lei derrubando uma série de itens. Inclusive, toda a parte da participação, ou seja, os Conselhos. A formação médica, nós perdemos e foi um prejuízo tremendo. Hoje, a formação do pessoal da área médica ignora o SUS, a lógica segue pré-Sistema Único. A questão do financiamento mínimo, nós também perdemos.

Outra versão que reforça como a mobilização foi fundamental para a derrubada dos vetos é de Ary Miranda: "O Collor vetou muitas partes da lei. O Conasems [Conselho Nacional de Secretarias Municipais de Saúde] editou um jornal com 100 mil exemplares batendo no presidente e com muita pressão o veto foi derrubado."

A questão do ensino médico e outras derrotas nunca tiveram o mesmo peso que a questão do financiamento, ou do subfinanciamento do sistema. Independentemente das adversidades, era hora de colocar a mão na massa. Os dez primeiros anos após sua criação, o SUS enfrentou momentos dramáticos. Mas colheu vitórias que o transformaram em referência mundial.

METALEIROS & ALIENADOS

O capixaba Paulo Amarante era um jovem estudante de medicina que decidira se especializar em psiquiatria. No quarto ano, fez estágio no Hospital Colônia Adauto Botelho, em Cariacica, um munícipio que, na época, era rural, na Grande Vitória. O local tinha uma imensa extensão

A CONSTITUINTE E O SURGIMENTO DO SUS 209

de terra onde os pacientes deveriam ter alguma atividade produtiva. Era a primeira vez que ele entrava em contato com seres humanos excluídos do convívio social. Assim que entrou, percebeu que o hospital era um horror. Havia um cheiro ruim impossível de esquecer. No local, sobreviviam mais de oitocentas pessoas sujas, subnutridas, abandonadas, que viviam miseravelmente.

Em 1976, Amarante se mudou para o Rio de Janeiro para fazer especialização em psiquiatria e depois retornar para Vitória. Estava convencido de que na Cidade Maravilhosa a realidade manicomial seria outra. Foi morar no pavilhão Maurício de Medeiros do Instituto de Psiquiatria da Universidade Federal do Rio de Janeiro. Como era uma instituição de ensino, a realidade era outra, pois os pacientes eram selecionados. Serviam como exemplos reais da literatura médica, eram pacientes de livro – usados nas salas de aulas como objetos para exemplificar sífilis cerebral, esquizofrenia paranoide e outras patologias. Em meio à reforma sanitária, a psiquiatria brasileira entrou na luta por transformações em seus modelos de tratamento e, mais uma vez, a questão pela conquista da democracia estava em pauta.

Em 1978, no Rio de Janeiro, a Divisão Nacional de Saúde Mental (Dinsam), que controlava o Centro Psiquiátrico Pedro II (atual Instituto Nise da Silveira), o Instituto Philippe Pinel, a Colônia Juliano Moreira e o Hospital de Custódia e Tratamento Psiquiátrico Heitor Carrilho, foi denunciada por irregularidades, maus-tratos e violência contra os internos. Os denunciantes, três médicos lotados no pronto-socorro, apontavam as precárias condições de trabalho e, sobretudo, a violação da dignidade das pessoas internadas nessas instituições. Os dirigentes, quase todos militares, demitiram todos os médicos, considerados esquerdistas subversivos. Isso ocorreu no mesmo momento em que o Partido Sanitário estava em franca organização, colhendo seus primeiros triunfos políticos. E várias entidades médicas – Cremerj, Amerj, Associação dos Residentes (Amererj), REME – se solidarizaram aos demitidos. A reação dos militares entregava de bandeja os residentes da psiquiatria ao movimento de reforma sanitária. Paulo Amarante conta:

um dia chegaram dois médicos fazendo política sindical e falaram que estavam fazendo um movimento de renovação médica, o REME, e que se estava criando o Cebes. Os médicos eram o Bulhões e o Bigu [Jorge Luiz do Amaral].

Eles, com as sacolinhas do supermercado Casas da Banha cheias de panfletos. Assim, acabei indo para o sindicato dos médicos. Eu estava muito decepcionado, pois esperava que a psiquiatria carioca fosse muito diferente da capixaba. Lá, eu me aproximei desse movimento que se organizava para derrubar os velhos pelegos e, por outro lado, com o Cebes, que acabara de nascer.

Ao contrário dos outros médicos, os profissionais da psiquiatria conviviam de perto com a repressão militar. Havia uma estratégia de desaparecimento de pessoas e eram utilizados locais como a Ilha Grande, no Rio de Janeiro, e os hospícios. Na Colônia Juliano Moreira, em Jacarepaguá, havia um pavilhão do Exército cercado por soldados em que nenhum civil entrava. Amarante acredita que tenha visto no Hospital do Engenho de Dentro o velho comunista David Capistrano da Costa, um dos desaparecidos da ditadura militar.

Com o REME e a formação do Cebes, o clima para as transformações da psiquiatria brasileira estavam dadas e assim surgiu, como desdobramento da crise da Dinsam, o Movimento dos Trabalhadores da Saúde Mental (MTSM). O próximo passo se deu no V Congresso Brasileiro de Psiquiatria, em 1978, na cidade de Camboriú, Santa Catarina, que entrou para a história como Congresso da Abertura, pois houve até votação de uma moção de apoio ao grito oposicionista de Anistia Ampla, Geral e Irrestrita. No mesmo ano, Arouca convidou Franco Basaglia, o psiquiatra italiano fundador do movimento Psiquiatria Democrática, autor da Lei Basaglia de extinção dos manicômios. O italiano acabou participando do I Congresso Brasileiro de Psicanálise no Copacabana Palace, em outubro. Também vieram ao evento Félix Guattari, Robert Castel, entre outros. Assim nasceu o núcleo de saúde mental do Cebes.

Basaglia se tornara referência mundial em psiquiatria por seu trabalho no Hospital San Giovanni, em Trieste. Quando chegou, havia oitocentos pacientes em regime fechado. O decadente hospital, além da reforma de

A CONSTITUINTE E O SURGIMENTO DO SUS

suas instalações, mudou da água para o vinho. Os tratamentos violentos foram suprimidos e as portas abertas. O sistema quase carcerário foi transformado em um ambiente de artes, música e pinturas. No inverno de 1973, a escultura de um grande cavalo, uma produção coletiva dos profissionais de saúde e pacientes, cruzou as ruas da cidade como símbolo da libertação. Nos anos seguintes, Basaglia e seus pacientes viveram as mais fantásticas experiências: concertos, palestras de escritores e viagens. Aos poucos, toda a cidade estava envolvida na vida do hospital, que, com a chancela da OMS, se tornara modelo internacional. No Brasil, Franco Basaglia fascinou jovens como Paulo Amarante, que, anos mais tarde, iria fazer um estágio durante seu doutoramento em Trieste.

Em 1978, o Cebes traduziu e lançou o livro do também italiano Giovanni Berlinguer sobre a reforma da saúde na Itália. Outro evento importante aconteceu na luta por mudanças na psiquiatria brasileira: Betinho se incorporou à causa. Amarante contou:

> ele era um desconhecido, se apresentou como sociólogo e falou da criação do Ibase e que queria fazer uma discussão sobre política de saúde. Aos poucos, o movimento antimanicomial foi se espalhando pelo Brasil. Fizemos eventos com gente de todo o país, em São Paulo, Minas e na Bahia. Muitas pessoas do movimento eram ligadas ao Partidão, não era o meu caso.

No ano seguinte, Basaglia voltou ao Brasil para uma nova rodada de conferências pelo país: Rio de Janeiro, São Paulo, Belo Horizonte e Barbacena – onde ele visitaria o manicômio da cidade. Uma frase do famoso psiquiatra resumia a visita: parecia "um campo de concentração nazista". A repercussão na mídia, nos meios políticos e na opinião pública foi gigantesca. Os relatos da escritora Daniela Arbex, autora do livro *Holocausto brasileiro*, são horripilantes: comida racionada, seres humanos nus no frio do pátio, venda criminosa de cadáveres – entre 1969 e 1980 foram 1.823 corpos –, torturas com choque elétrico – tantas que comprometiam o fornecimento de luz na cidade. Quando Basaglia denunciou a situação, a luta antimanicomial ganhou força.

212   SUS: UMA BIOGRAFIA

Paulo Amarante contou a sequência dos acontecimentos:

Em 1979, os professores de medicina social fizeram um documento que pedia uma nova política de saúde no país. Havia uma clara inspiração no código de saúde inglês e no plano de saúde pública italiana, Azienda Unità Sanitaria Locale (USL), que tinha sido aprovado em dezembro de 1978. E ainda Alma-Ata, que sugeria Saúde para Todos até o ano 2000. E de algumas experiências importantes aqui no Rio. Uma delas foi em Niterói, que começava a fazer algo como as AIS. Outras cidades eram Lages, em Santa Catarina, Londrina, no Paraná, que se inspirava no modelo cubano, e Natal, no Rio Grande do Norte, com ênfase na saúde mental. O Cebes encampou a luta pela transformação da saúde mental no país.

A saúde em defesa da vida propunha algo bem diferente do que acontecia nos hospitais psiquiátricos no país, onde as pessoas eram excluídas, reprimidas e abandonadas. Esse documento, escrito na minha máquina de escrever, que eu levava para o Sindicato [...] foi levado para Brasília, para o I Simpósio de Saúde da Câmara dos Deputados, em outubro de 1979. O Arouca seria o nosso homem na capital. Lá, o Mário Magalhães, marido da Nise da Silveira, falou sobre os 50 anos de saúde pública no Brasil. O Arouca leu o documento do Cebes e eu li o primeiro documento sobre a reforma psiquiátrica do país. A fala do Arouca foi muito bem recebida pelos parlamentares.

Enquanto isso, os relatos de barbáries continuavam sendo expostos na mídia nacional, como a história do cadáver fossilizado de uma paciente do Hospital Psiquiátrico de Jurujuba, em Niterói, em 1982. Ela teria sido esquecida em uma das celas e o corpo fora encontrado. Para retirar os restos mortais, tiveram que usar uma pá. Mas mesmo após a remoção, a silhueta do corpo, em posição fetal, ficara gravada no chão. A direção do hospital não conseguiu limpar a marca macabra e a intenção era arrancar o piso para esconder as provas do crime.

Amarante, uma jornalista de *O Globo* e um fotógrafo foram para o hospital. Como era muito grande, foi fácil de entrar. No enorme descampado, os três perguntaram pelas celas-fortes até chegarem ao local. A marca no chão foi fotografada e a matéria publicada dias depois em

A CONSTITUINTE E O SURGIMENTO DO SUS

O Globo e, mais tarde, na revista *Saúde em Debate*. Para Amarante, a situação era corriqueira:

> Nós imaginamos que essa mulher tenha sido internada pela década de 1960 e simplesmente esquecida, morreu em posição fetal. O mais grave é que esse tipo de abandono era comum em hospitais psiquiátricos. Na cidade de Natal, havia um hospital com gente morando em cavernas. Na Juliano Moreira, localizada num terreno do tamanho do bairro de Copacabana, as pessoas viviam como animais. Era comum não ter prontuário, a pessoa não ter mais nome. Essas pessoas eram despojadas de documentos e bens pessoais: óculos, anéis, cordões e até da roupa. Tudo isso acabava sumindo por roubo ou simples esquecimento.

Mas conforme o Partido Sanitário avançava, a questão da saúde mental ganhava espaço. No Rio de Janeiro existiam quatro hospitais psiquiátricos públicos federais, os únicos do Brasil: o Instituto Municipal Philippe Pinel, a Colônia Juliano Moreira, o Centro Psiquiátrico Pedro II e o Hospital de Custódia e Tratamento Psiquiátrico Heitor Carrilho. Esse tipo de hospital é, em geral, estadual, como Jurujuba (Rio de Janeiro), Juqueri (São Paulo), Colônia Santana (Santa Catarina) e São Pedro (Rio Grande do Sul). No início dos anos 1980, a política do ministro Waldyr Arcoverde era melhorar o setor público para baratear os custos com o setor privado. Existiam grandes hospitais conveniados, como a Casa de Saúde Dr. Eiras, em Botafogo, que chegou a ter 2.500 leitos pagos com dinheiro público. Havia ainda uma filial em Paracambi. Os proprietários desses hospitais detinham o poder dentro da Federação Brasileira dos Hospitais, e começaram a se opor. O negócio deles era muito rentável. Na porta do pronto-socorro do Centro Psiquiátrico Pedro II, as ambulâncias dos hospitais privados ficavam de plantão, estacionadas – como as da Clínica Psiquiátrica Humaitá, em Jacarepaguá, do mesmo dono do Asilo Santa Genoveva. Os próprios médicos do setor público lotavam as ambulâncias, algumas vezes com até 12 pessoas, e todas iam direto para a conta do Inamps.

A clínica Dr. Eiras pertencia ao ex-ministro da Saúde Leonel Miranda. Nos anos 1980, ele ampliara seus negócios na área da saúde mental particular e se tornara, segundo o jornal *Tribuna da Imprensa*, um dos "grandes comerciantes da loucura". No bairro de Botafogo, eram mil pacientes e em Paracambi, 3 mil, custeados pela Previdência. Os convênios pagavam 350 cruzeiros de diárias por cabeça e, por fora, remédios e tratamentos. Leonel Miranda suplantara a "Serra Pelada" do Hospital da Lagoa. Os 4 mil pacientes, jogados em enfermarias e com péssima alimentação, agora lhe garantiam algo na casa de 10 milhões de dólares mensais.

O movimento para mudar o tratamento de saúde mental no Brasil abriria com os donos de hospitais psiquiátricos, manicômios e asilos uma das frentes de luta mais ferrenhas para a construção do SUS. A partir de 1980, por uma determinação proposta pelo Conasp, os manicômios privados teriam a presença de representantes do poder público. Apoiada pelo deputado Roberto Jefferson, a Federação dos Hospitais reagiu contra a mudança. A resistência foi possível porque havia o pelotão de contenção do movimento sanitário na retaguarda. Ao mesmo tempo, os manicômios públicos começaram a ser qualificados.

Amarante comenta:

> Os sanitaristas e os médicos em geral sempre viram como um movimento inconsequente que queria dar voz aos loucos, meio romântico. Quando eu fui para a Fiocruz, em 1989, convidado pelo Arouca, muita gente batia no meu ombro e perguntava: "Já soltaram os louquinhos?" Depois eu comecei a levar os usuários, os loucos, para dar aula, e fui criticado. As nossas aulas não eram tradicionais, quadradas, a gente mexia com poesia, arte, com cinema e coisas assim. Era comum eu ser [...] repreendido. Depois que eu ganhei o título de doutor honoris causa da Universidade Popular das Madres da Plaza de Mayo, eu escutava que elas eram as loucas da praça de Maio.
>
> No movimento sanitário, nós erámos chamados ironicamente de "metaleiros". Nós tivemos uma atuação intensa: nas visitas, nas audiências dos ministérios públicos, no parlamento. Criamos uma frente em defesa da reforma psiquiátrica com frentes em várias esferas legislativas. Essas conquistas ainda hoje sofrem com movimentos de desfinanciamento e fechamento de locais de atendimento.

A CONSTITUINTE E O SURGIMENTO DO SUS

Esses pacientes, pela visão arcaica, não eram donos do seu próprio juízo, não eram portadores de discernimento. Tanto que eram chamados de alienados mentais pelo dr. Pinel [...] Quase um objeto, uma coisa. Sem contar que poderiam ser perigosos. Essa visão sobre a loucura nasceu junto com a ciência psiquiátrica. A luta pela reforma mental era para dar voz aos lunáticos, alienados, perigosos, coisificados, gente que não tinha sequer razão. Não bastava humanizar o atendimento, o objetivo era ainda mais audacioso. [...] para que essas pessoas fossem incluídas como cidadãos de direito. Exatamente como acontece hoje na luta pelo direito de pessoas LGBTQIA+.

As transformações na área da saúde mental foram quase instantâneas. Sequer foi preciso esperar a regulamentação do SUS. Em 1989, a prefeitura de Santos passou a ser comandada pela psicopedagoga Telma de Souza. Ela convidou Davi Capistrano Filho, um dos fundadores do Cebes, para ser o secretário de Saúde. Em 3 de maio, Davizinho, como era chamado, fez uma intervenção na Casa de Saúde Anchieta, onde os pacientes internados, principalmente mulheres, morriam regularmente de desnutrição, infecções respiratórias elementares, violência e muitos outros quadros suspeitos. Ali, foi implantado um sistema substitutivo, o Centro de Atenção Psicossocial (CAPS). Surgia no Brasil um novo conceito para tratamento de problemas mentais: um núcleo de atenção, com atendimento 24 horas e com leitos.

O modelo antimanicomial, ao contrário do que muitos pensam, faz internações em casos de crise. Foram criados seis CAPS na cidade, uma primeira oficina de trabalho com ex-internos do hospital, uma cooperativa, com residências assistidas, projetos culturais, com destaque para a Rádio TamTam. A mudança de paradigma repercutiu fortemente na grande mídia de São Paulo.

Apesar dos avanços, a luta contra as velhas práticas dos manicômios privados seguia. Paulo Amarante e Santini, este já como subsecretário de Saúde do Estado, fecharam juntos o Hospital de Vargem Alegre, em Barra do Piraí, comandado por um certo dr. Lima. Na saída, receberam ameaças de morte. Além do horror de sempre, a comida dos pacientes no hospital sumia. Indagados sobre a razão do desaparecimento constante dos alimentos, os responsáveis justificaram com a falta de cadeados no almoxarifado. Como havia cadeados nas celas-fortes, foi dada uma ordem para que esses fossem usados na porta da despensa. Santini constatou que a gerência do Vargem Alegre superfaturava o número de internos; na verdade, havia menos da metade do total informado de internos, e as verbas para remédios, roupas e comida eram literalmente saqueadas. Ainda na sua opinião, o diretor do hospital claramente tinha ligações mafiosas na região.

Pouco tempo depois, em outubro, o deputado Paulo Delgado, ligado ao movimento, encaminhou um projeto de lei rascunhado pela área da saúde mental, que foi aprovado na Câmara dos Deputados por voto de liderança. No Senado, o empresariado percebeu a ameaça de ver seu negócio naufragar no resto do país. Criaram, então, uma resistência e tiveram êxito, pois o projeto tramitou desde 1990 e só foi aprovado em 6 de abril de 2001, mas desfigurado, perdendo seu caráter antimanicomial, e com a criação da rede substitutiva. Além disso, não previa sanção para eventuais maus-tratos a pacientes mentais.

Enquanto isso, as vagas nos manicômios brasileiros iam sendo fechadas. Ao longo do processo, pacientes procurados por seus familiares não eram encontrados, pois simplesmente não havia prontuários, não havia registro dos nomes dos internos. Quando alguém perguntava o nome de algum deles, era comum escutar respostas absurdas: "Sou o Chiqueirinho, o Merdinha, o Burrinho etc.". Eles eram despojados de sua identidade. No total, 70 mil vagas foram fechadas, graças ao envolvimento da sociedade e independente de novas leis, como o Programa Nacional de Avaliação do Sistema Hospitalar Psiquiátrico (PNASH) – uma comissão constituída por familiares, usuários, conselhos profissionais etc. As comissões iam aos hospitais e avaliavam, dando notas. Dependendo da situação, o caso era encaminhado para o Ministério Público, como a Casa de Saúde Dr. Eiras, em Paracambi. O MP local autuou de forma severa e fechou o local. O mesmo aconteceu em Barbacena e em todo o país. Uma gigantesca vitória do movimento psiquiátrico sanitário.

A CONSTITUINTE E O SURGIMENTO DO SUS 217

Os avanços do Brasil no campo da saúde mental nasceram na luta pela construção do SUS e é o próprio Paulo Amarante que revela em que patamar o país se encontra hoje:

O Brasil foi no passado muito influenciado pelos argentinos e pela psiquiatria deles. Mas durante a ditadura lá, eles foram dizimados, muitos médicos foram para o exílio, alguns vieram até para o Brasil. Psicanalistas e psiquiatras foram mortos. O meu amigo Gregório Baremblitt teve que sair, pois estourou uma bomba em seu consultório, ele nem voltou mais para casa e saiu do país na mesma hora. Após a ditadura, a psiquiatria argentina se voltou mais para a privada, de consultório. Em 2001, conheci a Hebe de Bonafini, presidente das Mães da Praça de Maio, e Gregório Kazi no Fórum Social Mundial de Porto Alegre, e decidimos criar uma Associação Latino-Americana de Saúde Mental. Já fizemos dez congressos internacionais em Buenos Aires. Começamos a fazer um movimento lá na Argentina. Esse ano, eu trouxe ao Brasil o deputado Leonardo Gorbacz, autor de uma lei inspirada na lei original brasileira e que foi aprovada em 2010. Hoje, a lei deles é muito mais avançada, mas uma política com pouca participação. Lembrando que eles não têm SUS, ou seja, inexiste um processo participativo de âmbito nacional, paritário, com todos os colegiados que o SUS têm, os conselhos de saúde e tudo mais. Mas é um processo promissor.

No Uruguai, foi aprovada, em 2017, a Lei Nacional de Saúde Mental, que é mais avançada ainda. Também algo ainda muito restrito à lei, não há um movimento social de implementação da prática. Mesmo assim, pode ser visto com bons olhos. Nesses dois países, aconteceu recentemente de internos serem devorados por cães. Agora, aos poucos, esse quadro começa a mudar.

A nossa ideia sempre foi de tratar de maneira diferente. Com atividades inclusivas e intensas na área cultural, com oficinas, aberto 24 horas, que atende na crise, inclusive com internações. Hoje, existem milhares de vidas assim, saíram desses manicômios, a maioria não era agressiva, eram apenas pessoas jogadas. Os que não puderam voltar para suas famílias, ou não quiseram, o SUS criou residências. A primeira casa foi na rua Paulo Barreto, em Botafogo, Rio de Janeiro. Era mantida com um orçamento de 6 mil reais e representou menos cinco leitos na Colônia Juliano Moreira. Com assistência médica e acompanhamento terapêutico.

A reforma sanitária na área da psiquiatria é hoje uma referência internacional. Seus formuladores antes viajavam para adquirir conhecimento, hoje, eles viajam para mostrar ao mundo os nossos avanços.

MÃO NA MASSA

A luta pela construção do novo sistema de saúde pública do Brasil também gerou uma plêiade de gestores. Não foram apenas as principais lideranças do movimento que acabaram ocupando cargos em secretarias de Saúde estaduais e municipais. Mais tarde, alguns chegaram ao cargo de ministro da Saúde. Em muitas unidades da Federação, havia representantes do Partido Sanitarista comprometidos com as transformações da saúde de brasileiras e brasileiros. O que acontecera no Brasil era tão relevante que alguns sanitaristas brasileiros passaram a ocupar cargos em organismos internacionais. O recém-criado modelo brasileiro se tornara rapidamente referência internacional.

César Vieira tornou-se diretor de departamento na OPAS nos Estados Unidos. Eduardo Levcovitz se tornou representante da OPAS no Uruguai. Marlow Kwitko foi secretário de Assistência Médica do Inamps de Santa Catarina. Armando Raggio liderou a saúde no Paraná. Tânia Celeste Nunes foi secretária de Saúde na Bahia, e Jackson Costa, em Goiás. Já Francisco de Assis Machado foi secretariar a saúde no município de Vespasiano, em Minas Gerais. A onda sanitarista se espalhou pelo país e se interiorizou. Muitos desses gestores eram nomeados por causa de suas experiências profissionais, e não político-partidárias. Como Luiz Santini, que, entre 1995 e 1996, foi nomeado secretário de Saúde em Nova Friburgo, no estado do Rio de Janeiro. O prefeito Heródoto Bento de Mello, político de direita, estava mais preocupado com a questão técnica do que com a ideológica. A cidade serrana, palco do desastrado plano de Leonel Miranda, viveu uma experiência inovadora. Foi criado o Sistema Integral Informatizado da Saúde – nessa época, a internet ainda era bastante incipiente. Através da Fundação Municipal de Saúde, desenvolveu-se um software que

A CONSTITUINTE E O SURGIMENTO DO SUS   219

cadastrava e marcava consultas por telefone, inclusive através do finado orelhão. Os resultados foram muito positivos: fim das filas, construção de banco de dados social-sanitário, com duzentas mil pessoas portando o cartão do novo sistema. Nova Friburgo se antecipava ao programa do ministro José Serra, que estava implementando o Cartão Nacional de Saúde. A experiência, liderada por Santini e por Carlos Alexandre Bohrer, era tão inovadora que chamou a atenção da jornalista Cora Rónai, em sua coluna no jornal *O Globo*.

A construção do SUS deixou como legado uma geração de gestores que ainda hoje, em 2023, continua influenciando os destinos da saúde pública do país.

AS PERDAS

Luiz Santini considera que na criação do SUS foram cometidos alguns erros capitais. Equívocos feitos em nome da descentralização e da municipalização – essa última uma estratégia política fundamental.

O primeiro erro foi o fim da Fundação Serviço Especial de Saúde Pública (FSESP). Ela atuava basicamente nos estados do Norte e do Nordeste, mesclando atenção primária, educação sanitária, saneamento e controle de doenças transmissíveis. Foi pioneira na odontologia sanitária. Apesar de ser uma estrutura centralizada, estava presente até em estados do Sul e do Sudeste. Foi muito bem-sucedida no controle da malária, sem descuidar da febre amarela, tuberculose, hanseníase. Segundo Eduardo Costa, foi a FSESP que introduziu inovações pioneiras que não se limitaram à organização da assistência médico-sanitária em pequenas comunidades, mas também aos procedimentos de combate a grandes endemias, com treinamento de pessoal e organização de laboratórios nos postos de saúde, articulados na vigilância sanitária ao Instituto Evandro Chagas (IEC). Sua atuação foi decisiva para a erradicação da bouba, do tracoma e da varíola na virada dos anos 1960 para os 1970. A FSESP agia nos municípios afastados dos centros urbanos.

Durante o governo Collor, a FSESP foi extinta com a reforma administrativa. Um novo órgão a substituiu, a Fundação Nacional de Saúde (Funasa), com sede em Brasília. A Funasa é o resultado da fusão da Superintendência de Campanhas de Saúde Pública (Sucam), originalmente Departamento Nacional de Endemias Rurais (DENERu), com a Fundação SESP. Isso, de certo modo, desarticulou uma estratégia que historicamente contribuiu para o controle e até mesmo eliminação de algumas doenças transmissíveis e de alta incidência e letalidade no Brasil. A Funasa coordenou até 2003 o bem-sucedido Programa Nacional de Imunizações. Mesmo fazendo parte da estrutura do Ministério da Saúde, não dialogava com a Fundação SESP, que, ao ser incorporada, levou um batalhão de 60 mil guardas, todos contratados com carteira assinada e que, de repente, viraram estatutários. A Sucam também realizava obras de infraestrutura sanitária em mais de 300 municípios. Isso permitia que o órgão fosse usado por políticos. Emendas parlamentares que favoreciam a Funasa não necessariamente tinham vínculos com a política de saúde do próprio ministério. "Havia um cartel na Funasa só para comprar inseticida contra a dengue. Eu municipalizei um hospital na Bahia seguindo a lógica de criação do SUS, nova encrenca", contou o ex-presidente da Funasa, Januário Montone, que também foi secretário municipal de Saúde e de Gestão de São Paulo e ex-diretor-presidente da ANS.

Outro erro, segundo Santini, foi a incorporação do Inamps pelo Ministério da Saúde. Um tema que dividiu as opiniões do Partido Sanitário. Havia um racha no próprio movimento sanitário: uns defendiam o Inamps na Saúde e outros eram contra. Para Sonia Fleury, isso acabou se transformando em uma disputa por espaço dentro do Partido Sanitário. Hésio Cordeiro, em entrevista para a revista *Radis* da Fiocruz, foi bem claro:

Isso foi sempre uma divergência minha com a Sonia Fleury. Ela fazia parte do grupo liderado pelo Sérgio Arouca, que pretendia que a reforma se iniciasse pelo alto, com a incorporação do Inamps ao Ministério da Saúde. Saraiva Felipe e eu defendíamos o contrário, a reforma deveria começar por baixo, pelos municípios e pelos estados. O Inamps seria a última estrutura

A CONSTITUINTE E O SURGIMENTO DO SUS

a desaparecer. Não foi o que ocorreu. Na esfera política, o então ministro Raphael de Almeida Magalhães ficou entusiasmado com a proposta de transferir as instituições municipais e estaduais para o âmbito das Secretarias de Saúde e não o inverso. Fazer a fusão do Ministério da Saúde e do Inamps poderia gerar um monstro burocratizado, a centralização poderia retardar mais a própria reforma sanitária. Foi uma divergência estratégica naquele período.[8]

A questão da transferência do Inamps tinha outras nuanças, como conta Eduardo Jorge:

> A batalha da incorporação do Inamps no Congresso foi épica. A direita e a esquerda eram contra. A direita queria seguir no controle do Inamps nos estados e a esquerda comprara a briga dos sindicatos do setor público, estruturados nacionalmente, que sabiam que a descentralização seria também perder poder.

O gigantesco Inamps acabou comprimido no diminuto Ministério da Saúde. A construção da nova estrutura descentralizada pelas secretarias estaduais e municipais seria um enorme desafio. Só um estado da Federação tinha uma Secretaria de Saúde com vigor para o desafio: a paulista.

Tais erros talvez fossem mesmo inevitáveis, dada a correlação de forças políticas locais e regionais, com uso clientelista e, muitas vezes, esquemas de corrupção. Mas perder o conhecimento acumulado, a experiência e a força de trabalho capacitado dessas organizações foi um equívoco, com repercussões importantes no processo de implantação do SUS, tanto para o controle de doenças transmissíveis quanto para a gestão da rede hospitalar própria e conveniada.

7. O SUS paulista

Em 1968, Santini decidiu fazer a especialização em cirurgia e foi ao Congresso Internacional de Cirurgia, em São Paulo. O chefe do departamento de cirurgia, José Hilário, incentivava muito seus alunos. Era um grande médico e excepcional marqueteiro dele mesmo. Um grupo de acadêmicos da UFF, estimulados pelo professor, foi para a capital paulista, Santini nem conhecia a cidade. Era a primeira vez que o menino da roça participava de um evento de grande porte, num hotel, usando terno – uma sensação de progresso. Tinha gente de todas as partes do mundo, o ambiente era sofisticado.

O jovem aluno assistiu a muitas conferências:

> Uma delas me chamou a atenção: transplante de fígado. Eu sabia da existência de transplante do coração por conhecer o trabalho do dr. Euryclides Zerbini, que realizou o segundo transplante desse tipo do mundo. Ele estava lá, humilde, simples. O dr. Silvano Raia, que fez uma apresentação muito impactante – do ponto de vista tecnológico e de conteúdo – sobre transplante de fígado, era um jovem cirurgião, bem-vestido para fazer sua apresentação. Era um estudo experimental realizado em porcos, com possibilidade de transplante em seres humanos. Era o futuro. E o futuro era São Paulo.

Mais tarde, no I Congresso Brasileiro de Terapia Intensiva, no Rio de Janeiro, Santini teve de novo a mesma sensação. *Choque* era um termo novo, estágio de falência aguda da circulação, um estado clínico recentemente descrito. Antes, as pessoas morriam disso sem que os médicos soubessem o que tiveram do ponto de vista fisiopatológico. Médicos americanos conseguiram reverter quadros assim. Inclusive, o tratamento que se utilizava aqui era errado. E os paulistas já estavam metidos com as técnicas mais modernas.

Aos poucos, alguns colegas da UFF começaram a ir para São Paulo. Otoni Moreira Gomes, com quem trabalhara na enfermaria 32 da Santa Casa do Rio, e Gladistone de Lima Sousa, contemporâneo de HUAP, foram para fazer residência em cirurgia cardíaca. Eles contavam sobre os avanços em curso. Os paulistas tinham um projeto para a saúde ligado ao desenvolvimento tecnológico e científico da medicina que nem o Rio nem o resto do Brasil tinham.

Anos mais tarde, quando o movimento sanitário se articulou, havia má vontade em relação à tecnologia. Os sanitaristas também inventaram a nomenclatura "modelo hospitalocêntrico", desqualificando a atividade hospitalar. Em nome da valorização da atenção primária na saúde. Em São Paulo, não houve essa desvalorização. Foram criados mecanismos para financiar o desenvolvimento. A USP apoiou os projetos de desenvolvimento de cirurgia experimental dos professores Silvano Raia, Euryclides Zerbini e Adib Jatene. No Hospital das Clínicas, havia uma espécie de oficina para desenvolver tecnologias, como um tipo de oxigenador para realização de cirurgias com circulação extracorpórea, que leva o nome de seu criador, o professor Jatene. Criaram o modelo da Fundação de Apoio, uma bolsa paulista para apoiar desenvolvimento tecnológico. Depois, eles a usaram para desenvolver o InCor e o Instituto Dante Pazzanese de Cardiologia. Outro aspecto diferente era a atuação da Fundação de Amparo à Pesquisa do Estado de São Paulo (Fapesp). Ela foi criada no início da década de 1960 muito em função da mobilização de professores, como o zoólogo e compositor Paulo Vanzolini, que fora aos Estados Unidos conhecer o modelo das fundações Guggenheim e Ford. A conjunção de iniciativas pioneiras da USP com os mecanismos de financiamentos do estado, a pesquisa médica e a medicina paulista deram um salto de qualidade.

Enquanto isso, o estado do Rio de Janeiro não aproveitou nem a rede que tinha, muito maior que a paulista.

O SUS PAULISTA 225

Após a criação do SUS, apenas dois estados lidaram de forma distinta com as suas estruturas de saúde. O Rio de Janeiro, que herdara a rede federal do tempo em que a cidade fora a capital, nunca conseguiu uma articulação com as universidades locais. Já em São Paulo, havia uma estrutura organizada por conta de gestões eficientes de secretários de Saúde. Outro diferencial foi o papel da Universidade de São Paulo. A USP se transformou em um importante centro de desenvolvimento tecnológico, que acabou se espalhando pela rede de hospitais estaduais.

Existe uma explicação histórica para que o modelo de São Paulo tenha suplantado a bem-estruturada rede de hospitais cariocas. Dois personagens que são contemporâneos, o gaúcho Mario Kroeff, que morava no Rio de Janeiro, e o paulista Antônio Prudente, foram na mesma época para a Alemanha estudar câncer, uma doença pouco conhecida até então no Brasil. No Brasil dos anos 1920-1930, esperava-se o paciente morrer dedicando-lhe algum conforto, quando possível. Faziam tratamentos paliativos, para tratar a dor, geralmente inadequado e insuficiente. Mas, na Alemanha, estavam desenvolvendo técnicas cirúrgicas e de radioterapia para o tratamento de câncer. Já havia aplicação de radioisótopos.

Mário Kroeff e Antônio Prudente percorreram caminhos distintos quando voltaram. Mário era próximo de Getúlio Vargas, foi para a capital e criou o Centro de Cancerologia do Rio de Janeiro, cujo modelo de financiamento, gestão e organização era estatal.

Antônio Prudente, em São Paulo, desenvolveu a mesma proposta, mas com capital de empresários, ou seja, um modelo filantrópico. Sua esposa, Carmen Prudente, foi a responsável pela captação do dinheiro, obtendo recursos com o comendador Martinelli e a sociedade civil. Essa é origem do A. C. Camargo, um hospital privado filantrópico de câncer. As duas instituições definiram os modelos das duas cidades, caracterizando, lá na frente, o SUS paulista e o carioca. A partir daí, começaram as diferenças perceptíveis até hoje. A participação do setor privado filantrópico — e, mais tarde, do privado puro e simples — e a mobilização da sociedade paulista criaram um sistema muito mais eficiente, baseado na cultura de captação de recursos privados.

ALTA TECNOLOGIA

Muitos leitores do século XXI provavelmente nunca ouviram falar nos cardiologistas Euryclides de Jesus Zerbini e Adib Jatene. O primeiro, professor da USP, começou a ficar conhecido quando, em 1960, realizou no Hospital São Sebastião, no Rio de Janeiro, uma complexa cirurgia de comunicação interauricular de coração, considerada, então, uma anomalia congênita de difícil normalização. Foi um sucesso. Ele e sua equipe, que contava com a esposa, a médica Dirce Costa Zerbini, foram aos poucos transformando o Hospital das Clínicas de São Paulo em um centro importante de cirurgias cardíacas. Zerbini começara a vida profissional na Santa Casa, fazendo cirurgias gerais e, depois, torácicas. Foi no Hospital São Luiz Gonzaga, em Jaçanã, zona norte da capital paulista, que, ao acaso, realizou sua primeira cirurgia cardíaca. Durante a Segunda Guerra Mundial, ele passou uma temporada de estudos nos EUA. De volta ao Brasil, nos anos 1950, Zerbini se tornou cirurgião cardíaco.

Em 1967, no dia 3 de dezembro, o cirurgião sul-africano Christiaan Barnard assombrou o mundo realizando o primeiro transplante cardíaco do mundo. O médico instantaneamente se tornou uma celebridade internacional. Poucos meses mais tarde, em 26 de maio de 1968, o dr. Zerbini realizou no Hospital das Clínicas de São Paulo o segundo transplante do mundo usando uma técnica diferente. A repercussão foi tremenda. O próprio Barnard, que estava na Espanha, falou: "Não me surpreendi!" Na Argentina, a notícia estampou a capa dos principais jornais e o mesmo aconteceu em Portugal, Bélgica e Holanda. Tanto o deputado Fauze Carlos, presidente da Comissão de Saúde da Alesp, quanto o prefeito de São Paulo, Faria Lima, festejaram, pois perceberam que a cidade acabava de se tornar um centro médico-científico importante.

Um dos discípulos do dr. Zerbini, o acriano Adib Jatene, seguiu mantendo o alto nível da cardiologia paulista. No fim dos anos 1950, ele trabalhava no Hospital das Clínicas e no Instituto Dante Pazzanese da Secretaria Estadual de Saúde. No HC, criou um laboratório experimental

O SUS PAULISTA

que, mais tarde, virou o Departamento de Bioengenharia. Antes de substituir o dr. Zerbini, em 1983, no Instituto do Coração, organizou no Dante Pazzanese a Oficina de Bioengenharia, na qual foram desenvolvidos vários instrumentos e aparelhos. Anos mais tarde, a Oficina se transformaria no Centro Técnico de Pesquisas e Experimentos. Em 1979, Jatene se tornou secretário de Saúde do Estado e, depois, ministro da Saúde de dois presidentes, Collor e Fernando Henrique Cardoso – sem nunca parar suas atividades como médico.

Outro legado técnico médico-científico foi o Instituto Dante Pazzanese de Cardiologia, que é hoje apoiado pela Fundação Adib Jatene. O hospital público se destaca, segundo seu website,

> não só pela introdução de inúmeras técnicas diagnósticas e terapêuticas como pelas pesquisas pioneiras realizadas, resultando em técnicas importantes como a cirurgia para Correção Anatômica das Grandes Artérias (Cirurgia de Jatene) e Reconstrução Geométrica do Aneurisma de Ventrículo Esquerdo, desenvolvidas pelo prof. dr. Adib Domingos Jatene. Outra técnica desenvolvida na Instituição pelo prof. dr. José Eduardo M. R. Sousa foi a utilização de Stents Recobertos com Fármacos para prevenir reestenoses em artérias coronárias.[1]

Esse modelo tecnológico exclusivo de São Paulo foi o responsável pelo surgimento de uma cultura de financiamento de determinados hospitais. Ana Maria Malik, médica e professora titular da Escola de Administração de Empresas de São Paulo da Fundação Getulio Vargas (EAE-FGV), descreveu aos autores como se dava o processo e como ele enriquecia o sistema público:

> Na USP, a unidade da Faculdade de Medicina que fazia os transplantes de fígado era chamada jocosamente de NASA, pois tinha fontes de financiamento, era fisicamente um lugar diferenciado. O mesmo acontecia com o Instituto do Coração após o transplante do dr. Zerbini. Ele conseguiu fontes de financiamento e transformou aquilo num centro pujante de pesquisa e assistência. Esses pacientes, em seus pós-operatórios, careciam de cuidados especiais, assim nasceram as UTIs no HC, e só depois isso pulou para os

hospitais privados. Leitos muito caros, pois necessitavam de mais pessoal. Assim foram criadas duas unidades do HC de cuidados progressivos: o Hospital Auxiliar de Cotoxó, que ficava perto do prédio central do HC, que recebia pacientes cuja perspectiva era de internação de mais de uma semana até um mês. Aí fizeram uma outra unidade, o Hospital Auxiliar de Suzano, na grande São Paulo, para pacientes que precisariam de mais de um mês. Essa era forma de utilizar de forma mais lógica os leitos do HC.

OS AVANÇOS SANITÁRIOS

Os avanços paulistas não se limitam à questão tecnológica. Quem conta é o médico e ex-secretário de Saúde de São Paulo durante a gestão de Luiza Erundina (1989-1993), Eduardo Jorge:

> Na área assistencial, temos uma herança preciosa com a filantropia portuguesa das santas casas. Aqui em São Paulo, na primeira cidade fundada, fizeram a Igreja, a Câmara e a Santa Casa. Portanto, temos uma tradição tanto de assistência como de participação da sociedade civil [...] recebemos dos nossos colonizadores. Não é só na área de saúde, mas em outras áreas nós temos que valorizar o nosso passado.[...] Não herdamos só problemas, temos motivos para nos orgulhar.
>
> Mesmo no tempo da ditadura, já havia uma certa consciência de todos, inclusive dos militares, que a situação não podia continuar [... com grande parte da população sem nenhum direito. Era algo intolerável e insustentável e o próprio regime militar sabia disso. Tanto que esse tema já era debatido por todos. [...] Com o enfraquecimento da ditadura e a abertura lenta e gradual do general Geisel, esse debate foi sendo aprofundado na esfera federal, nos estados, nas universidades, nos partidos políticos. Isso foi ao fim dos 70.
>
> Eu fiz o concurso para a residência de Medicina Preventiva da USP e o nosso professor era o queridíssimo baiano Guilherme Rodrigues da Silva, um sujeito maravilhoso. Isso foi em 1974. Nessa época, havia um intenso debate teórico de quem teria o comando da reforma sanitária, se a Previdência ou a Saúde.

O Rio era a capital da saúde por conta da Fiocruz. Aqui em São Paulo [...] tivemos na Secretaria Estadual de Saúde, a maior do Brasil, um secretário muito importante, Walter Leser. Ele comandou a secretaria duas vezes, no início e no fim da década de 1970. Já em sua primeira passagem, ele fez uma grande reforma administrativa na direção da atenção universal, organizando a Secretaria em Centros de Saúde, hierarquizados de acordo com a complexidade, dividiu o estado em distritos e organizou vários programas.

Em sua segunda passagem pela Secretaria, ele decidiu contratar 500 sanitaristas para sacudir essa estrutura. Ele foi buscar essas pessoas, homens e mulheres, nas residências das universidades de São Paulo, Campinas, Botucatu e Ribeirão Preto. O maior secretário de toda a história! Dizia que se tivesse demanda, criaria a carreira de sanitarista com dedicação exclusiva, 40 horas semanais, para dirigir a Secretaria. Também foi feito um convênio com a Faculdade de Saúde Pública da USP para manter a formação de sanitarista. Assim, foram formados 500 sanitaristas em poucos anos. Eu fui da primeira turma, fevereiro de 1976. Essa proposta, deixar de ser médico para entrar na burocracia do Estado e ser absorvido pela máquina, não foi bem recebida pelos professores, que não acreditavam isso.

Os residentes mais jovens logo compraram a ideia. O projeto foi mandado para a Assembleia e aprovado e depois aconteceu um concurso. A primeira turma de cinquenta alunos tinha gente de todo o Brasil, com maioria de paulistas. Esses jovens de 25 e 26 anos passaram a comandar os centros e os distritos de saúde de São Paulo e o departamento mais importante da secretaria.

Outro grande secretário na fase pré-SUS foi o dr. Adib Jatene, no governo de Paulo Maluf. Mas quando ele entrou, já havia muita mobilização por reformas. O "príncipe" dos especialistas ia nas assembleias populares. Eu era de uma das regiões mais pobres do estado, Itaquera e São Mateus. A minha mulher ia para um local ainda mais pobre, Guaianases. Nós fomos morar lá por questões ideológicas. A mobilização pela saúde em São Paulo era muito forte, principalmente na zona leste, local bem pobre. O dr. Jatene, com toda a sua elegância, ia nas assembleias, subia nos caminhões, discutia com as mulheres do movimento. Eu fiquei eternamente apaixonado pela elegância, pela democracia e pela sua tolerância. A sua sensibilidade e a agressividade, em alguns momentos da mobilização, geraram uma síntese extraordinária. Ele determinou o planejamento para toda a região metropolitana e ocorreu uma grande reestruturação do atendimento.

A zona leste, que era enorme e habitada por milhões de pessoas, tinha um único hospital. Depois, na mudança de governo para os braços do PMDB com Franco Montoro, o secretário de Saúde João Yunes deu continuidade. Tudo isso pré-Constituinte.

Na zona leste de São Paulo, em 1978 e, depois, em 1980, os movimentos elegeram os representantes dos Conselhos de Saúde. Isso foi fundamental no processo da Constituinte. Isso até então era só teórico, mas as mulheres de um bairro, Jardim Nordeste, da região leram o regulamento da Secretaria de Saúde e viram que havia a formação dos tais conselhos. Elas foram falar com o dr. Walter Leser, e ele deu apoio. Publicou o resultado que nem cumpria todas as exigências regimentais. Esse caso se espalhou como boato e, dois anos mais tarde, quinze novos Conselhos tinham se organizado.

Outro diferencial do estado de São Paulo tem a ver com a chegada dos imigrantes, entre os séculos XIX e XX. Várias colônias construíram seus hospitais para atender os compatriotas. Foi assim que nasceram a Beneficência Portuguesa, em 1859, o alemão Oswaldo Cruz, em 1897, o Sírio-Libanês, em 1965, e o Israelita Albert Einstein, em 1971. Hoje, eles representam o que existe de mais moderno em termos de gestão e medicina no Brasil. Junto com o Hospital do Coração (HCOR), recebem tratamento diferenciado do SUS. Desde 2009, o Programa de Apoio ao Desenvolvimento Institucional do Sistema Único de Saúde (Proadi-SUS) financia projetos de capacitação de recursos humanos, pesquisa, avaliação e incorporação de tecnologias, gestão e assistência especializada demandados pelo Ministério da Saúde. Não chega a ser exclusividade paulistana, pois o Hospital Moinhos de Vento de Porto Alegre também faz parte do programa. Mas é um exemplo de como a medicina de São Paulo se distanciou das demais.

Nos últimos catorze anos, esses hospitais receberam perto de 8 bilhões de reais em recursos do Sistema Único de Saúde e, através de 750 projetos, transferiram expertise para a saúde no sentido de fortalecer o SUS: redução de filas, qualificação de pessoal, pesquisas na área da saúde e melhoria de gestão de hospitais públicos e filantrópicos.

A GESTÃO EM SÃO PAULO

Em 1957, o professor Jairo Ramos, que presidiu a Associação Paulista de Medicina e a Associação Paulista de Hospitais, alertou para a necessidade de profissionalização das equipes das santas casas e de aperfeiçoamento do modo de atendimento dos pacientes. Diante dos desafios financeiros para acolher os pacientes gratuitos, ele disse que era hora de procurar novas formas de financiamento com as Caixas e Institutos de Previdência. Também disse que era importante obter recursos com o estado como única forma de evitar que as santas casas abandonassem seu caráter filantrópico e assumissem caráter meramente comercial. Portanto, em São Paulo, as santas casas se anteciparam de certa forma buscando soluções que depois aconteceriam com a implementação das AIS e o próprio SUS. O pioneirismo influenciou o próprio ensino médico, uma vez que era nessas instituições que muitos estudantes de medicina, e de enfermagem, se formavam.

Até pouco tempo, os leitos dos hospitais filantrópicos de São Paulo representavam um total de 54% dos leitos do estado, espalhados entre aproximadamente 400 hospitais. A média brasileira de internações nas santas casas é de 40%, bem abaixo da média paulista, de 57%. As sugestões feitas pelo professor Jairo Ramos de modernização do sistema não foram em vão. Os gestores de São Paulo profissionalizaram a gestão. Muitas santas casas tinham sido cooptadas por médicos ou grupos de médicos que gerenciavam os hospitais em causa própria. Havia também o caso de hospitais totalmente desarticulados por ilhas de interesses privados, o que tornava a gestão impossível. Com o avanço da tecnologia, o atendimento ambulatorial foi ampliado e o número de leitos diminuiu, modificando o perfil assistencial. O arcaico modelo de gestão, as mesas provedoras, foram, em muitos casos, substituídas por conselhos com a participação da comunidade, permitindo maior transparência.

Em 1998, no estado de São Paulo, foi implementado um novo modelo de gestão do SUS com as entidades filantrópicas através de Organizações Sociais de Saúde (OSS). O objetivo era ter unidades autônomas e com agilidade gerencial. Uma lei aprovada pela Alesp permitia a entrada delas, desde que tivessem experiência em gestão hospitalar e fossem sem fins lucrativos. Além disso, os hospitais geridos por OSS só poderiam atender pacientes do SUS. Ao mesmo tempo, ficou estabelecido que a gestão seria transparente e que os hospitais obrigatoriamente seriam monitorados por comissões, sendo uma delas específica de avaliação. Segundo uma publicação do governo de São Paulo, *Os hospitais filantrópicos do século XXI e o SUS*, "a remuneração se daria de acordo com as características de atendimento, um orçamento de custeio prefixado, com uma parte fixa e outra variável, baseado em um sistema de custos de produção de altas e procedimentos das principais áreas de atuação do hospital e em indicadores de organização de serviço, qualidade e eficiência".[2] Essa nova relação se mostrou positiva. Seis anos mais tarde, em 2004, dezesseis OSS eram responsáveis por 42% das internações em todo o estado de São Paulo, com custo médio 16% mais barato que o dos hospitais geridos pela Secretaria de Saúde, e produtividade 42% maior.

Januário Montone, em seu depoimento, contou como se deu na prática a construção de um modelo diferente do resto do país:

> A estrutura que existe em São Paulo não existe em nenhum outro lugar. Muito por conta de seu poderio econômico, o estado atraiu a maioria das instituições de saúde e dos médicos, tendo a metade dos especialistas do Brasil, a melhor estrutura física, os grandes hospitais públicos, filantrópicos e privados; uma estrutura muito parruda. Como secretário, eu podia escolher os parceiros. Quando assumi no estado, já existiam 25 hospitais gerenciados por OSS. Eram parceiros de alto nível da Unifesp, da USP e de grandes hospitais privados. Eram OSS com boa reputação e eu fui atrás delas.
>
> Eu fazia palestras falando do modelo do SUS paulistano. Falei isso num Congresso em Recife sobre o SUS Paulistano e encarei sorrisos amarelos [...]
>
> Nosso grande avanço foi *territorializarmos* o modelo de OSS. [...] Pegávamos uma região com um determinado número de unidades – UBS, ambulatórios etc. – e colocávamos tudo num pacote só para ser gerenciado por uma Organização Social. Havia também uma estratégia anterior, graças ao Jatene, de saúde da família [...] Esse programa paulistano só tinha

O SUS PAULISTA

parceiros e era feito sem funcionários públicos. Lembro da Associação da Saúde para a Família que foi fundada pelo Jatene que atendia uma parte do município.[...] Logo, eram entidades fortes, com uma trajetória bem-sucedida e retaguarda financeira e política.

Quando eu assumi a secretaria, a discussão era para implantar um modelo de OSS; eu não podia tirar dinheiro do que já existia, mesmo sendo muito precário. Mas eu não colocaria dinheiro novo em coisa antiga. Então "[...] foi feito um acordo com o prefeito e nós aumentaríamos as despesas do SUS para implantar um modelo novo. Toda a expansão da rede [do SUS] foi feita com as OSS. Quais foram os nossos resultados? Tivemos um crescimento do acesso da rede municipal. Eu entrei com uma rede de 500 unidades e saí da prefeitura com mais de mil unidades. Entraram 40 mil novos profissionais de saúde, todos via Organizações Sociais. Concursos, só para resolver questões residuais. Isso mudou o patamar em volume de consultas e exames. A grande vantagem foi permitir a diminuição de tempo entre a decisão e a ação, uma das maiores tragédias do setor público. Esse tipo de organização permitia uma resolução eficiente dos problemas.

O atendimento a pessoas em situação de rua é um bom exemplo. Tínhamos uma estratégia baseada no atendimento de saúde da família; uma equipe com médico, um enfermeiro, dois auxiliares de saúde e seis ou oito agentes, que não tinham casas para visitar e, portanto, percorriam regiões do centro, inclusive da Cracolândia. [...] Em dois anos, eles passaram a aceitar o tratamento de questões físicas. Só que não havia local para levar essas pessoas nessa região. No modelo OSS, era possível montar um centro de atendimento e colocá-lo em funcionamento. À medida que iam aparecendo novos problemas, essa fórmula admitia a rápida resolução. Isso permitia até cometermos erros, pois só quem avança erra. Algumas unidades que não funcionaram bem eram simplesmente fechadas. Quase como uma empresa privada, com direção pública. Pelo caminho tradicional os erros não conseguem ser corrigidos de forma imediata. Todos os nossos indicadores melhoraram nos 96 distritos da cidade, a maioria conseguiu ficar com um dígito de mortalidade infantil, entre outros indicadores.

Mas nem todas as unidades com OSS funcionam e a culpa é do Ministério da Saúde, que nunca assumiu a lei que criou as OSS como política pública na área da saúde. Em São Paulo, elas só foram implantadas porque o dinheiro não vinha do SUS. Tudo foi feito com verba do tesouro estadual e, mesmo assim, fui acusado de desviar verbas. O Ministério Público dizia que era proibido fazer novas organizações sociais. Em São Paulo, eu tinha retaguarda para enfrentar essas questões. O Ministério nunca se dignou a dizer o que era uma OSS na área da saúde, o seu funcionamento, quem pode e quem não pode ser. Mesmo aqui, temos muitos escândalos com elas. Tem empresário que "compra" uma Santa Casa e usa para fazer maracutaia com fachada de organização social. Falta uma liderança que transforme isso em uma coisa séria. O problema não é o modelo.

Existe uma legislação que diz que o estado que tem lei de OSS não precisa fazer licitação; isso já inviabiliza um padrão nacional. Em cada ente federativo, existem situações diferentes. Em todos os escândalos pelo Brasil, sempre o gestor tem participação, a OSS não desvia sozinha. Em nenhum caso de OSS o atendimento ficou pior do que era, até quando houve roubo. Incrível, mas tudo que funciona bem no SUS não funciona nas regras gerais de administração pública. Inca, InCor, Rede Sarah, e Icesp em São Paulo, todos eles têm um diferencial em relação ao padrão. Um é Fundação, o outro é OSS, um serviço autônomo, nenhum deles vai na batidinha do gestor público.

Tem um *case* que considero exemplo de que o gestor público não é incompetente, mas não tem ferramentas. Um dos hospitais que virou organização social aqui em São Paulo, um pequeno estabelecimento infantil, pouco mais de cem leitos, Menino Jesus, na região do Bixiga, muito tradicional e uma pérola arquitetônica. Sempre foi bem-avaliado e tinha uma espécie de parceria com o Hospital Sírio-Libanês. O diretor era muito querido. O contrato de gestão foi para o próprio Sírio-Libanês, em 2008. Hoje, ele é top, top de linha, e faz coisas que nem imaginava fazer. Operam lábio leporino que, até pouco, era uma cirurgia que nem era feita na capital, apenas em Bauru. O mais incrível: o diretor segue sendo o mesmo! Só mudaram as regras. Se precisa contratar, ele contrata, e nunca falta pessoal nos plantões. A gestão do Einstein consegue colocar pediatra no domingo de noite no bairro mais violento de São Paulo, que é o Jardim Ângela, no hospital que ele gerencia lá.

Hoje é necessário mudar o sistema de controle e, para fazer isso, é preciso acreditar que aquilo também é modelo do SUS. O PT aprendeu bastante, o Haddad começou a campanha dizendo que ia acabar com as OSS e depois mudou o discurso falando em melhorar o modelo. Ao fim do seu mandato, ele tinha piorado o modelo, mas não acabou com ele. Trouxe novas OSS e até uma que é muito famosa no Rio de Janeiro, o Iabas.

Não que esse modelo não seja criticado. Ainda hoje, muitos sanitaristas que participaram da reforma sanitária não veem com bons olhos a presença do setor privado atuando no público. Ary Miranda lembra que, de tudo que se gasta hoje no Brasil com saúde, 42% são públicos, o resto é privado. Alguns países capitalistas, a França e o Canadá, por exemplo, gastam pelos menos 75% com o setor público. A Inglaterra gasta 85%. Em comparação com os países da região, Argentina, Chile, Colômbia, nossos gastos são os menores. Nosso financiamento não é compatível com o tamanho do sistema. Miranda também critica a política de contratação de OSS realizada pela prefeitura do Rio de Janeiro. "Eduardo Paes construiu novas unidades de atendimento e repassou para as OSS."

A dra. Ana Maria Malik aponta também que o modelo tecnológico paulista gerou uma concentração de hospitais em uma única região da cidade de São Paulo, no entorno da avenida Paulista, indo do HC até a Beneficência Portuguesa. Também criou a ideia de que tecnologia é sinônimo de aparelho caro e sofisticado. A médica paraense Angelita Habr-Gama, uma das cientistas mais renomadas do mundo, criou um tratamento de câncer retal revolucionário, isso é avanço tecnológico. Saber usar o equipamento de proteção individual, o famoso EPI, é tecnologia. Desenhar um bom modelo de saúde alocando recursos e equipamentos para os locais certos também é tecnologia. Portanto, a experiência paulista do SUS pode contribuir para o aperfeiçoamento do sistema em todo o Brasil.

8. INCA

Em 2012, no centro do Rio de Janeiro, entre as ruas Conselheiro Josino, Washington Luís e a avenida Henrique Valadares, começou a ser demolido o velho prédio do Hospital dos Servidores, o Instituto de Assistência dos Servidores do Estado do Rio de Janeiro (Iaserj). Em seu lugar, nasceria o campus do Instituto Nacional de Câncer (INCA). O empreendimento só foi possível após uma difícil negociação entre o estado e a União. Em sua nova casa, um terreno de 14 mil metros quadrados, o Instituto reuniria em um só lugar centro de pesquisas e atividades distribuídas por dezoito unidades. Seria um marco na nova política do controle do câncer no país. Além disso, as novas instalações pretendiam envolver a revitalização dessa decadente parte da cidade. À frente do projeto estava Luiz Santini, que, desde 2005, chefiava o INCA e tinha colocado o Brasil em um outro patamar na questão do câncer. As novas instalações estavam orçadas em 500 milhões de reais, em valores da época.

No entanto, no início de maio de 2015, durante o governo de Dilma Rousseff, a secretária de Atenção do Ministério da Saúde, Lumena Furtado, visitou o INCA. Ela percorreu alguns setores do hospital, conversou com funcionários e, no fim do dia, de forma inesperada, comunicou a demissão de Santini. Era o fim de uma gestão modelo que começou a ser desenvolvida por Temporão, em 2003, e que teve continuidade, a partir de 2005, com Santini no comando e que ajudou a mudar o quadro da saúde do Brasil com a redução do número de fumantes, o avanço na questão do câncer de mama e de colo do útero. O Instituto vinha sendo esvaziado desde a chegada de Arthur Chioro ao Ministério da Saúde durante o segundo

238 SUS: UMA BIOGRAFIA

mandato da presidenta. Ele simplesmente tirara o assento do INCA no colegiado gestor do Ministério.

De acordo com Santini:

> Durante todo o tempo em que participamos da gestão no Ministério da Saúde, jamais tive uma conversa pessoal com o ministro ou recebi sua visita no INCA. Sinceramente, não sei qual o motivo de tamanha discriminação em se tratando de uma unidade de referência nacional e internacional. Com um projeto de expansão moderno e premiado internacionalmente do ponto de vista de *design* hospitalar inovador que, aparentemente, o ministro desconheceu.

Minha suposição é que durante o período em que foi interventor no INCA, após a gestão de Jamil Haddad, em 2003, colecionou atritos com o corpo técnico do Instituto e, principalmente, com a Fundação Ary Frauzino, que tinha uma forte parceria com o INCA na assistência, na prevenção e na pesquisa.

Hoje, a gigantesca área onde seria a nova sede está abandonada e tomada pelo mato. Os vizinhos temem que seja ocupada por marginais. Desde a saída de Santini, que tocava o projeto das novas instalações, nada foi feito.

O INCA sempre conviveu com dificuldades orçamentárias. Durante a gestão do ministro Leonel Miranda, no fim dos anos 1960, houve um plano de privatizar o hospital – seria um modelo para o governo replicar em toda a rede federal. O plano só não foi adiante porque houve uma forte reação. Em 6 de maio de 1969, o professor Adayr Eiras de Araújo, do Serviço Nacional do Câncer, e o diretor do INCA, Jorge Marsillac, foram chamados ao gabinete do ministro para serem informados sobre o processo de privatização. Foi uma surpresa, pois Leonel Miranda havia prometido aos dois que isso nunca aconteceria. Na mesma hora, Marsillac pediu demissão, mas o ministro não aceitou. Então, resolveu mandar o pedido por carta registrada. Argumentava "que o fazia para não ver malbaratados quarenta anos de fiel dedicação à causa pública".[1] O pedido de demissão de Marsillac causou repercussão muito negativa nos meios médicos e obrigou o ministro a frear sua sanha privatista

Na sequência, em 1971, o hospital entrou para o âmbito do Ministério da Saúde, ou seja, braço pobre do sistema público. No fim da década, a crise de recursos atingiu um patamar mortal e na sequência, graças às boas relações do então diretor Ary Frauzino com o superintendente do Inamps, Nildo Aguiar, foi montado um sistema de cogestão. A remuneração se baseava em um plano de ação definido por distintas atividades. A dra. Beatriz Aguiar relembrou:

> Em 1980, o Nildo foi para o INCA, com Ary Fauzino, o hospital estava em uma situação difícil e dentro do Ministério da Saúde. Estava sem verba e desestruturado. O quadro de pessoal era muito precário, com poucos médicos, enfermeiras e auxiliares para 250 leitos. A falta de estrutura era desanimadora. Mas ele descobriu, junto com o diretor da Divisão de Doenças Crônicas e Degenerativas do Ministério da Saúde, dr. Edmur Pastorello, e a ajuda de um procurador, que a Campanha Nacional do Câncer estava desativada desde 1977. Acabou que reativaram a Campanha do Câncer e da psiquiatria. O Nildo abraçou as duas campanhas.
>
> Foi nesse momento que o INCA começou a se recuperar. Criou-se uma estrutura funcional para o hospital, com funções gratificadas, para se montar um comando. Assim nasceu a cogestão com o professor da Fundação Getulio Vargas (FGV) Paulo Motta, baseada em padrões alemães. O INCA passou então a contratar pessoal e, principalmente, abastecer o hospital com insumos. Também foi possível fazer um plano de obras. Waldyr Arcoverde era o ministro e se empenhou muito nesse processo. Na sequência, foi feito um convênio com o estado envolvendo a parte de exames, radioterapia e medicina nuclear, isso representou uma milionária economia para o Rio de Janeiro.

Em 1983, o INCA foi ampliado, com a criação do Centro de Transplante de Medula Óssea (CEMO) ainda no governo Figueiredo. A festa no hospital reuniu o presidente general e o governador de esquerda Leonel Brizola. Até o secretário de Saúde e Higiene Eduardo Costa, que não acreditava na cogestão, participou. Depois, com Santini no comando do Inamps do Rio de Janeiro, a cogestão seguiu firme. Ele fazia reuniões bimensais e conhecia de perto os problemas do hospital. Mas após sua saída do Inamps, a situação da área hospitalar do INCA voltou a ficar complicada. Até antes da Constituinte, o Instituto foi sendo desmilinguido, a cogestão foi esvaziada e, por um tempo ainda, a estrutura da Campanha permaneceu em funcionamento, basicamente pela contratação de pessoal, sobretudo para as áreas de gestão e de prevenção. O lado positivo foi a criação da área de prevenção. No governo de Fernando Collor, o hospital daria novo salto de qualidade. Em 1991 – portanto, posterior à criação do SUS –, incorporaram ao INCA o Hospital de Oncologia, e o Instituto passou a ter função de órgão assessor, executor e coordenador da Política Nacional de Prevenção e Controle do Câncer, como foi previsto na lei do SUS. Mas o mais importante foi a criação da Fundação Ary Frauzino para, entre outras coisas, captar recursos para o hospital.

Nessa época, o INCA passou a ser dirigido pelo cirurgião alagoano Marcos Moraes. Segundo Santini, ele queria ter sido ministro da Saúde, pois era próximo ao Fernando Collor e frequentava o Bolo de Noiva, sede da transição entre o governo Sarney e o novo governo. Mas acabou indo para o INCA. Ele e o ministro Alcenir Guerra não falavam a mesma língua. Para criar a Fundação, Moraes foi falar diretamente com o presidente, que concordou na mesma hora. Segundo o trabalho de Luiz Antônio Teixeira e Cristina Oliveira Fonseca,

> [os] recursos administrados pela Fundação provinham da prestação de serviços médico-assistenciais do INCA ao SUS (que remunerava os serviços de assistência oncológica prestados pelo Instituto); de doações de pessoas físicas e empresas; e de convênios e contratos de patrocínio. Os recursos eram aplicados em projetos voltados para atividades assistenciais de prevenção, diagnóstico, tratamento e reabilitação de pacientes com câncer. Eram aplicados também: na formação de profissionais; em campanhas educativas; em pesquisa básica e aplicada; e na promoção e realização de eventos científicos e de divulgação de conhecimentos.[2]

Logo, o INCA começou a colher os frutos da criação da Fundação. No ano seguinte, foram incorporados o Hospital de Oncologia e o Centro de Ginecologia Luiza Gomes de Lemos, respectivamente, Hospital do Câncer II e Hospital do Câncer III. Mais adiante, em 1994, com apoio da Fundação

Ari Frauzino – depois renomeada Fundação do Câncer –, nascia a Casa Ronald McDonald, uma iniciativa de apoio ao acolhimento de crianças principalmente do interior ou até de outros estados sem recursos para permanecer na cidade enquanto eram tratadas no INCA.

Foram anos obtendo bons resultados. No entanto, com o fim do governo Collor e, em 1995, com o início do governo Fernando Henrique Cardoso e, principalmente, durante o período em que José Serra foi ministro da Saúde, Marcos Moraes caiu em desgraça. Saiu do comando do INCA e ficou responsável apenas pela Fundação Ary Frauzino. Entrou em seu lugar o cirurgião Jacob Kligerman, médico de grande prestígio e respeito na instituição, permanecendo no cargo de 1998 a março de 2002. Kligerman deu continuidade às iniciativas da gestão anterior e procurou reduzir os atritos entre Marcos e o ministro Serra.

Mais tarde, já no governo Lula, ele foi substituído pelo médico Jamil Haddad – velho político, médico ortopedista, ex-prefeito do Rio de Janeiro, senador e ministro da Saúde de Itamar Franco depois de Adib Jatene. Segundo o depoimento de Luis Roberto Tenório, quando isso aconteceu o presidente Itamar teria conversado com Lula sobre a troca de Jatene por Haddad e teria escutado como resposta: é como substituir o Maradona pelo Cafuringa, um ex-atacante do Fluminense conhecido por não fazer gols.

Segundo Santini,

o Jamil achou que era um cargo para populismo, nomeou uma prima que veio da direção da Fundação Parques e Jardins para ser diretora administrativa. Ele não tinha a menor ideia do que era o INCA. Ele queria ser ministro do Lula, mas não conseguiu, e só aceitou o cargo pela visibilidade. O nomeado para o Ministério foi o Humberto Costa, o INCA foi um prêmio de consolação. Era ortopedista e não foi bem recebido lá. Para piorar, substituiu todo mundo da direção e trouxe gente de fora, que também não sabia o que era o Instituto e sua importância para o Ministério. O único que tinha experiência era o professor Carlos Eduardo Almeida, físico e médico, profundo conhecedor de radioterapia. Durou de março a agosto. O Jamil é o único político que conheci que tem atestado de honestidade. Ele nunca se aproveitou do cargo para se beneficiar financeiramente, mas também nunca fez uma única compra. Ele não comprou nenhum remédio, nada.

Um ex-funcionário do INCA que não quis ser identificado contou que na gestão de Jamil havia um bando de homens que vestiam terno preto. Eles ficavam na antessala da direção fazendo a triagem de quem ia furar a fila do atendimento. Mas como a gestão não comprava insumos, o hospital foi lentamente sendo asfixiado. Os pacientes começaram a procurar a imprensa e fazer denúncias. Depois, os próprios médicos, a elite da oncologia carioca, não podia mais trabalhar. Era o fim do hospital. Então, organizaram um "abraço" ao INCA muito midiático, toda a imprensa noticiou. A crise ficou tão fora de controle que o ministro Humberto Costa teve receio de ser demitido.

Santini contou:

> Jamil Haddad foi demitido e como interventor entrou o Arthur Chioro, que mais tarde seria ministro de Dilma Rousseff. Ele também chegou sem conhecer o INCA. Não demorou muito e estava perdido, dando ordens para tudo que é lado. Não respeitava os técnicos da casa, tratava todo mundo grosseiramente. Desconfiava de todos e de todas. Era rejeitado pela comunidade. Nessa época, já eram cinco unidades e ele era detestado em todas. Para seu lugar, foi sugerido o nome de Paulo Gadelha, que estava deixando a direção da Fiocruz, mas ele não aceitou. Diversos nomes foram mencionados, como o de José Carvalho de Noronha e outros ligados à saúde pública, e só depois veio o do Temporão. Ele tinha uma passagem pelo PMDB e o PT aceitava.

Foi nesse momento, com o hospital totalmente paralisado pela falta de insumos, que Santini chegou ao INCA para ser o coordenador de planejamento do novo diretor do Instituto, José Gomes Temporão.

> Aí o ministro Humberto Costa deu a seguinte declaração: "O INCA é uma roubalheira, a Fundação é uma sacanagem. Eu não saio do Ministério sem acabar com a Fundação." Uma declaração desastrosa. Toda a força de trabalho do INCA recebia complementação salarial pela Fundação. Ela era a sobrevivência do hospital, se acabasse acabava tudo. O Temporão conhecia pouco a realidade do hospital e tinha que evitar embarcar nessa canoa. Ele me chamou, nós conversamos, e ele fez o convite para acompanhá-lo. Eu só coloquei uma condição: teríamos que contrariar o desejo do ministro,

a Fundação não podia acabar. Era o contrário do discurso do ministro. Aí o Temporão perguntou: "Como fazemos?"

O Marcos Moraes tinha prevenção contra o Temporão, mesmo sem o conhecer pessoalmente. A causa era a declaração do ministro. O Marcos era uma liderança no hospital. Deixou de ser diretor-geral para ser presidente da Fundação. Minha sugestão: ele tinha que ser convencido de que o Temporão era melhor do que qualquer outro. Isso eu conseguiria ajudar a fazer. Outra coisa, não era para dizer ao ministro que ele não ia fechar a Fundação, bastava não fechar. Se ele me garantisse isso, eu conversaria com o Marcos Moraes. Eu o convenço de que você é o melhor para ele e que você não vai acabar com a Fundação. Temporão topou.[...] Eu conhecia o Marco havia muitos anos, do Hospital Ipanema, do Antônio Pedro, nós somos de gerações próximas.

Fui lá conversar com ele. Disse que fora convidado para trabalhar com o Temporão no INCA, na coordenação de planejamento.

— Ele não vai acabar com a Fundação, ele sabe que não pode, mas não vai peitar o ministro. Talvez você tivesse um nome melhor, mas você não tem condições de nomear ninguém. Essa é a realidade, você topa?

— Topo, desde que ele não venha na reunião do Conselho da Fundação, você vem no lugar dele.

— Ok! Isso a gente resolve.

— Resolve porra nenhuma; se ele vier aqui, não tem reunião.

— Então não faça reunião do conselho, espera um pouco.

Quando assumimos, o hospital estava zerado, totalmente desabastecido. Tivemos que pedir material em outros hospitais, no Lagoa, Bonsucesso etc. Havia a sensação, entre os funcionários, que o hospital ia acabar. Rapidamente, mudamos o quadro. Após as nossas posses, eu passei a representar o INCA nas tais reuniões. Mudei o método de negociar com eles. Até então, o orçamento era aprovado burocraticamente, sem uma discussão mais aprofundada de programas, metas etc. Passei a fazer um orçamento e levar a proposta para a aprovação, um documento oficial, enviado ao Ministério da Saúde. Também fizemos um planejamento estratégico, com a participação de todos: direção e funcionários. Era tudo transparente. O Marcos gostou dessa forma de trabalho. Até a gestão financeira dele ganhou com isso.

Depois, comecei a construir pontes entre ele e o Temporão fora do INCA. Não fazia sentido o mal-estar entre eles. Teve um evento em Portugal, da Academia Nacional de Medicina – o Temporão ainda não era da Academia –, e o Marcos foi. Eu e o Temporão estávamos de férias lá. A escolha por Portugal era para promover o encontro deles fora do ambiente de trabalho. Fomos jantar no restaurante Cinco Oceanos, em Lisboa, gastei uma fortuna, mas os dois se entenderam. Aí tocamos a vida.

O Temporão foi assumir a Secretaria de Assistência à Saúde do Ministério da Saúde e deixou a direção do INCA, à qual o instituto era subordinado. Nessa época, o ministro era o Saraiva Felipe. Opinei que ele não deveria sair do INCA, pois deixaria de ser o chefe para ser mais um na estrutura do ministério, ainda que a secretaria fosse muito poderosa. Ele, no entanto, decidiu ir adiante e perguntou-me quem deveria substituí-lo no INCA, e eu, um pouco constrangido, mas com medo de perdermos o trabalho de transformação que estávamos fazendo, em nome de um arranjo político, respondi: "Eu devo ficar aqui no Rio no seu lugar." Me indicar ao Saraiva não seria difícil.

Liderar um hospital, tirá-lo da inadimplência e fazê-lo funcionar é o mínimo que se espera de um gestor público. A gestão de Santini à frente do INCA foi marcada por muitas outras virtudes. Quando ainda era apenas braço direito de Temporão, eles foram com Marcos Moraes a um congresso sobre combate ao câncer em Dublin, na Irlanda. Era um evento oficial da Union for International Cancer Control (UICC). Em uma das mesas, haveria uma discussão sobre o câncer por regiões geográficas. Quem ficou responsável pelas Américas foi a representante de Santa Lúcia, pequena ilha no Caribe. Santini ficou indignado, não fazia sentido ela falar em nome de países com populações enormes como México, Brasil etc. Depois, os três reclamaram com a direção da UICC e falaram com a italiana Isabel Mortara. Por sorte, na mesma ocasião foram realizadas eleições e um novo diretor assumiu, Franco Cavalli, abrindo caminho para que a UICC passasse a ter uma visão mais institucional, fortalecendo a representatividade de países maiores. Os três saíram do congresso com a expectativa de que o Brasil pudesse aprofundar sua participação no tema.

Em 2005, Santini foi no lugar de Temporão a um outro congresso em Vancouver, Canadá. Os canadenses tinham uma visão nova e defendiam um novo paradigma de enfrentamento da doença. Em vez de combater o câncer, o certo seria controlar a doença. Ele mesmo explica a diferença:

O câncer é um exemplo de uma doença tratada como o enfrentamento de um inimigo a ser derrotado e, portanto, um combate, em vez de uma doença com a qual você pode conviver. Portanto, é caso de se controlar. A pessoa fica doente e vai ser tratada dessa doença. Até os anos 1980, o câncer era incurável, ou era um tratamento paliativo ou o combate, um tratamento agressivo, grandes cirurgias mutilantes. Depois, quando surgiu a quimioterapia, era um tipo de tratamento que matava o tumor e o paciente. Essa era a lógica do combate. A lógica do controle é primeiro evitar certos tipos de câncer. Por exemplo, o câncer de pulmão; o de colo do útero passou a ser prevenível com exames específicos para detectar o HPV, o agente causador; o câncer de mama é hoje mais acompanhado pela genética – isso tudo transformou a relação com a doença. Nas décadas de 1970, o presidente americano Richard Nixon declarou guerra ao câncer. O material de publicidade remetia ao uso de equipamentos bélicos. [...] A medicina moderna controla, a tradicional combate.

Santini assimilou o novo conceito e mostrou que o INCA, uma instituição com larga experiência no tema poderia ser um disseminador dessa nova ideia no âmbito regional. A sugestão foi acatada e, em 2007, foi realizado no Rio de Janeiro o II Congresso de Controle do Câncer. Vieram mais de 400 líderes globais da área médica: OPAS, OMS e entidades de diversos países. O Brasil passou a ser o ponto central dessa nova visão e se colocou como parceiro importante para a construção de uma aliança regional. O novo paradigma passava pelo fortalecimento das pesquisas, da prevenção e de atividades de assistência. Para impulsionar esses conhecimentos, era indispensável a cooperação regional e global. Na nova visão – de expansão da ideia de atenção ao câncer –, outro elemento passou a ter maior relevância, a comunicação. A estrutura de governança deveria ser envolvida pela comunicação. Foi assim que surgiram a rádio INCA, as publicações e a revista *Rede Câncer*.

Santini avalia que as novas ideias fortaleceram o INCA. Verbas foram levantadas com a Capes para o desenvolvimento de pesquisas. Foi criada a pós-graduação, a única fora de ambiente universitário do Brasil. As atividades de prevenção foram fortalecidas. Aos poucos, o hospital foi se tornando referência nacional. Depois, vieram as parcerias com o Instituto do Câncer norte-americano, com linhas de financiamento para pesquisa, equipamentos e insumos. Na questão do tabagismo, o Brasil alcançou um patamar muito superior aos EUA, com financiamento, inclusive, da Bloomberg Philanthropies para campanhas antitabaco. Uma rede com os países da região, México, Argentina, Uruguai e Chile, também foi estabelecida – a Rede de Institutos Nacionais de Câncer (Rinc) – que fez tamanho sucesso que, em 2007, foi visitada pela então diretora-geral da OMS, a chinesa Margaret Chan.

Internamente, as vitórias de Santini envolveram a atividade parlamentar, pois era necessário alterar estruturas de governança relacionadas a 16 ministérios. Para o controle da doença, era necessário atuar em áreas muito diversas como a prevenção da saúde do trabalhador, meio ambiente, desenvolvimento agrário com pequenos produtores etc. Os avanços eram tão significativos que o INCA passou a fazer parte, junto com outras instituições importantes, como Anvisa e Fiocruz, das reuniões do núcleo central do Ministério da Saúde. No exterior, não foi diferente. Durante a gestão de Santini, o Brasil ocupou pela primeira vez uma cadeira na International Agency for Research on Cancer (IARC), braço da Organização Mundial da Saúde. Ao longo de seus dez anos à frente do INCA, em seis deles o Brasil esteve nesse patamar.

Mas é claro que nem tudo foram vitórias. A maior derrota foi não conseguir erguer a nova sede. Teria sido fundamental, pois funcionando num único campus, as unidades poderiam integrar os diversos setores como enfermagem, nutrição e fisioterapia, evitando, por exemplo, falhas como a da assistência aos grupos de tumores. Não havia interdisciplinaridade. Em parte, sim, por conta do INCA ser muito espalhado pela cidade. O HCII, na região portuária, que atua na área ginecológica, o HCIII, em Vila Isabel, um serviço de pronto-atendimento, o HC IV, também em Vila Isabel, que é responsável pelo cuidados paliativos. A demissão de Santini, em 2015, impediu um salto na qualidade da assistência ao paciente oncológico, uma vez que o INCA integra o SUS e o conhecimento gerado seria disseminado e incorporado pelas demais unidades da rede pública.

9. A pandemia e o SUS

A retórica da guerra contra o Covid-19 talvez seja a mais danosa contribuição, ainda que involuntária, dada pelo discurso corrente às atitudes negacionistas ou de desprezo pelos efeitos da pandemia para a saúde pública, para a sociedade e para as pessoas.

A metáfora da guerra, embora frequentemente utilizada pela medicina, fruto do paradigma estabelecido pela revolução pasteuriana e da concepção unicausal das doenças, oferece uma explicação simplista, de fácil compreensão, mas equivocada, pois não dá conta da complexidade envolvida no curso do processo saúde-doença.

Por definição, a guerra busca a derrota do inimigo e, para tal, irá mobilizar grande quantidade de recursos que, em geral, leva a uma brutal desorganização econômica e social. E, pior que tudo, pressupõe certo grau de *efeito colateral aceitável em perdas de vidas humanas*.

A visão bélica, no caso de uma pandemia, além de limitada, é insuficiente e perversa em relação aos segmentos mais pobres da sociedade.

Uma pandemia não representa o ataque de um agente inimigo à humanidade, como a tese da guerra sugere. A mutação é uma atividade constante do vírus na natureza. O que faz com que esse vírus alcance toda a humanidade, sem proteção imunológica para a sua disseminação, são mudanças na sua biologia, mas também condições ambientais propícias, o modo de vida das populações humanas e as condições econômicas e sociais. Ou seja, determinantes socioeconômicos e ambientais de saúde importam tanto quanto a biologia na disseminação de uma pandemia. Portanto, muito além de um ataque inimigo ou de um agente do mal a ser eliminado. É claro que uma vez desencadeada uma pandemia, a sociedade deverá ser capaz de responder com a produção de vacinas, medicamentos, organização, infraestrutura e tudo que estiver ao seu alcance, e o que ainda possa desenvolver, de novos conhecimentos e tecnologias.

Mas também os governos e a sociedade devem responder com medidas abrangentes de contenção da disseminação da doença. A visão dos líderes mundiais que, mais cedo ou mais tarde, vêm percebendo a importância sanitária, social e econômica da pandemia tem permitido avançar nas iniciativas de contenção e isolamento sanitário, que são também recomendadas pela OMS e por outras instâncias de saúde pública, bem como da comunidade acadêmica. No caso do Brasil, no entanto, a resistência a essas medidas de contenção parece apoiar-se na ideia do dano colateral aceitável, numa condição de guerra.

Se quisermos de fato aprender alguma coisa com o momento que estamos vivendo, precisamos entender o esgotamento do atual modelo de desenvolvimento, gerador de desigualdades intoleráveis.

Nos próximos meses haverá uma enorme alocação de recursos em todo o mundo na busca da contenção dessa pandemia, como talvez nunca tenha acontecido, apesar de termos que continuar contabilizando um grande número de casos, mortes e consequências ainda desconhecidas. E nada disso evita o risco de uma próxima pandemia, que será fruto desse mesmo desequilíbrio, se nada for feito.

A pandemia é uma oportunidade de se perceber a desigualdade, inclusive no alcance das medidas propostas para prevenir, proteger e tratar das pessoas. As medidas de contenção, por exemplo, com recomendação de permanência em casa e garantia de hábitos básicos de higiene e de afastamento sanitário, são incompatíveis com a situação de moradia e saneamento de uma imensa parte da população do Brasil e de várias partes do mundo.

Interesses econômicos, sempre presentes até mesmo nas crises humanitárias, bem como uma cultura já incorporada na própria sociedade, estarão sempre à frente dos danos causados a parte da população afetada.

E por último, mas não menos importante, a força de trabalho em saúde não está e nem foi preparada para uma guerra, como se fossem soldados,

A PANDEMIA E O SUS

expondo suas próprias vidas pela falta de recursos de proteção física e emocional para exercer seu trabalho.

Luiz Santini discorreu sobre essas questões em um artigo para o jornal *O Globo* em abril de 2020, bem no início da pandemia de Covid-19. Apesar de acertar que haveria um gigantesco esforço internacional para a produção de vacinas e remédios, de antever que a alocação de recursos para a área de saúde seria fora dos padrões normais, não imaginou que o governo brasileiro faria a pior escolha no enfrentamento de um dos maiores desafios sanitários da história. A negação da ciência e o pouco-caso com a aquisição de vacinas mataram muito mais do que as difíceis condições de moradia e o precário saneamento do povo brasileiro.

A MEDICINA ENVERGONHADA

Talvez o médico Luiz Henrique Mandetta não conhecesse os motivos que levaram o então tenente Jair Messias Bolsonaro a ser punido com a prisão pelo coronel Carlos Alberto Pelegrino em 1983. Segundo o oficial do exército brasileiro, seu comandado "tinha permanentemente a intenção de liderar os oficiais subalternos, no que foi sempre repelido, tanto em razão do tratamento agressivo dispensado a seus camaradas como pela falta de lógica, racionalidade e equilíbrio na apresentação de seus argumentos", sendo um comandado que se sentia atraído por uma "confusa mescla de ambições, aspirações e valores menores". Afinal, essas informações só se tornaram públicas em 2019, após o lançamento do livro *O cadete e o capitão: a vida de Jair Bolsonaro no quartel*, do jornalista Luiz Maklouf Carvalho. Mas Mandetta certamente sabia que seu chefe exaltava torturadores, defendia milicianos, desejara o fuzilamento de Fernando Henrique Cardoso e lamentava que a ditadura militar não tivesse matado umas 30 mil pessoas e, mesmo assim, aceitou ser seu ministro da Saúde. Quis o destino que o Brasil tivesse que enfrentar a pandemia sob o comando de um presidente que agia "pela falta de lógica, racionalidade e equilíbrio na apresentação de seus argumentos".[1]

Antes mesmo da pandemia, Mandetta já recebera sinais claros de que não teria vida fácil. Enfrentou problemas de cara, pois o Planalto não via com bons olhos as nomeações de profissionais como o médico e ex-presidente do Conass João Gabbardo, o doutor em medicina preventiva Erno Harzheim, o ex-secretário municipal de Saúde de Belo Horizonte Francisco de Assis Figueiredo e o ex-diretor de informática do HC de São Paulo Jacson Barros. Segundo o próprio Mandetta, eles seriam substituídos por apadrinhados de Flávio Bolsonaro sem nenhuma experiência na área de saúde. Prudente, o ministro tentava se manter afastado do núcleo duro do governo, que estava mais preocupado com a pauta ideológica, e por isso foi, por muito tempo, um nome desconhecido do grande público. Com o agravamento da crise sanitária no mundo, ele passou a ter uma comunicação continuada com a sociedade. Ainda em fevereiro de 2020, Mandetta começou a organizar o sistema de saúde do país para enfrentar uma doença desconhecida. Começou a comprar ventiladores pulmonares e EPIs. Além disso, acompanhava de perto o desenrolar dos acontecimentos.

A primeira situação mais tensa ocorreu quando os cidadãos brasileiros de Wuhan, na China, berço da pandemia, se viram trancafiados na cidade. Eles queriam voltar para o Brasil e pediram ajuda ao presidente, que se negou a mandar um avião para buscá-los. Eles começaram a protestar nas redes sociais e Jair Bolsonaro mudou de ideia. O voo de resgate foi coordenado pelo Ministério da Defesa. Os militares queriam passar uma imagem heroica das Forças Armadas e batizaram a operação de Regresso à Pátria Amada Brasil. Era uma operação complexa: a rota deveria ser sigilosa para evitar pedidos de carona de países vizinhos, e, ao chegar ao Brasil, os 120 repatriados e 34 tripulantes teriam que seguir o protocolo de segurança sanitária, ficando isolados por catorze dias. Só que ao chegarem à base de Anápolis, os militares resolveram não cumprir a quarentena. Dois dias depois, um deles apresentou sintomas de Covid-19. Propuseram censurar os fatos. Por pura sorte, o militar não estava infectado com o novo coronavírus.

Enquanto o ministro Mandetta tentava equipar o país com insumos, muitos vindos da China, o resto do governo estava mais preocupado em hostilizar os chineses. Em 18 de março, Eduardo Bolsonaro publicou em uma

A PANDEMIA E O SUS

rede social que a culpa da doença era da China. Mais adiante, imitando o presidente norte-americano Donald Trump, o presidente brasileiro começaria a falar em "vírus chinês".

Indiferente às questões ideológicas, a doença continuava se alastrando e derrubando os sistemas de saúde – foi assim no Irã, na Itália, na França e na Alemanha. No fim de fevereiro, surgiu o primeiro caso de Covid-19 no Brasil, um homem que estivera na Itália. A notícia estampou as primeiras páginas dos jornais, Mandetta ganhou protagonismo, e Bolsonaro ficou enciumado. O mundo adotava as medidas de segurança plausíveis: distanciamento social, uso de máscaras e álcool em gel e *lockdown*.

Menos no Palácio do Planalto, onde, em 4 de março, numa aglomeração em torno da posse da nova secretária de Cultura, a atriz Regina Duarte. Nenhum dos presentes estava de máscara e ao fim da cerimônia houve profusão de abraços, *selfies* e beijos. A mesma falta de cuidado acontecia no gabinete presidencial. O responsável pelo Gabinete de Segurança Institucional (GSI), o general Augusto Heleno, aparentemente não tinha capacidade de entender o que significava risco biológico. Sempre que alertado por Mandetta, ele respondia: "O vírus está distante de nós, não é bem assim." Ninguém no Palácio do Planalto se importava com a segurança sanitária do primeiro escalão do governo brasileiro.

Na sequência, o presidente e uma comitiva de mais de vinte pessoas viajaram para os EUA para um encontro com Donald Trump. À época, o destino era considerado de alto risco por conta dos inúmeros casos da doença. Na véspera, em 11 de março de 2020, a OMS havia decretado que o mundo vivia uma pandemia. No mesmo dia, aconteceu uma reunião na Câmara dos Deputados para discutir a gravidade do anúncio. Participaram da reunião autoridades sanitárias como a presidente da Fiocruz, Nísia Trindade, e o representante do Conselho Federal de Medicina. Havia no país apenas 69 casos confirmados de Covid-19. Mas em muitos países europeus, comércio, escolas e eventos culturais estavam suspensos.

Enquanto isso, o ministro da Economia Paulo Guedes ignorava solenemente o que estava acontecendo e o presidente convocou uma manifestação para o dia 15 de março para atacar o Congresso Nacional. Mandetta se recusou a participar e o presidente da Anvisa foi convocado como forma de legitimar a aglomeração. O Brasil começava a enfrentar um dos maiores desafios de sua história sanitária: um ministro da Saúde que propunha medidas cabíveis ser continuamente desautorizado pelo presidente da República.

Para sorte de brasileiras e brasileiros, o sistema de saúde do país, graças aos criadores do SUS, é descentralizado, e tal característica proporcionou autonomia para que governadores e prefeitos tomassem medidas próprias em defesa da saúde de suas populações. Aos poucos, cada região decretou o confinamento – apesar da contrariedade de boa parte do setor comercial. A medida assumiu caráter ideológico e foi amplamente manipulada pelos partidos políticos em função do ano eleitoral: em outubro, as prefeituras estariam em jogo.

Enquanto isso, em Brasília, o governo brasileiro continuava ignorando a gravidade dos fatos. No dia 24 de março, Bolsonaro fez o histórico pronunciamento à nação falando que a Covid-19 era apenas "uma gripezinha". A fala foi apoiada por seus ministros, inclusive por Osmar Terra. Ministro da Cidadania, o médico, que no passado escrevia para a revista do Cebes e ajudara a construir o SUS, começou a insuflar as ideias negacionistas de Jair Bolsonaro, afirmando que o coronavírus teria um comportamento igual ao vírus H1N1 e não causaria muitas mortes.

A porta de entrada para que uma legião de negacionistas e vigaristas se aproximasse do presidente se escancarou. Pode parecer coincidência, mas no dia 1º de abril, o ministro da Saúde foi chamado para conversar com alguns médicos no Palácio do Planalto. Eram profissionais alinhados com o discurso da oncologista e infectologista Nise Yamaguchi, que condenavam o isolamento social e defendiam o uso de cloroquina como tratamento preventivo da Covid-19. Falavam o que Bolsonaro queria escutar. Em seu gabinete, nunca havia frascos de álcool e muito menos máscara, ao contrário das caixinhas de cloroquina, que nunca faltavam. O Brasil vivia claramente com dois comandos diferentes para enfrentar a pandemia: o científico do Ministério da Saúde e o charlatão do presidente e seus asseclas, que defendia o uso de uma medicação sem comprovação científica, com graves efeitos colaterais.

A PANDEMIA E O SUS

Na guerra da comunicação, a ciência largou na frente. Mandetta e seus colaboradores, como Gabbardo e Wanderson Oliveira, se comunicavam diariamente com a sociedade, de forma clara e didática em coletivas de imprensa de enorme repercussão que transmitiam muita credibilidade. Usavam o colete azul do SUS e explicavam como o sistema estava sendo organizado para enfrentar dias cada vez mais difíceis.

A exposição pública do setor médico-científico irritava o presidente e seus bajuladores, contribuindo para isolar o ministro da Saúde. Enquanto isso no mundo, a doença provocava uma verdadeira devastação. Em abril de 2020, mais de 300 pessoas tinham morrido no Brasil e o número de contaminados não parava de subir. De forma pouco corajosa, Bolsonaro mandava recados para o ministro da Saúde através de encontros informais com seus seguidores no "cercadinho" de Brasília. Determinado em sua atitude negacionista, o presidente dizia frases como "a hora dele vai chegar".

No Palácio do governo, uma equipe tramava alterar a bula da cloroquina por decreto presidencial. Participavam da reunião Nise Yamaguchi, o tenente da Marinha Luciano Dias Azevedo, a assessora-chefe da Agência Nacional de Saúde Ana Carolina Rios, o presidente da Anvisa Antônio Barra Torres, o advogado da Controladoria-Geral da União André Mendonça, o ministro da Ciência e Tecnologia Marcos Pontes e o general Augusto Heleno. Só duas pessoas deixaram claro que não compactuavam com tamanho disparate, Barra Torres e Mandetta.

Durante a pandemia, o mundo ficou refém de dois governos, China e Índia, os maiores produtores de insumos e equipamentos médicos do mundo. Por ter ótimas relações com os chineses devido ao gigantesco fluxo comercial entre os dois países, o Brasil deveria tentar levar vantagem já que havia uma renhida disputa pela aquisição desses produtos mundialmente. Mas a família Bolsonaro estava muito mais preocupada em travar suas guerras ideológicas. Faziam cara feia para a aquisição de material e equipamentos chineses – produtos que abasteceriam hospitais do SUS em todo o país. Ofendiam o embaixador do país amigo, acusavam a China de querer desestabilizar os governos de direita. O presidente da República estava interessado em promover aglomerações, defender o ineficiente tratamento precoce e negar as orientações científicas.

Em abril, Mandetta foi demitido e substituído pelo oncologista Nelson Teich, cuja passagem pelo cargo foi muito curta. Em seu lugar, em maio, assumiu interinamente o chefe de gabinete general Eduardo Pazuello. Era o início do desmonte dos setores mais profissionais do Ministério da Saúde. Pazuello obedeceria ao presidente sem questionar, não tinha compromisso com a ciência e nem sequer conhecia o SUS. Assim que tomou posse, legitimou o uso da cloroquina e da hidroxicloroquina, substituiu funcionários de cargos técnicos por oito membros das Forças Armadas, um policial militar e um militar da Agência Brasileira de Inteligência (Abin).

Liderado pelo general, o grupo passou a gerenciar a gestão interfederativa, a relação entre União, estados e municípios no âmbito do SUS, o Departamento de Monitoramento e Avaliação do SUS, entre outras áreas. Além disso, em junho de 2020, Pazuello começou a boicotar a divulgação dos dados sobre o avanço da Covid-19 no Brasil. Foi então que importantes veículos de comunicação – *O Globo*, *Folha de S.Paulo*, G1, UOL, *O Estado de S. Paulo* e o *Extra* – e órgãos da mídia independente se juntaram e formaram um consórcio de imprensa para informar a população.

A política do governo Bolsonaro custou inúmeras vidas. Quando Pazuello assumiu o cargo em maio de 2020, 15,63 mil pessoas haviam morrido de Covid-19. Quando ele foi exonerado, em março de 2021, o Brasil ocupava o segundo lugar em número de mortos: 280 mil.

SHOW DE HORRORES

O presidente dos EUA Donald Trump, ídolo de Jair Bolsonaro, começou a tomar hidroxicloroquina de forma preventiva em maio de 2020. Mesmo assim, contraiu a doença em dezembro do mesmo ano. Muito antes, quando a Food and Drug Administration (FDA), a agência americana que regula remédios e alimentos, descartou completamente a eficácia do tal tratamento precoce, o líder norte-americano, receoso de ser processado na Justiça, passou a ser mais discreto na defesa do medicamento. Então, o clube dos defensores do remédio ficou restrito ao líder venezuelano Nicolas Maduro e ao

A PANDEMIA E O SUS

presidente brasileiro. Foi o suficiente para promover os maiores absurdos vivenciados por autoridades sanitárias e médicos no Brasil.

Segundo o relatório da CPI da Covid-19, foi realizado em agosto de 2020 no Palácio da Alvorada o evento "O Brasil vencendo a Covid". Em discurso, a médica baiana Raissa Soares disse:

Esse ato simbólico digo que é profético: é possível mudar essa história [da pandemia]. Pacientes, população: vocês não precisam mais se desesperar com o vírus. Não estou dizendo que o vírus não mata; estou dizendo que nós temos algo embasado em mentes brilhantes que estão aqui representadas. Aqui estão representados médicos dos 27 estados. Não representamos nossos colegas na grande massa, mas representamos os médicos que optaram pela ousadia. Nós representamos os médicos que, independentemente das evidências lá de abril, ousaram ter lucidez. Ousaram aplicar algo que lá no início, em abril, era uma tentativa. E nós fomos açoitados, ridicularizados, nós fomos humilhados [...] e nossa linda e velha hidroxicloroquina.

Feliz, ainda segundo o supracitado relatório, o presidente falou:

É uma missão difícil e então o Pazuello continuou e resolveu mudar, não foi protocolo, foi orientação. Foi orientação. O Pazuello resolveu mudar a orientação e botou ali, então, em qualquer situação, aplicar-se a, ou melhor, receitar-se a hidroxicloroquina, de modo que a possibilidade de receitar a hidroxicloroquina, que o médico pudesse ter a sua liberdade.

O discurso em nome da liberdade médica só era possível porque havia o aval do Conselho Federal de Medicina (CFM).

Em seu parecer 4/2020, havia uma contradição curiosa:

[...] até o momento não existem evidências robustas de alta qualidade que possibilitem a indicação de uma terapia farmacológica específica para a Covid-19. Desde o final de 2019, existem dezenas de medicamentos em testes, e muitos dos resultados desses estudos estão sendo divulgados diariamente. Muitos desses medicamentos têm sido promissores em testes em laboratório e através de observação clínica, mas nenhum ainda foi aprovado em ensaios clínicos com desenho cientificamente adequado, não podendo, portanto, serem recomendados com segurança. [...] Dois medicamentos que têm sido muito utilizados para o tratamento da Covid-19 são a cloroquina e a hidroxicloroquina, isoladamente ou associados a antibióticos. [...] Apesar de haver justificativas para a utilização desses medicamentos, como suas ações comprovadamente anti-inflamatórias e contra outros agentes infecciosos, seu baixo custo e o perfil de efeitos colaterais ser bem conhecido, não existem até o momento estudos clínicos de boa qualidade que comprovem sua eficácia em pacientes com Covid-19. Esta situação pode mudar rapidamente, porque existem dezenas de estudos sendo realizados ou em fase de planejamento e aprovação.

Mesmo assim, o CFM se posicionou de forma tolerante:

Considerar o uso em pacientes com sintomas leves no início do quadro clínico, em que tenham sido descartadas outras viroses (como influenza, H1N1, dengue), e que tenham confirmado o diagnóstico de Covid-19, a critério do médico-assistente, em decisão compartilhada com o paciente, sendo ele obrigado a relatar ao doente que não existe até o momento nenhum trabalho que comprove o benefício do uso da droga para o tratamento da Covid-19, explicando os efeitos colaterais possíveis, obtendo o consentimento livre e esclarecido do paciente ou dos familiares, quando for o caso; [...]
O princípio que deve obrigatoriamente nortear o tratamento do paciente portador da Covid-19 deve se basear na autonomia do médico e na valorização da relação médico-paciente, sendo esta a mais próxima possível, com o objetivo de oferecer ao doente o melhor tratamento médico disponível no momento; [...] Diante da excepcionalidade da situação e durante o período declarado da pandemia, não cometerá infração ética o médico que utilizar a cloroquina ou hidroxicloroquina, nos termos acima expostos, em pacientes portadores da Covid-19.

Quando a comunidade científica já havia descartado o tal tratamento precoce, o ministro da Saúde preferiu seguir adiante. Em dezembro de 2020, quando já se falava em vacinas, o governo brasileiro comprava quantidades absurdas do remédio. Mas o pior ainda estava por acontecer. Foi exatamente nesse período, dezembro de 2020 e início de 2021, que a crise sanitária revelaria o lado mais cruel do enfrentamento à Covid-19.

A PANDEMIA E O SUS

O ministério já sabia que em Manaus a curva de casos estava crescendo de forma preocupante. Pazuello até reagiu e enviou para a cidade "uma equipe, encabeçada pela secretária [de Gestão do Trabalho e da Educação na Saúde] Mayra Pinheiro, ao Amazonas apenas no dia 3 de janeiro de 2021, em semana que houve nova duplicação de internações", segundo o relatório da CPI. Havia risco concreto de iminente colapso do sistema de saúde, até porque houve aglomeração nas festas de fim de ano. Mesmo assim, segundo a mesma fonte, a funcionária de confiança do governo Bolsonaro preferiu falar em tratamento precoce pois "as vacinas traziam risco embutido de inefetividade para minorar a crise sanitária e era necessário lançar mão de outros recursos".

Mayra aproveitou para testar de forma pioneira o aplicativo TrateCov, que indicava cloroquina e ivermectina em muitos casos de diagnóstico provável de Covid-19, inclusive para mulheres grávidas, bebês e crianças. O resultado desse experimento com humanos, baseado em puro "achismo", foi uma carnificina, assim descrito no relatório da CPI:

> Quando a secretária de Gestão do Trabalho e da Educação na Saúde Mayra Pinheiro aterrissou na cidade, o número de internação voltara a dobrar. A desculpa para ela só chegar em janeiro foi a posse do novo secretário de Saúde do município. No dia seguinte, todas as autoridades de Saúde se reuniram e ficou claro que: por conta das aglomerações causadas pelas festas de fim de ano, o número de casos aumentaria e que havia o iminente colapso do sistema, faltariam pessoal e insumos. Também ficou claro que em dez dias a crise explodiria. No dia 9 de janeiro, as autoridades sanitárias do Japão comunicaram ao governo que passageiros vindos do Brasil estavam contaminados com a nova cepa de Covid-19. No mesmo dia, uma visita técnica das autoridades sanitárias da cidade revelou algo assustador: "Estão preferindo não medir a saturação dos pacientes na sala rosa 1, pois, ao medir, vários pacientes precisarão de oxigênio e não terão como suprir a demanda." A morte estava à espreita: "Os médicos estão decidindo quais pacientes entubar, quais ficarão no cuidado paliativo, quais pacientes podem ficar sem suporte semi-intensivo, ou na sala vermelha entubados, ou VNI, pois a demanda está muito maior que a capacidade instalada da unidade."

No dia 13, essa nova variante já fora detectada em Manaus. Entre os dias 14 e 15, as mortes por falta de oxigênio começaram. Logo, as mortes pularam para a casa das centenas, 195 no dia 26 e 225 no dia 30. Mas qual fora a atuação efetiva de Mayra Pinheiro?

Ela respondeu à Comissão Parlamentar de Inquérito: "Eu não recomendava (cloroquina), eu orientava. Não tinha outra opção."

Escudados pela ambígua posição do CFM, médicos em todo o Brasil embarcaram nessa onda não científica. Talvez tenham confundido suas posições políticas em relação ao governo anterior da petista Dilma Rousseff, em especial contra o Programa Mais Médicos, e entraram sem medir consequências na irresponsável política de saúde da dupla Bolsonaro e Pazuello. Ainda antes da chegada do general ao ministério, em maio de 2020, acontecera em Pernambuco a caravana Doutores de Verdade, que promovia, com apoio da deputada estadual Clarissa Tércio (PSC), a distribuição da medicação para o tratamento precoce. O CRM de Pernambuco só se mexeu por conta de um ofício do Ministério Público local. No início de março de 2021, Fernando Pedrosa, do CRM de Alagoas, organizou uma *superlive* "multidisciplinar de atualização" do tratamento com cloroquina com a participação especial de Nise Yamaguchi, que foi desligada do consultório do qual fazia parte no Hospital Albert Einstein justamente em função da defesa do tratamento precoce.

Em outubro de 2021, segundo a coluna de Guilherme Amado do site Metrópoles, o médico Emmanuel Fortes Silveira Cavalcanti, também do CRM de Alagoas e responsável por fiscalizar a conduta de seus pares, fez uma reunião virtual com funcionários do Ministério da Saúde e dois representantes do Conselho Federal de Medicina "para discutir o embasamento legal para a prescrição da cloroquina". Citando a agência de notícias *Intercept Brasil*, o colunista disse que

o médico fez uma apresentação de 19 slides, todos com o logotipo do CFM, em que detalhou leis, pareceres e manuais de conduta da profissão para estimular médicos a receitarem cloroquina contra a Covid-19. O médico admitiu aos outros participantes da reunião que não poderia fazer em

A PANDEMIA E O SUS

público o que estava fazendo ali. "Eu próprio escrevi o que eu não posso fazer", disse, rindo.[2]

Em Santa Catarina, na cidade de Tubarão, a prefeitura publicou uma nota técnica em 21 de abril de 2021, assinada por médicos, políticos, gestores de hospitais e um suposto representante do CRM estadual defendendo o tratamento precoce. Dois dias antes, o jornal *O Estado de S. Paulo* publicava que em todo o país estavam abertas 43 sindicâncias contra médicos que prescreviam remédios sem eficácia contra a Covid-19. Mesmo com o aval de seu uso pelo Conselho Federal de Medicina, eles poderiam ser punidos. Eram 25 casos em São Paulo, dez no Rio Grande do Sul e oito na Bahia. Dois casos nas cidades gaúchas Camaquã e Alecrim se tornaram públicos, pois os médicos usavam nebulização com cloroquina. Na primeira cidade, três pacientes morreram.

Os absurdos do governo Bolsonaro na área da saúde não se limitaram ao ineficiente tratamento precoce. Conforme os avanços científicos em 2021 prosseguiam com a produção de um imunizante contra a Covid-19, o presidente, de maneira irresponsável, demonizava o único caminho viável e não perdia uma chance de minimizar a solução da grave crise sanitária no Brasil: a vacina produzida em São Paulo pelo Instituto Butantã em parceria com os chineses, apoiada e divulgada por seu desafeto político, o governador de São Paulo João Dória, passando a chamá-la de *vachina*. Em março de 2021, Bolsonaro proibiu que os estados comprassem a vacina e pedissem reembolso à União. Chegou a vociferar: "Tem idiota que diz que 'vai comprar vacina'. Só se for na casa da tua mãe. Não tem para vender no mundo."[3] Depois, começou a espalhar a informação inverídica de que o melhor imunizante para a doença era a própria contaminação. Não satisfeito, afirmou que a vacina causava aids. Por último, fez corpo mole para a compra das vacinas disponíveis no mercado internacional. Chegou a cancelar 46 milhões de doses da CoronaVac por questões ideológicas enquanto o ministro Pazuello questionava a pressa para comprá-las.

A postura governamental inconsequente de dificultar a compra dos imunizantes facilitou a prática de fraudes. Graças à CPI, foi desvendado um esquema criminoso de compra de vacinas. O Ministério da Saúde estava prestes a adquirir um lote de 20 milhões de doses da vacina Covaxin da Bharat Biotech pelo valor de 15 dólares a unidade quando o preço de mercado era de apenas 1,34 dólar: um negócio na casa de 1,6 bilhão de reais, com superfaturamento de 1.000%, que não foi para a frente devido à denúncia de Luis Ricardo Miranda, funcionário concursado do Ministério da Saúde. Ele revelou que sofrera pressão para assinar o contrato de compra, e ao perceber que havia algo errado falou com o irmão, o deputado Luis Claudio Miranda, que comunicou ao Presidente. Bolsonaro desconversou, afirmando que seria um assunto de Ricardo Barros, ex-ministro da Saúde no governo de Michel Temer. A venda superfaturada passava pela empresa Precisa Medicamentos, cujo dono era Francisco Maximiano, representante da Bharat Biotech. Ele também era o proprietário da Global Gestão de Saúde, empresa investigada por fraudes contra o Ministério da Saúde cometidas durante a gestão de Ricardo Barros à frente do ministério.

O agora deputado Ricardo Barros indicara para o ministério o nome de Roberto Ferreira Dias para o cargo de diretor de Logística. Segundo o depoimento do cabo Luiz Dominguetti, da Polícia Militar de Minas Gerais, à CPI, Dias teria tentado levar vantagens na venda de 400 milhões de doses da vacina da AstraZeneca. O estratégico cargo de Roberto Dias já era questionado pelo coronel Elcio Franco, o número 2 na gestão do ministro Pazuello. Houve uma tentativa de tirá-lo do cargo, mas a iniciativa foi barrada pela Casa Civil da Presidência da República. Então o coronel, que suspeitava de Dias por conta da compra de 10 milhões de testes de Covid-19, conseguiu tirar de seu desafeto a responsabilidade pela compra de imunizantes. Depois vieram as nomeações do tenente-coronel Marcelo Batista Costa para a Coordenação Financeira, e o tenente-coronel Alex Lial Marinho para a Coordenação de Logística. Segundo a denúncia de Luis Ricardo Miranda, a pressão para realizar a compra superfaturada de vacina partira de Alex Lial Marinho. Todo esse imbróglio só não foi adiante por conta dos trabalhos da CPI.

Infelizmente, os parlamentares da CPI fariam outras descobertas atrozes.

A PANDEMIA E O SUS

O plano de saúde Prevent Senior aproveitou a visibilidade proporcionada pela publicidade do "Kit Covid" advogado pelo governo para fazer experimentos com humanos. Relatos de muitos clientes e até mesmo do diretor-executivo confirmaram que o tratamento precoce fora institucionalizado na empresa. Alegou-se que estava sendo realizando um estudo observacional, autorizado pelas autoridades sanitárias. A informação foi desmentida pelo Conselho Nacional de Saúde (Conep). Outros membros da direção e médicos do plano de saúde estavam envolvidos.

Enquanto isso, o SUS era cada vez mais visto com simpatia por brasileiras e brasileiros. Apesar do negacionismo do governo e da omissão do Ministério da Saúde como autoridade sanitária, responsável pela coordenação das ações, o modelo de gestão tripartite do SUS funcionou. A pressão dos secretários estaduais e municipais de saúde, de técnicos do próprio ministério, da imprensa e de cientistas obrigou o governo a agir.

O sistema foi capaz de promover ações concretas na defesa da saúde da população. E o Ministério da Saúde se viu obrigado a contratar profissionais, comprar insumos, contratar leitos, ampliar unidades e montar hospitais de campanha. Mas claudicava na divulgação de informações corretas do uso do álcool, do distanciamento social e do uso da máscara. Pouco se esforçou para esclarecer à população que o objetivo de tais medidas era evitar que milhares de pessoas procurassem os serviços de saúde, sobrecarregando os hospitais. Mais tarde, ao longo do agravamento da pandemia, esses protocolos de atenção primária foram aperfeiçoados. No momento da vacinação, o sistema colocou toda a sua expertise para imunizar a população.

Mesmo lidando inicialmente com pouca quantidade e duas vacinas diferentes, Coronavac e AstraZeneca, o SUS organizou um sistema bem conhecido da sociedade, por grupos de prioridade. Além disso, ampliou o número de postos de vacinação para evitar aglomerações. Aproveitou para tornar conhecido o aplicativo ConecteSUS. Não houve campanha publicitária nacional por parte do governo federal.

Apesar de ainda não existir um antiviral eficaz contra a Covid-19, o SUS rapidamente criou protocolos de assistência e estabeleceu níveis de atendimento – dos casos mais leves aos críticos. Também estabeleceu protocolos de manejo clínico de suas condutas e tratamento farmacológico dentro de padrões científicos. Também estabeleceu uma conduta para fazer a vigilância epidemiológica do coronavírus.

Infelizmente, os quase 700 mil brasileiros mortos devido à epidemia são resultado da política negacionista do presidente Bolsonaro e, principalmente, de seus seguidores da área médica, que renunciaram à ciência em troca de sabe-se lá o quê. Já o SUS esteve com brasileiras e brasileiros de todas as classes sociais, cores e credos. Pesquisas anteriores indicavam que os usuários gostam do SUS, e a pandemia tornou sua existência visível e respeitada pelos que ainda não conheciam o sistema.

10. O futuro

O Brasil ainda vivia a pandemia do novo coronavírus quando, em uma bela manhã, Luiz Antonio Santini abriu seu e-mail e leu o convite do Conselho Regional de Medicina do Rio de Janeiro. Em seguida, ele respondeu:

Prezados senhores,

Recebi, por meio do ofício circular SECCAT N° 003/2021, a comunicação de realização da homenagem aos médicos formados em 1970, entre os quais me incluo.

Essa cerimônia, que vem se repetindo há já vários anos, representa sem dúvida um justo reconhecimento para aqueles que exerceram com dignidade sua profissão, por aqueles que deveriam fazê-lo de igual forma.

Entre os colegas conselheiros, pessoalmente a cada um, não me cabe avaliar a conduta em relação à sua prática e nem estou fazendo aqui qualquer juízo pessoal.

Contudo, como representação de categoria profissional, a conduta omissa diante da maior crise sanitária em mais de um século não me anima a receber homenagem de suas mãos.

Diante da gravidade do que está ocorrendo em nosso país, é inaceitável omitir-se de denunciar a política deliberadamente anticientífica, abrigando-a sob a proteção do direito à liberdade de prescrição do médico.

Não é disso que se trata.

O que se praticou no Brasil, com a omissão de alguns órgãos, foi uma deliberada política de permitir a contaminação massiva da população em busca de uma suposta imunidade de rebanho.

Atenciosamente,

Luiz Antonio Santini Rodrigues da Silva

CRM RJ 5214055-7

Em abril de 2021, o Brasil teria um dos meses mais letais devido ao novo coronavírus, com aumento expressivo de casos em relação ao mês de março, de 66,5 mil para 82,2 mil mortos. Até dezembro de 2022, final do mandato de Jair Bolsonaro, os brasileiros teriam ainda que conviver com médicos negacionistas que romperam com a ciência. Com a derrota do governo nas eleições de 2022, uma nova era começaria a ser escrita em termos de saúde pública. Apesar de ter saído da pandemia com o prestígio em alta, são muitos os desafios para o SUS. Hoje, até quem nunca pisou em um postinho do sistema sabe de sua importância. Mas até o Programa Nacional de Imunizações (PNI), um dos orgulhos da época dos militares, foi desarticulado pelo governo Bolsonaro, e doenças que já estavam pratica-mente erradicadas, como a poliomielite e o sarampo, voltaram a preocupar a população. Quais os caminhos para a recuperação da saúde e do SUS?

FINANCIAMENTO

No segundo semestre de 2022, Luiz Santini e José Temporão participaram do Centro de Estudos Estratégicos da Fiocruz. O público quis ouvir sobre as perspectivas futuras do SUS e Santini respondeu:

> A população brasileira – aí incluídos os políticos, a mídia – se deu conta de que o sistema de saúde do Brasil é subfinanciado. Ainda que exista neces-sidade de melhoria na gestão e de meios para organizar melhor o sistema de informação – tudo isso é muito importante, faz parte do desafio de incorporação de conhecimento –, uma coisa é indiscutível e reconhecida por todos: o sistema de saúde do Brasil é subfinanciado, corre risco e é extremamente vulnerável por causa disso.

Depois pediram que ele fizesse uma crítica construtiva sobre o sistema:

> Essa complexidade traz a necessidade de repensar o SUS, mas a partir de suas conquistas. É importante destacar que nessa discussão parece que estamos falando de um sistema falido, mas é o contrário! Só podemos fazer

O FUTURO

essas discussões porque estamos tratando de um sistema que teve êxito. Tudo isso é resultado de êxito, não resultado de fracasso. Os desafios para o futuro só se colocam porque chegamos até aqui.

Os problemas de financiamento do SUS começaram já na sua inauguração, quando o presidente Collor fez vetos importantes que afetaram a sua regulamentação. Houve até a derrubada parcial dos vetos, mas o Partido Sanitário foi derrotado em relação ao financiamento. Desde então, começou uma longa e difícil caminhada no sentido de se reverter o quadro. No campo parlamentar, um dos mais aguerridos batalhadores foi o médico sanitarista e ex-secretário de Saúde da cidade de São Paulo Eduardo Jorge:

> Isso nós fomos recuperar mais tarde através de uma emenda, minha e do Waldir Pires, 169/93, que virou emenda constitucional em 2000, garantindo um orçamento mínimo nas três esferas. Portanto os dez primeiros anos do SUS foram dramáticos por conta desse problema. Essa fora uma das nossas importantes derrotas, pois os economistas eram contra. Inclusive o José Serra, uma espécie de czar dos economistas da Constituinte. Depois, ele foi chamado pelo FHC para ser ministro da Saúde e vivia brigando com o Malan. Isso era um desafio colocado pelo presidente, gerenciar a área mais difícil do país, a saúde.
>
> Um dia, nos encontramos nos corredores do congresso e ele me pediu uma opinião: "Você acha que eu vou ser um bom ministro da saúde?[...]" O maior problema era o financiamento e ele, como economista, iria encontrar o dinheiro. "[...] você é um presidenciável do partido do presidente e é claro que ele vai te ajudar." Desde os anos 90, o ministro da Saúde só durava um ano.

O cardiologista Adib Jatene foi ministro da Saúde de Fernando Henrique Cardoso entre 1995 e 1996, no total foram 22 meses. Dois anos após a sua saída do governo, ele concedeu uma entrevista ao *Roda Viva* (abril de 1995) e explicou de forma bem pedagógica os problemas de financiamento da Saúde:

> Os recursos de 1995 eram insuficientes [...] Bem, os recursos utilizados em 1996 foram inferiores em valores reais do que aos de 1995 em valores

reais. Ou seja, se você gastou 14.800 em 1995, você precisava gastar, em 1996, o mesmo valor [...] e se a Fipe [Fundação Instituto de Pesquisas Econômicas] dá uma inflação de 23,7%, a Fundação Getulio Vargas dá perto de 30%. Evidentemente, eu deveria ter, no ano seguinte, um valor igual, ou seja, um valor real corrigido. E é preciso que fique bem claro que [...] o orçamento das contribuições em 1995 foi de 65 bilhões; em 1996, foi de 93 bilhões. Então, a arrecadação acompanhou o valor real, só que o orçamento do ministério não, porque foi feito um artifício que eu reclamei na época de dar um orçamento de vinte bilhões para o Ministério, só que 14 bilhões eram as fontes convencionais, e 6 bilhões vinham da CPMF, que não estava aprovada[...].

A Contribuição Provisória sobre Movimentação Financeira (CPMF) passou a vigorar em 1997 e fora prevista para durar apenas até 1998. A luta do cardiologista pelo financiamento do SUS foi relatada pelo médico e parlamentar Eduardo Jorge:

A emenda heroica do dr. Jatene tinha conseguido um pouco de dinheiro com a CPMF. Uma batalha de um homem de coragem. Na época eu era o representante do PT na Comissão de Seguridade Social. Quando ele viu as contas, logo viu que não dava. Inspirado na ideia de Marcos Cintra da FGV de SP, ele correu atrás do imposto das movimentações financeiras. Ele foi um verdadeiro cavaleiro andante e solitário. O Malan e o FHC eram contra e eu, da oposição, era ajudante de ordem dele. Eu dizia para ele: "O senhor não pode ser mais oposição do que eu. O senhor não pode bater mais no Malan do que eu." As pessoas no Senado tinham medo dele. Ele era médico de muitos ali. Após toda essa batalha, o Malan deixou o novo imposto entrar por uma porta e tirou uma parte pela janela. O dr. Jatene ficou furioso e deu um murro na mesa cobrando os 100%. Ele foi intransigente e acabou saindo. Perdemos um ministro brilhante. O Serra foi um bom ministro, fez uma autocrítica e apoiou a nossa emenda. Apoiou a luta pelos medicamentos genéricos, que é de minha autoria. Sem ele, nunca teria saído, pois eu não tinha maioria.

Os dois principais protagonistas iniciais da implantação do SUS foram Jatene e Serra, isso até o ano 2000. A outra batalha que se dava paralelamente era a municipalização, pois não havia nem tradição e muito menos recursos. Apesar disso, nós avançamos muito. Centenas de municípios

O FUTURO

começaram corajosamente a assumir suas tarefas implantando o SUS. Lembrando que havia resistência de governos estaduais, como aqui em São Paulo, o Pinotti criava todo tipo de obstáculo. Delegar poder não era uma coisa fácil. Essas duas batalhas foram enfrentadas nessa primeira fase. Outra coisa positiva desse período, foi a invenção da atenção primária, com a criação do Programa Saúde da Família, mesmo ainda estando pela metade, é uma coisa extraordinária. Algo humanizador, que aproxima as pessoas dos profissionais de saúde. Você deixa de ser um número um prontuário. No Canadá e na Inglaterra, as pessoas reclamam de como tudo é burocratizado.

A CPMF foi revivida em 2002, com previsão para durar mais dois anos. Ou seja, durante a primeira presidência de Lula. A descrição colhida em depoimento para os autores é do então ministro da Saúde José Gomes Temporão:

> No governo do PT, houve crescimento em termos reais. Mas a participação real em termos de União caiu. No tempo do Inamps, o financiamento era de 70% e hoje a participação da União é de 40%. A média da OCDE [Organização para a Cooperação e Desenvolvimento Econômico] é 64%. Nos governos petistas, o gasto foi crescente, mas não o suficiente para resolver. Hoje, a Saúde representa 3% do PIB e a meta é dobrar, talvez em dez anos. Sem isso, o SUS não vai avançar. Na minha gestão, 40% da CPMF vinha para a Saúde. Perdemos ela por dois votos. Eu pedi ao Lula para defender a tese de 100% do imposto para a Saúde. Ele só falou isso 24 horas antes da votação. Ele era pressionado pelo Mantega. Todo o nosso planejamento, muito ambicioso, se perdeu. Cortamos tudo pela metade.

Hoje, a situação concreta do financiamento da Saúde no Brasil é preocupante, apenas 3,9% do Produto Interno Bruto (PIB), inferior à média da OCDE. A questão que se coloca é "Como é possível reverter esse quadro de penúria?".

Em sua conversa com os autores, o jornalista e ex-deputado constituinte Antônio Britto, atualmente diretor-executivo da Associação Nacional de Hospitais Privados (Anahp), considera a questão grave:

Tivemos dificuldades de definir e pensar melhor o sistema de financiamento. Ainda não o tiramos direito do papel e colocamos em prática. Por exemplo, hoje o Bolsa Família não se comunica com a questão da saúde. Mesmo se tivéssemos um superministério, Saúde, Previdência, Trabalho e Desenvolvimento Social, os recursos seriam insuficientes. Mas não foi a separação dessas forças a responsável por esse quadro. É muito mais o fracasso do Estado brasileiro. O nosso Estado é débil e endividado, tomado pelas corporações e se financia através de juros absurdos. A democracia brasileira não é bem-sucedida do ponto de vista de dar concretude aos direitos dos brasileiros. Tanto que a nossa educação é frágil, o nosso sistema de saúde, apesar dos avanços, é frágil, a política de habitação é frágil. Esse é o grave problema da nossa democracia. Isso dá espaço para esses movimentos antidemocráticos. Não conseguimos gerar uma classe média crescente, nem uma distribuição de renda eficiente, não democratizamos a educação e nem a saúde. A crise do financiamento da saúde está dentro da crise do financiamento do setor público, que deveria estar oferecendo especialmente aos mais pobres.

Pouco antes das eleições de 2022, o ex-ministro da Economia Paulo Guedes defendeu a tese de que os abatimentos com saúde do imposto de renda deveriam acabar. Sua equipe chegou a fazer um estudo prevendo o aumento de arrecadação de até 30 bilhões. Mas como a medida é impopular, ainda mais em ano eleitoral, ele minimizou a sugestão dizendo que se tratava de um estudo regular do ministério. O deputado Roberto Freire também percebe que esse é um dos caminhos possíveis para resolver a questão do financiamento. O médico Luís Carlos Lobo tem uma visão mais politizada sobre o tema:

> Não iremos resolver o problema do SUS, sobretudo seu subfinanciamento, enquanto fizermos renúncia fiscal. Quem paga os nossos planos de saúde é a população inteira, é algo iníquo. O desconto do imposto de renda vai contra os interesses da população que é atendida pelo SUS. A população brasileira acaba financiando os planos de saúde O pobre paga o tratamento dos que podem pagar um plano de saúde.[...] Isso teria que acabar, isso traria um enorme problema para os planos, pois muitos parariam de

O FUTURO

pagar. Por outro lado, haveria a cobrança da sociedade por saúde pública de qualidade. A classe média cobraria com mais ênfase por mudanças.

Temporão sugere:

outra discussão é a manutenção dos subsídios do setor privado. Talvez desonerar parcialmente, colocar um teto, como na educação. Hoje, até cirurgia plástica abate do imposto de renda. Além do mais, favorecem os estados e a maior renda. Até o Banco Mundial defende acabar com isso [os subsídios]. Atualmente, a União deixa de arrecadar 40 bilhões por ano. É a conta de ICMS de medicamentos, renúncia fiscal de filantrópicas e descontos de imposto de renda.

Santini concorda com a tese.

Qual seria a vontade política do atual governo, Lula III, de lutar por novas forma de financiamento do SUS? O depoimento de Sonia Fleury, um nome de peso do Partido Sanitário, é surpreendente:

A participação das centrais de operários na criação de SUS foi pequena, a área industrial já tinha uma visão privatista, que vinha do IAPI [Instituto de Aposentadoria e Pensões dos Industriários] e continuaram nesse caminho. Depois, quando o movimento de vanguarda do ABC conseguiu fazer as grandes negociações, os contratos coletivos entraram na pauta, aprofundando a questão da privatização. Na Constituinte, eles foram muito solidários, mas, na prática, eram e são privatistas. O Lula reflete muito isso. Ele tem o trauma de que sua primeira mulher morreu em um hospital público e, além disso, essa é a base dele, um grupo que nunca prezou o SUS.

Outro ícone da reforma sanitária, José Carvalho de Noronha, pensa parecido:

Esse processo de universalização não foi bem recebido pelo "proletariado moderno", uma definição do André Singer, do ABC de SP. Eles caminham mais para os planos de saúde. É incompatível o SUS com o universo dos planos de saúde, algo tem que mudar. A manutenção do atual *status quo* é a garantia do fracasso. Eles são parasitas que têm muita força política.

O professor da Universidade de Brasília Mourad Ibrahim Belaciano tem opinião similar:

Quem muito resistiu foi a própria CUT [Central Única dos Trabalhadores]. Quando discutíamos Saúde para Todos e como alargar as atividades do SUS, a CUT foi atrás de planos de saúde numa franca contradição com o sistema que imaginávamos. No momento em que estávamos precisando aglutinar forças, eles se voltaram contra, apontando que o SUS era para os não aderentes do setor previdenciário, para os não trabalhadores formais, era algo para os pobres. As centrais sindicais preferiram o setor privado, que segue dando trabalho ao setor público, pois é a medicina do não SUS. Ninguém do Partido Sanitário saber apontar o nome de alguma liderança sindical que nunca veio na defesa do SUS, e isso reflete o próprio distanciamento que eles tinham. Até hoje nas associações de docentes das universidades públicas, a luta é por plano de saúde, fogem do SUS. O Andes [Sindicato Nacional dos Docentes das Instituições de Ensino Superior], por exemplo, fala do SUS só no discurso. Os sindicatos seguem com a mesma visão da primeira metade do século XX. Talvez não tenham compreendido a nova era que começava com a nova Constituição. Os direitos conquistados, em 1989, eram inéditos na nossa história. A seguridade social desapareceu como conceito, nunca mais foi discutida, uma das maiores derrotas. Resgatar esse conceito é hoje tão fundamental como resgatar o SUS.

Na mesma linha, Santini sempre lembra que os funcionários da Fiocruz não confiam no SUS e criaram um plano de saúde próprio, o FioSaúde.

É um desafio para o futuro do SUS. Ao contrário do que aconteceu nos anos de luta pela volta da democracia, não existe nenhuma liderança sanitária nem política discutindo a questão. Os planos de saúde têm forte representação parlamentar. Em sua coluna do *Estadão* de 6 de outubro de 2022, o médico Mario Scheffer analisou a nova composição da atual bancada do setor privado. Houve uma guinada à direita, mas o mais preocupante:

Tanto na Câmara quanto no Senado, a bancada dos planos de saúde privados está intacta e turbinada. Foram eleitos os senadores Rogério Marinho (PL-RN) e Hiran Gonçalves (PP-RR). Ambos eram deputados quando

O FUTURO

comandaram tentativas de aprovar legislação para liberar a venda de planos de saúde de menor cobertura e alterar o estatuto do idoso, permitindo reajuste de mensalidades após os 60 anos de idade. Na Câmara, Ricardo Barros (PP-PR) e Arthur Lira (PP-AL) ganharam o reforço de Eunício Oliveira (MDB-CE), todos com histórico de influência na indicação de cargos da Agência Nacional de Saúde Suplementar (ANS).[1]

Do outro lado, no pleito de 2022 foram eleitas pessoas comprometidas com o Sistema Público de Saúde: os médicos Arlindo Chinaglia (PT-SP), Jandira Feghali (PCdoB-RJ), Alexandre Padilha (PT-SP), Jorge Solla (PT-BA), Ana Pimentel (PT-MG), Leo Prates (PDT-BA), Daniel Soranz (PSD-RJ), Ismael Alexandrino (PSD-GO) e Beto Preto (PSD-PR). Resta saber se eles concordam com a discussão da renúncia fiscal dos planos de saúde e se estarão dispostos a mobilizar a sociedade na luta em defesa do financiamento do SUS. Santini acredita que é chegada a hora de discutir o assunto seriamente com a sociedade e, em especial, com o setor sindical.

A DESTRUIÇÃO E O REPRESAMENTO

No dia 2 de janeiro de 2023, Dia do Sanitarista, a cientista social e socióloga Nísia Trindade tomou posse como ministra da Saúde. Em seu discurso, ela elencou os problemas da saúde pública brasileira:

> Na área da saúde para a gestão que se inicia, contamos com o diagnóstico extremamente cuidadoso, do qual participei. A frase do início do século XX, proferida pelo médico Miguel Pereira: o Brasil como um imenso hospital, reaparece para mim, com muita força. Os últimos anos, desde o *impeachment* da presidenta Dilma, foram anos de retrocesso, agravados nos últimos quatro anos por ações políticas contrárias à democracia, à ciência, ao ambiente e aos direitos humanos e à saúde. O enfrentamento da pandemia com a negação da ciência e do necessário esforço e cuidado com a população levou-nos a tristes indicadores, por detrás deles, vidas humanas e muito sofrimento individual e coletivo, entre esse sofrimento a que me referi, a importância dos trabalhadores e trabalhadoras da saúde.

272 SUS: UMA BIOGRAFIA

O diagnóstico realizado pelo GT transição é contundente, em síntese: o enfraquecimento da capacidade de coordenação nacional do SUS pelo MS e a desarticulação de programas resultaram em uma resposta débil à pandemia com tristes indicadores, registrando-se no Brasil 11% dos óbitos, não obstante representemos 2,7% da população. Este cenário desolador vai além da pandemia, com a desestruturação de programas bem-sucedidos, a exemplo, do PNI, da estratégia de saúde da família e outras ações estruturantes na atenção básica, na atenção especializada, nas linhas de cuidado para todo o ciclo de vida, programas Mais Médicos, Farmácia Popular, IST-AIDS, Saúde Mental, Saúde da Mulher, Saúde da População Negra, Saúde Indígena, Saúde da População com Deficiência, Saúde Bucal, Segurança Alimentar, entre tantos outros.

Em muitos casos políticas nacionais bem definidas e fundamentais, a exemplo da Política de Saúde para a População Negra, esbarram em dificuldades institucionais, mas também em fatores como o racismo estrutural, o qual teremos de enfrentar de forma assertiva. Conforme afirmou o presidente Lula, a doença no Brasil tem cor.

O Ministério da Saúde resgatará a liderança junto aos demais entes e nenhuma decisão das políticas nacionais atropelará a necessidade do debate, acúmulo e maturidade das decisões tomadas no âmbito da tripartite.

Serão revogadas nos próximos dias todas as portarias e notas técnicas que ofendem a ciência, os direitos humanos, os direitos sexuais reprodutivos no marco legal brasileiro e que reduziram diversas posições do Ministério da Saúde em uma agenda conservadora e negacionista da ciência.

A agenda da saúde mental, por exemplo, voltará a se alinhar com a reforma psiquiátrica brasileira e produções coletivas da luta antimanicomial, garantindo políticas de cuidado integral e humanizado no campo do SUS.

Nesta semana, será publicada portaria instituindo grupos de trabalho tripartite para sistematizar as políticas instituídas por portarias sem pactuação, que serão revogadas, revistas ou mantidas. Será na 1ª reunião da comissão Intergestora Tripartite deste ano, quando iremos decidir pelas revogações imediatas. Todos os recursos transferidos a estados e municípios estão assegurados.

Assumimos o compromisso de reestabelecer o federalismo de cooperação e não de confronto. Com relação à estrutura organizacional, identificou-se que alterações realizadas no último governo enfraqueceram áreas estratégicas para a saúde no Brasil. Além disso, verificou-se que é crucial preparar o sistema de saúde brasileiro para a inexorável transformação

O FUTURO

digital. Dessa maneira, dentre as mudanças que serão implementadas, destaca-se a criação da Secretaria de Informação e Saúde Digital.

Além disso, considerando a alta relevância no contexto epidemiológico e sanitário atual, será recriado o Departamento de Vigilância de IST/AIDS e Hepatites Virais e criado o Departamento de Imunização, visando fortalecer as ações do PNI junto à Secretaria de Vigilância em Saúde. Será criado o Departamento de Saúde Mental e Enfrentamento do Uso Abusivo de Álcool e outras Drogas, vinculado à Secretaria de Atenção Especializada [...].

O SUS, essa conquista única da sociedade brasileira, ao fim da presidência de Jair Bolsonaro estava totalmente destroçado.

Do ponto de vista vacinal, segundo informa o site da Fiocruz em relação à poliomielite, por exemplo, menos de 70% do público-alvo está com as vacinas em dia. Em 2015, eram apenas 2% de não vacinados. Eduardo Costa conta como foi o início dos avanços nessa área, em meados dos anos 1980:

O Sabin estava na sede da OPAS, em Washington, quando viu uma foto no *Jornal do Brasil*, eu e a Yara Vargas vacinando em uma escola pública, um ponto de vacinação, e veio me procurar. Tínhamos resolvido dar uma paulada no sarampo. A questão não era discutir melhoria dos postos de saúde, enquanto isso, morria um circo por ano em Niterói, 400 crianças por ano [...] e ninguém dizia nada. Os hospitais cheios de crianças doentes e nada acontecia. Optamos pela campanha de um único dia. O mais curioso é que a cobertura vacinal era boa. Logo, tínhamos três hipóteses: 1. a conservação da vacina; 2. a possibilidade de fraude nos mapas vacinais; 3. a idade vacinal era muito precoce, ou seja, recebiam a vacina ainda muito pequenos e a segunda dose só era ministrada em idade escolar. Logo, havia um quantitativo enorme de crianças sem imunização.

O Ministério da Saúde não apoiou a ideia e proibiu a importação da vacina. Fui falar com a Fiocruz, 500 mil doses, mas era pouco. Então optamos por vacinar apenas as crianças com até 4 anos. Foi um sucesso, houve uma redução drástica. Em Niterói, o número de óbitos despencou para quarenta casos. O mesmo aconteceu em todo o estado e na maioria na cidade do Rio de Janeiro. Nossa campanha acabou tendo um impacto nacional. Sabin depois fez esse relato no *British Medical Journal*. Depois, vários outros países copiaram a nossa iniciativa.

274   SUS: UMA BIOGRAFIA

Na sequência, nasceram o Dia D contra a Poliomielite, uma grande campanha de vacinação de 24 horas, e o Zé Gotinha. Iniciativas que contavam com a presença do dr. Sabin e, portanto, mobilizavam a imprensa e a opinião pública. O famoso médico, inventor da vacina em gotas, era consultor informal do Ministério da Saúde, mas, na prática, acabou se tornando um agente para o sucesso do programa de vacinação.

Em 2019, o Brasil perdeu a certificação internacional de eliminação do sarampo. O caso da febre amarela é ainda mais grave: entre 2016 e 2023 foram registrados mais casos do que entre 1961 e 2016. E o SUS oferece de graça todas as vacinas, são mais de vinte, recomendadas pela OMS. As taxas de vacinação já vinham em queda antes mesmo do negacionismo do último governo, mas a pregação negacionista de Bolsonaro agravou o quadro. Décadas de avanço jogadas fora.

Dados do Grupo de Transição (GT) do novo governo dizem que o represamento das cirurgias que o SUS deve realizar é de 11,6 milhões. Elas deixaram de ser realizadas durante a pandemia. Qual é o percentual de pessoas que tiveram o agravamento irreversível de suas mazelas? Ninguém sabe. É uma reflexão que o experiente dr. Santini tem feito. Em 2022, ele passou por um grave problema de saúde e, se não fosse usuário do sistema privado, com certeza hoje teria problemas graves de locomoção. Deve ser o caso de muitos usuários do sistema público. As cirurgias não realizadas não são o único problema. Por conta do isolamento social, hoje existe uma enorme demanda pela saúde mental; exames como a mamografia deixaram de ser realizados. Quantos? A estimativa é na casa de 1 milhão.

Como dar conta de números na escala de milhões? Fazendo parcerias com o setor privado? Com o uso da tecnologia?

TECNOLOGIA

Na organização do SUS, existe um órgão que é o responsável pela aquisição de novas tecnologias: a Comissão Nacional de Incorporação de Tecnologias (Conitec). Funcionando desde 2011, é responsável pela adoção de novas terapias e incorporação tecnológica. Regula também novos protocolos e

O FUTURO

diretrizes terapêuticas. Pretende ser transparente e, através de seu site, é possível acompanhar as reuniões, os processos em análise. Segundo as informações oficiais, os comitês são responsáveis pela emissão de recomendação sobre incorporação, exclusão ou alteração das tecnologias em saúde no âmbito do Sistema Único de Saúde (SUS) e sobre constituição ou alteração de diretrizes clínicas. Todas as recomendações emitidas pela Conitec são submetidas à Consulta Pública (CP) pelo prazo de vinte dias, exceto em casos de urgência da matéria, quando o período da CP será reduzido a dez dias. As contribuições e sugestões da Consulta Pública são organizadas e avaliadas pela Comissão, que emite recomendação final. Posteriormente, o relatório da Conitec é encaminhado para decisão do secretário de Ciência, Tecnologia, Inovação e Complexo da Saúde (SEC-TICS/MS), que pode convocar audiência pública. A decisão é publicada no Diário Oficial da União.

No entanto, nos últimos dez anos apenas 5% dos remédios aprovados pela Conitec foram incorporados ao sistema. Mas como já vimos, há processos que não necessariamente passam por estes trâmites.

O professor Luís Carlos Lobo nos dá uma ideia de como a mais banal tecnologia pode ajudar muito o SUS:

Eu participo da Coordenação da Residência de Saúde da Família em Brasília pela Fiocruz. Os residentes são pessoas que saem para ver questões de violência doméstica e outros problemas; eles aceitaram o desafio e são formados com responsabilidade social. Teve um residente que, em uma região da capital federal, atendia em uma invasão. Nenhum dos moradores tinha sequer endereço. O residente, usando Google Maps e Google Earth, definiu quadra por quadra e rua por rua e passou a dar endereço às pessoas. O impacto no paciente de ter um simples endereço foi muito importante. Esse tipo de ação está sendo feita em todo o país, dando cidadania aos indivíduos. Resolutividade, isso é o mais importante, eu ganho prestígio da população quando resolvo os seus problemas. Quando não é assim, as pessoas vão procurar o hospital. O Temporão, quando era ministro, foi visitar o Souza Aguiar no Rio de Janeiro, a maior emergência da cidade, e fez a seguinte assertiva: "75% dos pacientes que estão aqui poderiam ser mais bem atendidos em uma unidade da Saúde da Família perto de sua casa."

Nós temos a chance de ter uma base de dados única para todos os brasileiros e com a centralização da atenção no paciente, esse é o futuro. Nos Estados Unidos, eles não conseguiram fazer isso, mas tentaram. Temos que ter as informações dos pacientes na nuvem. Se [os pacientes] se deslocarem pelo país, elas estarão ao alcance de qualquer médico. Isso eu propus ao DataSUS. Um pouco a ideia do ConecteSUS, que tem ainda poucas informações, limitado a vacinas e outros dados menores. O ideal seriam todas as informações médicas lá. Inclusive as informações da rede privada. Até isso é um fator de cidadania, pois o paciente não é mais um número e vira um paciente com todo o seu histórico médico reunido.

As dificuldades de lidar com a tecnologia, segundo Mario Dal Poz, nasceram na origem da criação do sistema. O Partido Sanitário era herdeiro das campanhas de vacinação e nunca teria ligado muito para a questão tecnológica, especialmente por focar na atenção primária. Portanto, o SUS seria mais um projeto político – deixando de fora outros temas relevantes da área médica. O professor Mourad corrobora essa linha de raciocínio: "A manutenção do SUS vai requerer uma mobilização similar. Alguns mecanismos do SUS que imaginávamos estratégicos ainda não foram dados: a questão da educação médica, da tecnologia, a questão dos médicos. Ainda falta muita coisa."

O curioso é que houve um momento em que pessoas do Partido Sanitário estiveram ligadas ao desenvolvimento tecnológico. A dra. Beatriz Aguiar, que participou com o marido, dr. Nildo Aguiar, das transformações do INCA e do Inamps, relatou casos de avanços tecnológicos e de processos:

Em 1971, eu fui a primeira enfermeira no Brasil a dirigir uma comissão de controle de infecção, isso não existia. Até então, os controles eram pontuais. Nós, enfermeiras, trabalhamos na sombra. Toda a parte da criatividade é feita por nós. Muitas tecnologias foram desenvolvidas por enfermeiras e apropriadas pelos laboratórios: o *three way* (torneira de três vias), o tubo de soro, a medicação fotossensível que era coberta com papel alumínio. A rouparia e a hotelaria dos hospitais começaram a ser tocadas por nós. O controle das decisões da nutrição. O mesmo para o setor de vacinação dos hospitais. Nós antes tínhamos apenas uma função: o cuidado direto.

O FUTURO

Hoje, a questão tecnológica do SUS, mesmo após quase 35 anos de sua criação, segue mais viva do que nunca. Januário Montone comparou as diferenças tecnológicas entre o público e o privado:

> O setor privado tem hoje uma maquininha, *tout scan*, custa 200 dólares, que faz oito exames diferentes e manda a imagem para o médico. Com esse aparelho e um auxiliar de enfermagem, uma equipe de Saúde de Família vira um ambulatório que atende diversas especialidades. [...] o Isso o setor privado já está fazendo e o SUS segue batendo de porta em porta. As redes privadas de medicina popular fazem telemedicina. Algumas prefeituras já até oferecem isso, mas significam feitos isolados, sem regra e de forma desorganizada. Já existem cabines de teleatendimento com auxiliar de saúde acompanhando nas periferias da Grande São Paulo, em Ferraz de Vasconcelos, pega todos os sinais vitais e manda para o médico. O Estado não é bom gestor de tecnologia. Esperei cinco anos para receber um software estatal tipo Waze para mapear as unidades de atendimento de São Paulo.

Não é à toa que Luís Carlos Lobo diz brincando que São Paulo é um país amigo.

Ainda sobre São Paulo, a dra. Ana Maria Malik faz uma relevante reflexão:

> É preciso ter uma boa política em relação ao tema, pois não é possível incorporar tudo e quando algo novo é incorporado, é preciso saber usar. Desenhar um sistema de saúde também é tecnologia: quem vai para onde, quem vai usar o que e quem vai primeiro. A regulação paulista é eficiente, mas não sei se é eficaz. Em São Paulo, existe a Central de Regulação de Oferta de Serviços de Saúde (CROSS). Ela foi muito maltratada durante o auge da pandemia porque não tinha leito de UTI e foi culpabilizada. Mas ela só organizava a fila dos leitos.

Outro desafio que a sociedade vai ter que discutir é a judicialização do sistema de saúde do país. Santini sempre lembra que basta aparecer uma matéria nos meios de comunicação falando sobre um novo tratamento

278 SUS: UMA BIOGRAFIA

ou uma nova medicação, muitas vezes ainda em fase experimental, para alguém acionar o Judiciário pleiteando seu direito ao que existe de melhor (em tese). Em geral, os juízes são condescendentes com pedidos dessa natureza, pois a saúde é um direito constitucional e um dever do Estado. Esses pedidos começaram após a promulgação da nova Constituição, coincidindo com a epidemia de HIV, quando muitos pacientes começaram a lutar para adquirir medicamentos antirretrovirais do setor público. Não por coincidência, em 1988 foi regulamentada a Política Nacional de Medicamentos, que estabelecia: "[...] garantir a necessária segurança, eficácia e qualidade dos medicamentos, a promoção do uso racional e o acesso da população a aqueles considerados essenciais". Essa definição nem era uma invenção brasileira e sim a cópia de um postulado da própria OMS. Foi com base nessas ideias que surgiu uma espécie de lista, a Relação Nacional de Medicamentos Essenciais (Rename).

A seleção dava conta das reais necessidades da sociedade? Não. E em 2004, uma nova regulação foi aprovada com o objetivo de garantir os princípios da universalidade, integralidade e equidade. A nova orientação abraçava outros itens como promoção, proteção e recuperação da saúde. Apesar de serem formulações democráticas e civilizatórias, existe um impedimento concreto para a realização dessas conquistas: a judicialização de muitos casos. Em todo o Brasil, as pessoas brigam nos tribunais por insumos, medicamentos, cirurgias e equipamentos. O tema acabou virando um gargalo impactante no cotidiano do SUS, pois seu orçamento fica à mercê das decisões dos juízes. Um estudo realizado pelos pesquisadores Nathália Helena Fernandes Laffin e Carlos Alberto Bonacim mostra que no ano de 2007 os gastos extras da saúde via decisão do Judiciário eram de 19 milhões de reais. Nove anos mais tarde, em 2016, o então ministro Ricardo Barros estimou um gasto de aproximadamente 7 bilhões, ou 5% de todo o orçamento da saúde. Entre 2008 e 2017, aproximadamente meio milhão de brasileiros entrou com ações em 17 tribunais estaduais e quase 300 mil ações pularam para a segunda instância. Os problemas de saúde dos brasileiros também acabaram impactando a vida de quase todos os tribunais.

O FUTURO

Como parecia não ter solução, em 2019 o Conselho Nacional de Justiça (CNJ) encomendou um estudo ao Instituto de Ensino e Pesquisa (Insper). O que brasileiras e brasileiros buscam na justiça? A maior parte das ações são contra o setor privado e, em segundo lugar, há uma definição muito genérica: "Tratamento Médico-Hospitalar e/ou Fornecimento de Medicamentos." Os pesquisadores usaram a publicação dos acórdãos dos tribunais brasileiros e notaram que muitas ações pela ordem pedem: medicamentos (68,9 % no Sudeste e 79,2% no Norte); órteses, próteses e meios auxiliares (63,4% no Sul e 4,5% no Nordeste); exames (67,9% no Norte e 33,5% no Centro-Oeste). A pesquisa revelou que nem todos os procedimentos são de custo dispendioso. E que a região que menos reclama é a Nordeste. Outra curiosidade é que pedidos de medicamentos importados equivalem a 8,3% na média nacional.

Segundo o estudo do Insper, existem casos extraordinários, como o "da fosfoetanolamina, também conhecida como 'pílula do câncer', que resultou, no período de oito meses, em cerca de 13 mil liminares para que a Universidade de São Paulo fornecesse medicamento ainda não aprovado na ANVISA e cuja eficácia ainda não havia sido comprovada por estudos técnicos".[2] Esse produto, em 2016, foi muito defendido pelo então deputado Jair Bolsonaro, foi aprovado pela presidenta Dilma Rousseff e, mais tarde, proibido pelo Supremo Tribunal Federal (STF).

Apesar do percentual de procura por médico ter aumentado após a criação do SUS, apesar da diminuição da mortalidade infantil, apesar da diminuição de mortes por doenças transmissíveis, apesar de tudo, o processo de judicialização mostra que o SUS ainda não resolve a desigualdade de acesso à saúde no país.

Dificuldades de um lado e grandes conquistas do outro. O Brasil hoje se orgulha de ter o maior programa do mundo de transplantes, a maioria esmagadora realizada pelo SUS. Nesse quesito, a saúde pública brasileira dá um show em tecnologia e logística. Corações, fígados, pulmões, rins, córneas e tecidos são doados e levados, por todo país, aos que necessitam de forma muito eficiente. Nos 27 estados do Brasil, existem centrais de transplantes conectadas a 648 hospitais que têm "1.664 equipes de transplantes habilitados; 78 organizações de procura por órgãos; 516 comissões intra-hospitalares de doação de órgãos e tecidos para transplantes; 52 bancos de tecido ocular; 13 câmaras técnicas nacionais; 12 bancos de multitecidos; além de 48 laboratórios de histocompatibilidade. Trata-se de um dos maiores sistemas de transplantes do mundo", informa o Ministério da Saúde. Assim foi possível, entre 2009 e 2021, transplantar 2.238 fígados, 1.500 rins, 220 corações, 123 pulmões, 61 pâncreas, 10 multivisceral/intestinos e 3 pulmões e corações. Na outra ponta, foram treinados mais de 6 mil médicos, enfermeiras e outros profissionais de saúde.

O funcionamento eficiente se dá graças à Coordenação Geral do Sistema Nacional de Transplantes (CGSNT), que atua com parceiros estaduais e municipais. Assim que um órgão é captado, é necessário saber quem é o receptor. Uma operação bem complexa, pois, em muitas ocasiões, ocorre em pontos diferentes do Brasil. A operação é assim descrita na página do Ministério da Saúde:

> Para apoiar as ações da Central Nacional, viabilizar e agilizar seu trabalho dentro dos prazos exíguos que se dispõe para operacionalizar os procedimentos envolvidos na sua atividade, o Ministério da Saúde, em janeiro de 2001, celebrou o Termo de Cooperação com quinze empresas aéreas reunidas no Sindicato Nacional das Empresas Aéreas. Esta cooperação vem garantindo o transporte gratuito de órgãos e, eventualmente, de equipes médicas de retirada. Em 2016 a Força Aérea Brasileira iniciou a atividade de transporte de órgãos no país, somando esforços às Centrais de Transplantes no processo doação/transplantes de órgãos.

Mesmo sendo um grande sucesso, o sistema ainda pode ser melhorado. Existem estudos que apontam falhas. Uma delas é o tamanho da fila de receptores, estimada em aproximadamente 65 mil pessoas. Sem contar que o tempo de espera é longo. Existem evidências de que o sistema reproduz a própria desigualdade brasileira. É mais fácil alguém no Sudeste ser transplantado do que no Nordeste. Apesar de também ser assim em outros países, no Brasil os homens brancos são os maiores beneficiados. Um estudo do Instituto de Pesquisa Econômica Aplicada (IPEA) revelou

O FUTURO

que entre os não transplantados a maioria é de homens não brancos. Esses dados são para transplantes de coração, fígado, pulmão e rim. Já quando se trata de pâncreas, existe um empate entre homens e mulheres, só não muda a questão racial. Portanto, o desafio é igualar as chances de mulheres, negros e pardos. O supracitado estudo afirma que as razões dessa discriminação são perfeitamente identificáveis: "Preconceitos, medos, desinformação, biologia humana, subfinanciamento da saúde, racismo e vieses desfavoráveis às mulheres e às minorias e diversos tipos de disparidades contribuem para as desigualdades nos transplantes de órgãos no Brasil e no exterior."[3]

A EDUCAÇÃO MÉDICA

Outra questão fundamental que o Brasil terá que encarar em breve é a da formação dos médicos. No início do século XXI, houve um aumento avassalador de escolas de ensino médico no Brasil. Faculdades públicas e privadas, nas grandes capitais e no interior, em todas as regiões do país. Apesar de o Brasil ter alcançado, em 2020, a relevante marca de 500 mil médicos, com uma relação de 2,38 profissionais para cada mil habitantes, quantitativo inédito em nossa história, os velhos problemas persistem. Em muitas regiões, faltam médicos e em outras ocorre hiperconcentração. Um dos problemas dessa desarticulação começa exatamente nas faculdades. O currículo de disciplinas das universidades é divorciado das necessidades das políticas do Ministério da Saúde. O problema começou em 1990, quando o ex-presidente Collor vetou parte da Lei nº 8.080, que regularizava o SUS. A questão que se coloca é saber o motivo de jovens médicos continuarem concentrados em áreas densamente ocupadas por seus pares e desprezarem novos mercados.

Santini considera essa discussão uma das mais importantes para o futuro do SUS:

> Um dos maiores desafios para a saúde pública brasileira. O paradigma da especialização da medicina é fortíssimo e influencia na formação médica.

A pessoa já sai da faculdade superespecialista. [...] até desenvolvi uma proposta sobre isso no currículo da UFF, que era formar um médico geral. Mas ela sucumbiu [...] porque a corporação não permite. Mesmo transformando 76 disciplinas em apenas quatro, não adiantou nada. Elas foram subdivididas em especialidades novamente. É muito forte esse modelo. Ainda existe um outro problema [...] a legislação sobre o Ato Médico, [...] que atribui exclusivamente ao médico procedimentos que poderiam ser realizados por outros profissionais da área médica. Como acontecia em Brasília nos anos 1960. [...] Então, na verdade, por que existe o Programa Mais Médicos? Porque o Ministério da Saúde não tem nenhuma influência no currículo médico. Na Lei nº 8.080, isso ficou sob o controle do Ministério da Educação. O Collor vetou a passagem dos hospitais universitários para a Saúde. O MEC queria ficar com essa hegemonia, acabou virando uma briga da própria corporação. Era para não deixar a Saúde influenciar a formação dos médicos. Isso acabou virando um ciclo vicioso: médicos especialistas que não querem ir para áreas descobertas e quando é criado um programa como o Mais Médicos, eles reagem contra e nada muda. Quando conversamos com a corporação, [...] reclamam que não têm carreira, se fosse uma carreira pública as pessoas iam. A verdade é que ninguém quer ir. Houve uma aposta histórica na medicina liberal. Isso nem existe mais, todos acabaram assalariados dos planos de saúde.

O professor Mourad acrescentou:

Os hospitais universitários resistiram ao SUS. Entre a VIII Conferência e a Constituinte, [...] eles realizaram um movimento, entre 87/88, fazendo tudo para não entrar no SUS. A ideia era colocar esses hospitais nas mãos dos gestores estaduais e municipais. A resistência foi formada com os professores de medicina e junto com os demais docentes em nome da autonomia universitária. Essa questão era mais importante do que o Sistema Universal de Saúde dos brasileiros. A autonomia era importante, para eles, como única forma de garantir a pesquisa e a boa educação. Eles foram um campo de resistência claríssimo.

O último trabalho que apurou a realidade dos médicos brasileiros, Demografia Médica 2020, revelou alguns dados que reforçam a tese de Santini e Mourad. Hoje, no país, existem mais médicos especialistas do

O FUTURO

que generalistas. O médico generalista é o que está na linha de frente da atenção básica. Os especialistas se concentram em São Paulo, Rio de Janeiro e Minas Gerais, logo, faltam em Roraima, Amapá e Acre. Os jovens médicos preferem as seguintes especializações: clínica médica, pediatria, cirurgia geral e ginecologia. Temos hoje 2,56 médicos por 1 mil habitantes, algo perto do EUA, com 2,6 e do Reino Unido, com 2,8. Só que esses dados não refletem o desequilíbrio existente. Vitória, capital do Espírito Santo, tem mais médicos que a cidade de São Paulo, bem maior e mais populosa: 13,71 médicos por 1 mil habitantes contra 5,61 médicos por 1 mil habitante, respectivamente. As projeções dizem que se as atuais 342 escolas médicas continuarem formando médicos nos padrões de hoje, o Brasil terá 1,5 milhão de médicos em 45 anos. Haverá então médicos suficientes em Roraima, no Acre e no Amapá? Os recém-formados têm algum compromisso social? Pensam em termos de população ou de clientes? Como alterar o quadro sem comprometer a liberdade dos médicos?

Parte da resposta está na mudança do ensino médico. O Partido Sanitário cometeu um erro ao avaliar que a própria criação do SUS mudaria o mercado de trabalho e atrairia naturalmente os médicos. O professor Mourad explica:

> Acreditou-se que mudando a assistência, automaticamente as características da formação também mudariam. Pois, fatalmente, todos teriam que trabalhar na assistência modificada. Isso nunca aconteceu, o jovem estudante de medicina está preocupado com a construção de uma carreira médica lucrativa, ninguém pensa no SUS. A reforma nunca pensou que as duas coisas deveriam andar juntas, novo modelo e nova formação. Alguns grupos até tentaram esse resgate, no Paraná e aqui em Brasília, na UnB. A universidade da capital foi criada para o novo sistema. Em 1965, era um dos currículos mais avançados do mundo. Esse paradigma começou a ser abandonado lá no Hospital Regional de Sobradinho, experiências que tiveram a participação do Luís Carlos Lobo e do Henri Jouval e se encastelaram no Hospital Universitário. O campo da saúde e da assistência médica não dialogam mais.

Como não existe diálogo entre o ensino médico e a saúde pública, médicos e médicas – elas são maioria nas salas de aula hoje – fazem a especialização com o sonho de uma carreira bem-sucedida. Todos idealizam depois trabalhar em um grande hospital de suas respectivas cidades. Todos são formados para atuar com o uso de novas tecnologias. Um bom emprego em uma unidade hospitalar de prestígio abre as portas para consultoria de uma boa clientela. Santini conta que muitos profissionais do INCA atendem em seus consultórios particulares usando o jaleco do hospital. Mas a maioria acaba mesmo encurralada pela dura realidade do mercado, ou seja, presa aos planos de saúde ou fazendo dupla ou tripla jornada no sistema público. Como a maioria têm até quatro empregos e jornadas muito intensas de trabalho, acabam se transformando em profissionais sem muito compromisso.

"No Brasil, até o chefe de serviço é plantonista, não fica na rotina do hospital. O plantão não pode ser o predominante. Abaixa a eficiência no setor público. Esses são os empregos que mais são oferecidos e isso também atende aos médicos. As UPAS que hoje dominam agravaram isso. Essa deformação é muito cara ao país", explicou Mario Dal Poz.

Luís Carlos Lobo disse algo parecido:

O médico brasileiro virou tarefeiro, só tem um objetivo, fazer um determinado número de atendimentos. Existe uma estatística incrível, o número de pedidos de exame no início da manhã é maior do que no fim da manhã. A minha pesquisa revelou que o médico faz isso para se livrar logo do paciente. No início da manhã, ele conversa mais com os pacientes e "perde" tempo. A atenção médica está perdendo o aspecto do outro. Nos EUA, numa consulta médica, segundo pesquisas, o médico corta a fala de seu paciente após 59 segundos.

Ao longo dos últimos anos, as avaliações das escolas médicas através do Exame Nacional de Cursos (Provão) têm revelado muitos problemas nas faculdades de medicina: professores com qualificação questionável, inexistência de pesquisa científica, divórcio entre teoria e prática, currículos ultrapassados e muito uso de tecnologia. O quadro do ensino médico, que

O FUTURO 285

já apresentava todos esses problemas, ganhou novos desafios com a pandemia. A profusão de aulas on-line, altamente rentáveis para o setor privado, trouxe algo nunca visto antes: jovens estudantes que aprendem medicina sem ter a experiência clínica. O mais importante, no entanto, é discutir o currículo médico. Até quando o Brasil seguirá formando médicos que se sentem desvinculados da realidade social do país? Isso é interessante para a nação? A sociedade brasileira deveria discutir essa questão. Um debate amplo que não ficasse restrito aos professores das faculdades de medicina ou entidades profissionais. Parece claro que, do jeito como está organizado, o ensino médico serve a grandes interesses de pequenos grupos.

RELAÇÃO COM O SETOR PRIVADO

O SUS não terá condições concretas de dar conta sozinho de cirurgias, exames e tratamentos represados. A parceria com o setor privado – historicamente, uma relação coalhada de interrogações e suspeitas – será uma das soluções. Os erros do passado devem balizar as futuras parcerias; sem as famigeradas cobranças por unidades de serviço e demais fraudes. Santini acredita que as negociações devam ser contratadas por produtividade, considerando os resultados pactuados, quantitativa e sobretudo qualitativamente, ou seja, desfechos!

Para o diretor-executivo da Anahp, Antônio Britto, o caminho está na

cooperação entre o público e o privado. O SUS não conseguiu em grande parte ser um contratante moderno e organizado dos serviços privados. Não temos no Brasil um planejamento que identifique as possibilidades de parceria com o setor privado de forma racional e complementar. A falta de planejamento superpõe estruturas em várias regiões do país, isso ocorre até mesmo dentro de cidades. ou seja, desperdiçando recursos públicos. O mais grave não é o que falta, mas o que a gente desperdiça.

A pandemia deixou um represamento de procedimentos a serem realizados. Esse problema pode contar com a ociosidade da rede privada. Mas não se avança nessa discussão. São muitos os problemas: remuneração dos médicos, das enfermeiras, do próprio sistema etc. O sistema carece de ser um sistema. Na verdade, nós temos um braço privado e um braço público. Eles só trabalham juntos nas emergências e levantam hospitais de campanhas no meio da pandemia ou emprestam ambulâncias um para o outro. Mas não é muito mais do que isso. Em parte pelo preconceito do sistema público contra o privado. Em parte, pelo setor privado ter dificuldades de negociar com o setor público. Isso acontece agora com as tais demandas reprimidas da pandemia, das cirurgias eletivas.

Inclusive já existem bons exemplos de como essa parceria pode funcionar de forma harmônica. A professora da FGV dra. Ana Maria Malik conta que "o Einstein em São Paulo tem unidades avançadas para captar pacientes e esse modelo é replicado por outras redes privadas. O SUS já pagou tratamento no Einstein, hoje isso se faz via filantropia. A alta complexidade no Brasil, quem financia é o SUS, os planos de saúde se esquivam disso".

Existem outras propostas que não passam apenas pelo setor privado. Januário Montone lembra que

o municipalismo arrebenta o SUS porque um município de 1 mil habitantes é gestor do sistema da mesma forma que um com 3 mil habitantes, e saúde é escala. Um tomógrafo atende 100 mil pessoas, uma ressonância é para 500 mil, por isso a regionalização é importante, e até hoje nós não conseguimos. Por quê? Porque ninguém manda em ninguém. O município A não manda no B, nem no D, nem no C, e cada prefeito é de um partido. Os prefeitos mudam a cada quatro anos, desencaixados com o governador. Quando o secretário de saúde do município se entrosou com o estadual, muda tudo. O problema é maior e a OSS diminui isso. Existem hoje consórcios entre municípios, mas são limitados. Dez municípios para fazer compras coletivas na área da saúde, aumenta o volume e diminui o preço. Só não pensam isso para o atendimento. Seria possível um contrato de gestão de uma cidade de maior porte, como Volta Redonda, com alguns municípios vizinhos, com participação do estado, e com uma gestão de organização social que juntasse tudo, pois ela diminui a diferença entre o sistema público e o privado. O setor privado está falando em telemedicina e o SUS não tem prontuário único. A tendência é o *gap* tecnológico aumentar, o setor privado já arrancou e o público ainda nem começou. Não existe

O FUTURO

serviço público de telemedicina. Tudo que foi oferecido na pandemia era contratado do setor privado.

No dia 2 de fevereiro de 2023 aconteceu um evento no INCA, no Rio de Janeiro, e a pesquisadora Marianna de Camargo Cancela apresentou um trabalho que apontava uma redução de 14,5% de todos os tipos de câncer na região Sudeste. Por outro lado, no Nordeste, a previsão era do aumento de 1,1% dos casos. O estudo revelava uma faceta obscura do nosso sistema de saúde: dependendo do local de moradia, a pessoa tem maior ou menor chance de se curar. Essa discussão também passa por um entrosamento melhor entre o público e o privado. Santini acredita que

em tese existem dois caminhos. Uma expansão da oferta pública em todos os níveis. Ou uma expansão combinada entre setor público e privado de acordo com cada realidade regional. Com o que existe instalado em cada região, levando em conta o que pode ser ampliado ou aperfeiçoado. Segundo a realidade local. Não vai haver um modelo único nacional ou mesmo estadual. No futuro, a coisa mais importante é pensar na questão do acesso. Nós temos um problema no Brasil, a maioria das pessoas, até mesmo as pessoas que têm plano de saúde, sofrem com o acesso ao sistema. O setor público e o privado devem buscar um entendimento para construir uma solução articulada entre os dois. [...] passa pela regionalização do SUS. [...] A expansão do setor público em todos os níveis é inviável. Ele pode se expandir na atenção básica, na atenção primária. Só que não é suficiente. Só com articulação entre os níveis secundário e terciário e até quaternário de maior complexidade. Isso só vai acontecer com o entrosamento entre os dois setores.

Os planos de saúde hoje têm, aproximadamente, 50,5 milhões de clientes, ou aproximadamente 25% da população, os demais são atendidos pelo SUS. Segundo o IBGE, o gasto estatal total com saúde no Brasil, em 2019, foi de 283,8 bilhões de reais, ou 3,8% do PIB. Mas o gasto total com saúde em 2022, incluindo o setor privado, foi de 711,4 bilhões de reais. Portanto, uma parcela menor da sociedade gasta muito mais com saúde, um mercado que movimenta 9,6% do PIB. Significa que um é muito melhor do que o outro?

288 SUS: UMA BIOGRAFIA

Recentemente, a Anahp fez uma pesquisa para saber qual era a avaliação de brasileiros e brasileiras sobre os sistemas de saúde do Brasil. O resultado mostrou que os usuários do setor público avaliam melhor o SUS do que os consumidores de planos de saúde. No setor privado, 5% consideram os serviços ótimos contra 10% no SUS; entre os que pagam, 39% consideram o serviço regular contra 46% do SUS; entre os que frequentam hospitais privados, 49% consideram o atendimento péssimo contra 42% no SUS.

A saúde do Brasil só irá avançar com a melhor integração dos dois sistemas.

OS INDÍGENAS

Ainda era o ano de 2022, quando o geógrafo e analista do Instituto Socioambiental (ISA) Estêvão Benfica Senra denunciou, na sessão de Direito e Justiça da Câmara dos Deputados, a tragédia que estava em curso no Território Indígena Yanomami. Logo, o parlamento brasileiro sabia que o quadro era muito grave, com o brutal aumento dos casos de malária, a falta de medicamentos e 3 mil crianças com déficit nutricional. Além da falta de remédios básicos, os comandos dos distritos sanitários estavam nas mãos de pessoas comprometidas politicamente com o governo Bolsonaro. No entanto, a situação só ganhou espaço na mídia após a troca de governo, em 2023, e as notícias revelavam um quadro muito pior. Além das imagens, que lembravam os campos de extermínio da Alemanha nazista, estava configurado um quadro de tragédia humanitária: crianças e adultos subnutridos e contaminados por mercúrio utilizado pelo garimpo, 22 mil casos de malária, pneumonia, abuso sexual de meninas indígenas e mortes por falta de alimentos. Todos os postos de saúde tinham sido incendiados e as pistas de pouso foram bloqueadas para impedir a chegada de socorro médico.

A saúde dos indígenas sempre esteve na pauta do Partido Sanitário. A maior prova disso é que existe uma única lei que tem o nome de um deles, a Lei Sérgio Arouca, que criou, em 1999, o Subsistema de Atenção à

O FUTURO

Saúde Indígena (SASI), um braço do SUS. Desde então, a saúde dos povos originários do Brasil seria responsabilidade do Ministério da Saúde. A lei criou o Distrito Sanitário Especial Indígena (DSEI, são 34 no total), que teria o SUS atuando na retaguarda. Da mesma forma como acontece com o sistema de saúde, foi pensada a participação dos indígenas em organismos colegiados para avaliar e acompanhar a política de saúde das comunidades. Outra preocupação foi envolver os indígenas como força de trabalho e, até pouco tempo atrás, das 20 mil pessoas trabalhando nos postos de saúde, metade eram nascidos nas aldeias.

Os problemas de saúde dos yanomami começaram com a pandemia, quando a Funai, segundo a professora Érica Dumont Pena, da UFMG,

> suspendeu cestas básicas, fez indicação de isolamento domiciliar sem proteger as terras indígenas dos garimpeiros. Ignorou a testagem desde o início, tanto que a primeira infecção por Covid-19 chega por um médico da Sesai [Secretaria de Saúde Indígena] e quando vem o auxílio emergencial, faz com que os povos saiam das aldeias para buscar esse auxílio. Além de negarem atendimento para os indígenas que vivem na cidade.[4]

Mesmo com as denúncias, o governo de Jair Bolsonaro se limitava a rechaçá-las. Em 14 de dezembro de 2021, a página da Faculdade de Medicina de Minas Gerais publicou que, apesar das denúncias do Ministério Público Federal (MPF), as autoridades, o Ministério da Saúde e a Funai, se limitavam a responder que as informações do MPF não correspondiam à verdade.

> Nhaêpepo-oaçu, seu irmão, sua mãe, os filhos do seu irmão, todos tinham ficado doentes. Passado um tempo, morreu primeiro uma criança, depois a mãe do chefe, uma velha mulher, que pretendia aprontar as vasilhas nas quais iria preparar a bebida para o banquete. Depois de alguns dias, morreu um irmão, a seguir outra criança e, por fim, o irmão que havia me trazido a notícia da moléstia.[5]

Esse relato poderia ser de qualquer indígena da aldeia yanomami em pleno século XXI durante a pandemia, mas aconteceu no século XVI e foi

SUS: UMA BIOGRAFIA

descrita pelo aventureiro alemão Hans Staden em Mambucaba, na Costa Verde do litoral fluminense. É preciso refundar o SASI.

AS ENTIDADES MÉDICAS

No dia 9 de janeiro de 2023, o jornal *Correio Braziliense* noticiou que a presidente interina do Conselho Federal de Medicina (CFM) e ex-presidente da Associação Nacional de Medicina do Trabalho (ANAMT), a médica Rosylane Nascimento das Mercês Rocha, postara um dia antes imagens da invasão terrorista ao Congresso Nacional com a legenda "Agora vai". Rosylane fez uma segunda postagem, com uma foto da invasão ao Supremo Tribunal Federal (STF) e escreveu: "Perdeu mané!" Em uma terceira postagem, com uma foto da retirada da Polícia Militar da Esplanada dos Ministérios, ela festejou: "A polícia é para prender bandidos, não pessoas de bem." Procurada pela reportagem do jornal, ela negou que tivesse participado dos atos criminosos de 8 de janeiro. Tanto a ANAMT como o CFM, em notas à imprensa, repudiaram a depredação do patrimônio público e disseram estar ao lado do Estado Democrático de Direito.

Apesar de ter diploma de médica, Rosylane Nascimento defendeu, durante a pandemia, o uso da hidroxicloroquina dizendo que "A autonomia do médico é um dos pilares sagrados da medicina". Durante a CPI da Covid-19, Rosylane fez uma postagem defendendo a secretária de Gestão do Trabalho e da Educação na Saúde Mayra Pinheiro, que durante a crise de falta de oxigênio em Manaus promovia um aplicativo em vez de salvar vidas. *Last, but not least*, como membro da diretoria do CFM, ela continuou participando do conselho de ética da entidade. Poucos dias após se solidarizar à tentativa criminosa de golpe de Estado, Rosylane relatou, em 26 de janeiro, o processo 015235/2020. Para o CFM, ela é uma "pessoa de bem".

De que lado estão médicas e médicos do Brasil? Da ciência? Da sociedade? Ou de interesses político-partidários? O mais desanimador é que mudar o atual quadro será muito difícil. Santini reflete:

O FUTURO 291

Um tema muito complexo. Os conselhos federais e regionais são autarquias e órgãos de Estado. E seus membros são eleitos pela própria categoria. Então, por definição, eles têm uma tendência a serem governistas e corporativistas. Ao invés de defenderem o paciente, a razão de ser deles, eles defendem os profissionais. Uma distorção da finalidade. Quando ainda por cima se envolvem com política, a entidade passa a defender o governo. Foi o que aconteceu recentemente com o tratamento precoce. Alguns conselhos se aliaram à política governamental utilizando um argumento técnico falso que é a liberdade de prescrever do médico. Por que é falso? [...] Era uma política pública e na medida em que passou a ser uma política, ele passou a não ter mais essa liberdade. Ou o médico seguia aquilo ou peitava aquilo. Seguir uma política que prejudica o doente é inaceitável.

Mas, por outro lado, ele é otimista: "Atualmente, está havendo um movimento de médicos, parecido com o que aconteceu lá atrás com o surgimento do REME. Ainda é pequeno, mas já atua nas redes sociais. Ainda não é possível mensurar qual vai ser a expressão disso nas próximas eleições dos conselhos."

ANS

A Agência Nacional de Saúde Suplementar (ANS) começou, no início do século XXI, com uma reunião no castelo da Fiocruz. Após um período, se instalou em um espaço do Banco do Brasil, no bairro da Glória, Rio de Janeiro. A nova agência foi criada para regulamentar o setor dos planos de saúde. Nessa época, era um mercado crescente e selvagem. Muitas empresas agiam de má-fé e contaminavam todo o setor. Segundo seu ex-diretor-presidente e fundador Januário Montone:

Havia uma competição desleal. As empresas apresentavam preços mínimos e depois não assumiam. As grandes operadoras pressionavam, pois queriam regular a competição, um componente econômico do mercado. Quem comandava a discussão era a Justiça, a Economia e a Saúde assistiam.

O representante do PT era o Humberto Costa; o presidente da Câmara era o Michel Temer; o líder do governo era o Luís Eduardo Magalhães. Aí, nós, da Saúde, começamos a fazer exigências de atendimento e nasceu o plano de referência. Só que nós tínhamos força. A lei foi aprovada na Câmara com a exigência de incluir o plano de referência. Quando foi para o Senado, mudou o ministério e entrou o Serra, um político muito mais poderoso. Ele não aceitou a regulação proposta, pois só atendia aos planos, mas não entrava na seara da saúde, se comportavam apenas como operadoras. Ele exigiu que o Brasil fizesse uma coisa que o mundo ainda não fez, regular o produto de assistência à saúde. No Senado, aconteceu então uma negociação e a lei foi completamente alterada e o plano de referência passou a ser obrigatório, assim como outras questões de preço e custos. Coisas que os planos nunca tinham coberto, como oncologia, terapias renais etc., se tornaram obrigatórias.

Com as alterações, o projeto tinha que voltar para a Câmara, e fizeram uma engenharia política para aprovar tudo de novo. Lá, eles tinham maior peso político e foi feito um acordo como se o projeto tivesse sido aprovado sem alterações no Senado e, dois dias depois, o FHC baixou uma medida provisória com todas as mudanças que o Serra queria. Até hoje, o marco da saúde suplementar é mantido por uma lei e uma medida provisória.

Hoje, o setor movimenta 300 bilhões de reais e conta com uma aguerrida bancada no Congresso Nacional. Algumas empresas de planos de saúde financiam pesadamente candidaturas em todo o país. Nos últimos anos, os reajustes dos planos têm sido muito generosos. Em 2021, foi de mais de 15%, o maior da história. Para a professora e médica especialista em saúde pública Lígia Bahia, da UFRJ, a ANS se coloca hoje ao lado das operadoras dos planos de saúde. Além disso, o Poder Judiciário criou o chamado "rol taxativo", que é menor do que o exigido pela ANS. Ou seja, nem mais na justiça se consegue determinados tratamentos da lista governamental. A solução mais factível seria alterar a lei, acabar com a obrigatoriedade de oferecimentos mínimos e jogar as operadoras para disputar o mercado oferecendo produtos mais racionais e baratos.

O FUTURO   293

DEMOCRACIA É SAÚDE

Não seria honesto comparar o atual momento da saúde com o dos anos que antecederam a Constituinte. No entanto, existem alguns pontos e situações desafiadores. Infelizmente, é importante combater a epidemia negacionista que, durante a pandemia, comprometeu o SUS – uma ação eficiente – e, sobretudo, estraçalhou o PNI. É vital recompor o sistema de proteção aos indígenas. Também seria prudente reocupar as entidades médicas e analisar a conduta dos médicos que agiram à margem da ciência. O mais lamentável é que, mais uma vez, estamos tendo que lutar pela democracia. De certa forma, a história nos abriu uma janela, uma oportunidade de voltar a debater problemas e soluções para a saúde de brasileiras e brasileiros.

Os desafios são bem menores do que os que tínhamos nos anos 1980. Em inúmeras questões, o Brasil evoluiu muito, graças ao Partido Sanitário, a pessoas como Sérgio Arouca, Hésio Cordeiro, Sonia Fleury e Luiz Santini e, especialmente, à mobilização da sociedade. Juntos, construímos um modelo universal de saúde. Desde a promulgação da nova Constituição, avançamos de forma inquestionável em vários aspectos.

A diminuição da mortalidade infantil é um ganho humano e civilizatório extraordinário. Em 1990, para cada mil recém-nascidos, 47,1 morriam; hoje esse número baixou para 13,3. A vitória é da sociedade brasileira através de ações anônimas de profissionais de saúde, que atuam na atenção primária realizando o pré-natal e o acompanhamento do primeiro ano de vida de brasileirinhos e brasileirinhas; através também de pessoas conhecidas, como a médica e sanitarista Zilda Arns, que liderou um batalhão de dezenas de milhares de pessoas na Pastoral da Criança, salvando a vida de milhões de crianças; da antropóloga e ex-primeira-dama Ruth Cardoso, que incentivou um programa de redução da mortalidade infantil, multidisciplinar e com a abrangência de vários ministérios, cobrindo 1.200 municípios, muitos deles vítimas da seca.

A partir de 2003, com a eleição do presidente Lula, foram criados programas como Bolsa Família e Minha Casa Minha Vida, que permitiram a entrada de uma massa enorme de trabalhadores no mercado formal de consumo, bem como melhorias nas condições de moradia, proporcionando dignidade às pessoas e famílias; e o Farmácia Popular, que garantiu acesso gratuito ou a preços bastante reduzidos a remédios para diversas doenças crônicas.

A expansão da cobertura populacional do Programa Saúde da Família representou, sem dúvida, um avanço. O transporte sanitário para emergências foi qualificado com a criação do Serviço de Atendimento Móvel de Urgência (SAMU), incluindo o transporte fluvial na região amazônica. Desse modo, a ambulância, que durante muitos anos serviu para as prefeituras como mera moeda de troca por votos, sobretudo nas cidades menores, passou a integrar um programa qualificado de melhoria do acesso às emergências.

Outra marca positiva indiscutível foi a criação da Agência Nacional de Vigilância Sanitária (Anvisa). O fundador e ex-presidente da agência dr. Gonzalo Vecina Neto costuma brincar dizendo que ela começou em 1808, com a abertura dos portos. Mas, na verdade, ela compõe o SUS e tem a gigantesca tarefa de promover a segurança sanitária de produtos e serviços de um país que tem oito vezes vezes mais farmácias do que o indicado pela OMS e é o sexto maior mercado de remédios do mundo. Por ser um mercado tão grande, são constantes os casos de surgimento de produtos com forte apelo comercial, mas sem nenhuma eficácia médica: emagrecedores, tonificantes musculares, tratamentos para melhorar a qualidade do esperma, pomadas milagrosas etc. É também a Anvisa que determina a classificação de tarja dos remédios, evitando, por exemplo, que sejam usados de forma equivocada, como o colírio cicloplégico, que, se ingerido, produz alucinações. A agência também retira medicamentos do mercado. Nos últimos anos, muitos xaropes à base de codeína ou zipeprol foram banidos, pois também podiam ser usados como alucinógenos, como Gotas Binelli e Setux.

Não são apenas remédios que a Anvisa controla. Faz parte de sua esfera de atuação: vigiar aeroportos, portos e fronteiras, controlar e fiscalizar a produção de cosméticos, alimentos, produtos médicos e serviços. Recente-

O FUTURO

mente, uma máscara reconstrutora de botox capilar, uma marca de álcool em gel volume 70 e um repelente foram proibidos. Produtos clandestinos, como águas sanitárias e oxigenadas, não escapam. A agência também faz um trabalho de orientação e educação da população em relação a propostas enganosas do uso de determinados produtos, como o silicone industrial, próprio para a limpeza de automóveis e peças de aviões e não para fins estéticos.

Apesar de ter sofrido todo tipo de pressão, no início de 2021 a Anvisa liberou de forma emergencial o uso das vacinas contra a Covid-19. Mais tarde, quando liberou a vacina para crianças, o então presidente Bolsonaro pediu à agência o nome de todos os servidores responsáveis. Logo em seguida, seus funcionários começaram a receber ameaças de morte. Como se tratava de um comportamento criminoso, a direção da Anvisa contatou a Polícia Federal. Até o dia 14 de fevereiro de 2022, tinham sido registradas pelo menos 458 ameaças, segundo matéria da Rádio Senado publicada em seu website de 16 de fevereiro de 2022.

Poucos sabem da existência da Universidade Aberta do Sistema Único de Saúde (UNA-SUS), um dos braços mais recentes do SUS, criado em 2010. Ao longo de sua curta existência, passaram por seus 370 cursos espalhados pelo território nacional mais de 5 milhões de profissionais da área de saúde – cuja maioria optou pela formação na área de atenção básica. Os cursos são organizados por 35 instituições de ensino superior e gratuitos. Segundo o site do Universidade Aberta, os cursos ofertados não são aleatórios. Acompanham as necessidades da população, com as especificidades de cada público, e buscam soluções para os problemas de saúde pública. Há cursos on-line, de extensão, aperfeiçoamento, especialização (para programas de provimento) e mestrados profissionalizantes que abordam os mais diversos temas, desde assuntos específicos, como diagnóstico e tratamento de doenças, aos mais abrangentes, como políticas públicas em saúde.

Como em qualquer universidade, a UNA tem acervos robustos: o de recursos educacionais em saúde, que armazena materiais, tecnologias e experiências educacionais; e a plataforma Arouca, com os dados dos cursos e suas ofertas. É o sistema público de saúde se retroalimentando e reunindo conhecimento para seu aperfeiçoamento.

Em seu discurso de abertura na VIII Conferência Nacional de Saúde, Sérgio Arouca falou que a reforma sanitária era um movimento supra-partidário, fruto de uma vontade tão grande da sociedade brasileira que se tornara algo irreversível. Disse também que ali se dava o encontro entre o povo brasileiro e o setor de saúde. Chegou a hora de revivermos isso. O resgate do SUS vai precisar de líderes que comandem uma força multipartidária e engajem a sociedade em um movimento de permanente reconstrução do futuro.

Posfácio

É muito difícil fazer previsões sobre políticas públicas, sobretudo em ambientes de grandes transformações sociais, políticas, econômicas e científicas. Em trinta anos, a população brasileira cresceu e envelheceu o mesmo que a França, por exemplo, em quase duzentos anos. Além de mudanças demográficas, houve também o fenômeno da rápida urbanização, aumento da expectativa de vida, alteração de padrões epidemiológicos e está em curso uma revolução tecnológica tanto no campo da ciência da saúde quanto no da biologia molecular, a imunologia, e das ciências correlatas, sobretudo na tecnologia de informação e comunicação, além da inteligência artificial. A estimativa é que se poderá avançar muito no potencial preditivo, permitindo intervenções mais precoces que podem modificar o curso da história natural de inúmeras doenças.

O grande problema, no caso brasileiro, é que, no meio de todo o processo, não reduzimos a profunda desigualdade social e econômica, com grandes desequilíbrios regionais e bolsões de miséria e pobreza até em regiões mais desenvolvidas. Portanto, considerar a possibilidade de um processo político de inclusão, a utilização adequada de tecnologias, o planejamento de investimentos de médio e longo prazos e as desigualdades regionais e locais pode ser um caminho virtuoso. Igualmente virtuoso seria realizar uma discussão honesta e produtiva sobre possibilidades de cooperação público-privada – apesar do acentuado questionamento de intelectuais, militantes e da massa de servidores públicos de todos os níveis em relação ao setor privado. No entanto, quase todos os críticos têm seus planos particulares de saúde e são usuários da rede assistencial privada, que é, muitas vezes, subsidiada com recursos públicos e beneficiada pela renúncia fiscal. Essa postura enfraquece a luta por melhoria nas condições de trabalho do SUS – um sistema que atende aproximadamente 80% da população, enquanto o suplementar chega a cerca de 25%.

O conjunto de grandes mudanças e transformações atuais, que afeta os países do mundo inteiro em maior ou menor grau, incide de modo particular e mais gravemente nos países em desenvolvimento. Hoje, a população considera a saúde no Brasil como um de seus principais problemas, desafiando gestores, políticos e profissionais do setor. O aumento dos custos não tem produzido resultados melhores em qualidade, considerando-se, por exemplo, restrições de acesso aos serviços, expressivos relatos de eventos adversos e pesquisas que demonstram insatisfação dos pacientes. A crescente fragilização do SUS e também a situação financeira crítica do setor privado representam um imenso desafio para as próximas décadas. Por outro lado, o paradigma clássico dos anos 1960 para a organização do setor da saúde – em níveis de atenção mais ou menos independentes em relação à expectativa de alta resolubilidade em cada nível – é inadequado à jornada dos pacientes de doenças crônicas, que hoje são predominantes. A expectativa de resolubilidade se aplicava a uma era em que predominavam agravos agudos ou episódios agudos de doenças crônicas e emergências. Hoje, a ênfase deve ser para o cuidado contínuo e nosso sistema não está preparado sob qualquer ponto de vista: organizacional, de recursos humanos e tecnológicos.

Em estudos realizados no Centro de Estudos Estratégicos (CEE) da Fiocruz, um grupo de trabalho que Temporão e eu coordenamos, procuramos identificar as principais barreiras que dificultam ou impedem o acesso aos serviços e tecnologias: de conhecimento, de recursos econômicos, de recursos tecnológicos, de disponibilidade de perfis profissionais adequados, de modelos mais eficientes de governança e gestão. Com relação aos agravos, aqueles que por sua especificidade representam importante carga de doença e têm no acesso sua principal barreira, deve-se considerar: hipertensão, diabetes, câncer, doenças neuropsíquicas, urgências e emergências e arboviroses. Quanto aos fatores de risco, desafios e oportunidades que

POSFÁCIO

podem ser enfrentados com políticas públicas transversais, em cooperação com outras áreas de governo e com a sociedade, mencionamos: obesidade/ padrão alimentar/ atividade física; riscos ambientais ligados ao padrão de desenvolvimento; fatores genéticos; desafios e oportunidades em ciência e tecnologia e inovação em cooperação com a comunidade científica; mix público-privado.

A história do atual sistema público de saúde do Brasil revela que a sociedade brasileira é capaz de colocar de lado diferenças ideológicas e avançar no sentido de construir um país mais generoso, democrático e, sobretudo, inclusivo. A construção do SUS exigiu de seus artífices determinação e muita capacidade de negociação. Mas tudo isso só foi possível porque havia um modelo, criado pelos sanitaristas, que deu um rumo às reformas que a saúde pública necessitava. Ao longo desse difícil processo, nunca ficou evidente o quão ambicioso era o projeto, pois eles estavam construindo apenas o maior sistema de saúde do mundo, e o mais desafiador: um modelo público.

No entanto, não ter se preocupado com como seria o seu financiamento foi, e continua sendo, um erro. O Sistema Único de Saúde está longe de ser o ideal. Mesmo assim, ele foi capaz de dar resposta ao maior desafio sanitário enfrentado até hoje: a pandemia de Covid-19. Foi graças a sua formulação – tripartite e descentralizada – que muitas brasileiras e brasileiros tiveram sua saúde preservada contra os desmandos anticientíficos do então governo. Essa rica experiência poderia, ou poderá, pautar outras áreas que carecem de reformas urgentes, como a educação, a violência e a questão habitacional.

O Partido Sanitário foi fundamental para a retomada da democracia. Que o resgate de sua história inspire outros setores da sociedade brasileira no sentido de ampliarmos, e garantirmos, os direitos da Constituição Cidadã.

Agradecimentos

Meus primeiros agradecimentos vão para minha mulher, Wanda Elizabeth, e para o meu amigo Marco Porto, pela leitura paciente dos primeiros textos e suas inestimáveis sugestões.

Agradeço também a paciência generosa dos entrevistados, todos com relevante presença na construção do SUS, e que ajudaram a compor um mosaico de experiências precursoras para o conhecimento do grande público.

Agradeço a Walter Zoss e Cristina Ras, que sempre me estimularam a relatar minhas experiências nessa jornada de mais de 45 anos de gestão pública.

Finalmente, minha profunda gratidão ao historiador Clóvis Bulcão, que me guiou nessas veredas.

Luiz Antonio Santini

Notas

Introdução

1. OLIVEIRA, J.A.A.; TEIXEIRA, S.M.F. *(Im)previdência social*. Petrópolis: Vozes, 1986. p. 68.
2. CENTRO DE PESQUISA E DOCUMENTAÇÃO DE HISTÓRIA CONTEM-PORÂNEA DO BRASIL. Plano Salte. In: ____. *Dicionário Histórico-Biográfico Brasileiro*. Disponível em: <https://www18.fgv.br/CPDOC/acervo/dicionarios/verbete-tematico/plano-salte>. Acesso em: 22 dez. 2022.
3. GIOVANELLA, L. As origens e as correntes atuais do enfoque estratégico em planejamento de saúde na América Latina. *Cadernos de Saúde Pública*, v. 7, n. 1, p. 26-44, jan. 1991. Disponível em <https://www.scielo.br/j/csp/a/YKWdkn-tvNY7r7wKQ6LskrpD/?lang=pt#>. Acesso em: 26 dez. 2022.
4. CONFERÊNCIA INTERNACIONAL SOBRE CUIDADOS PRIMÁRIOS DE SAÚDE, 1978, Alma-Ata. *Declaração de Alma-Ata*. Disponível em: <https://bvsms.saude.gov.br/bvs/publicacoes/declaracao_alma_ata.pdf>. Acesso em: 25 dez. 2022.
5. ROSAS, E. J. Constituinte: os inimigos da reforma sanitária se mobilizam. *Saúde em Debate*, v. 1, n. 22, p. 18, out. 1988.

1. A medicina brasileira

1. SANTOS FILHO, L. *História geral da medicina brasileira*. São Paulo: Hucitec, 1991. p. 106.
2. PÔRTO, A. O sistema de saúde do escravo no Brasil do século XIX: doenças, instituições e práticas terapêuticas. *História, Ciências, Saúde – Manguinhos*, v. 13, p. 1.019-1.027, 2006. Disponível em: <https://www.scielo.br/j/hcsm/a/GkKtTp4QKvCrNJnpmzD4H9K/>. Acesso em: 24 dez. 2022.

3. FREYRE, G. *Casa-grande & senzala*. Rio de Janeiro: Record, 2001. p. 380.

4. Idem, p. 381.

5. Idem, p. 446.

6. PIMENTA, T. S.; GOMES, F. *Escravidão, doenças e práticas de cura no Brasil*. Rio de Janeiro: Outras Letras, 2016. p. 240.

7. SANTOS FILHO, L. *História geral da medicina brasileira*. São Paulo: Hucitec, 1991. p. 119.

8. Idem, p. 162.

9. FREYRE, G. *Casa-grande & senzala*. Rio de Janeiro: Record, 2001. p. 119.

10. Idem, p. 350.

11. Idem, p. 118.

12. Idem, p. 373.

13. NAVA, P. *Capítulos da história da medicina no Brasil*. São Paulo: Ateliê Editorial, 2004. p. 55.

14. ALENCAR, J. *Senhora*. Rio de Janeiro: Ediouro, 1985. p. 79.

15. FREYRE, G. *Casa-grande & senzala*. Rio de Janeiro: Record, 2001. p. 419.

16. Idem, p. 420.

17. SCLIAR, M. *Oswaldo Cruz*. São Paulo: Imprensa Oficial, 2012. p. 17.

18. PEREIRA, M. O Brasil ainda é um imenso hospital. *Revista de Medicina*, v. 3, n. 22, p. 3-9, 1922. Disponível em: <https://www.revistas.usp.br/revistadc/article/view/56845>. Acesso em: 2 jan. 2023.

19. SÁ, D. M. A voz do Brasil: Miguel Pereira e o discurso sobre o "imenso hospital". *História, Ciências, Saúde — Manguinhos*, v. 16, p. 333-348, jul. 2009. Disponível em: <https://www.scielo.br/j/hcsm/a/jhCVgqYXYJyF85D4FZJJp6P/?format=pdf&lang=pt>. Acesso em: 30 dez. 2022.

20. Idem.

21. Idem.

22. SOUZA, C. M. C. Hospital Ana Nery (1940–1950) – mais saúde para os trabalhadores da Bahia. *XXVIII Simpósio Nacional de História*, 2015. Disponível em: <http://www.snh2015.anpuh.org/resources/anais/39/1434405665_ARQUIVO_hospitalananeryanpuh2015.pdf>. Acesso em: 31 dez. 2022.

23. GOULART, E. M. A. *O viés médico na literatura de Guimarães Rosa*. Belo Horizonte: Faculdade de Medicina da UFMG, 2011. p. 13.

24. Idem, p 14.

NOTAS

25. CENTRO DE PESQUISA E DOCUMENTAÇÃO DE HISTÓRIA CONTEM-PORÂNEA DO BRASIL. Plano Salte. In: _____. *Dicionário Histórico-Biográfico Brasileiro*. Disponível em: < https://www18.fgv.br/CPDOC/acervo/dicionarios/verbete-tematico/plano-salte>. Acesso em: 22 dez. 2022.

26. CAMPOS, G. W. S. *A saúde pública e a defesa da vida*. São Paulo: Hucitec, 1994. p. 47.

27. CAMPOS, G. W. S. *Os médicos e a política pública de saúde*. São Paulo: Hucitec, 1988. p. 53.

28. QUEM cuida – e como – da saúde do Brasil. *Diário de Pernambuco*, 13 fev. 1972. Segundo Caderno, p. 13.

29. CHICO JÚNIOR. O atropelado do dia e o Inamps. *O Pasquim*, n. 500, p. 35, 26 jan.-10 fev. 1979.

30. NAVA, P. *Galo das trevas*. Rio de Janeiro: José Olympio, 1981. p. 100.

2. O ensino da medicina

1. NAVA, P. *Capítulos da história da medicina no Brasil*. São Paulo: Ateliê Editorial, 2004, p. 165.

2. BULCÃO, L. G.; EL-KAREH, A. C.; SAYD, J. D. Ciência e ensino médico no Brasil (1930-1950). *História, Ciências, Saúde–Manguinhos*, v. 14, n. 2, p. 469-487, abr. 2007. Disponível em: <https://doi.org/10.1590/S0104-59702007000200005>. Acesso em: 4 jan. 2023.

3. Idem.

4. EDLER, F. C. *Clementino Fraga Filho*: depoimento de um médico humanista. Rio de Janeiro: Editora Fiocruz, 2009. p. 26.

5. ALMEIDA FILHO, N. Nunca fomos flexnerianos: Anísio Teixeira e a educação superior em saúde no Brasil. *Cadernos de Saúde Pública*, v. 30, n. 12, p. 2.531-2.553, dez. 2014. Disponível em: <https://doi.org/10.1590/0102-311XET011214>. Acesso em: 4 jan. 2023.

6. BUENO, R. R. L.; PIERUCCINI, M. C. *Abertura de escolas de medicina no Brasil*: relatório de um cenário sombrio. Brasília: CFM, 2004. p. 20.

7. ESCOREL, S. *Reviravolta na saúde*: origem e articulação do movimento sanitário. Rio de Janeiro: Editora Fiocruz, 1999. p. 93.

8. NASSER, D. Ao presidente: Médici, medite. *O Cruzeiro*, n. 12, p. 20, 24 mar. 1971.

9. Idem.

10. OLIVEIRA, D. A crise de um sistema. *Diário de Pernambuco*, 27 abr. 1971. Primeiro Caderno, p. 4.

11. COSTA, V. Rotarianos e indigentes. *Diário de Pernambuco*, 8 maio 1971. Primeiro Caderno, p. 4.

12. COSTA E SILVA, A. Discurso presidencial. *Anais da IV Conferência Nacional de Saúde*, 30 ago.-3 set. 1967. Disponível em: <https://bvsms.saude.gov.br/bvs/publicacoes/anais_4_conferencia_nacional_saude.pdf>. Acesso em: 12 jan. 2023.

13. FELIPE, J. S. *A construção do sistema único de saúde*: narrativa de um sujeito em ação. 2021. 285 f., il. Tese (Doutorado em Ciências da Saúde) – Universidade de Brasília, Brasília, 2021. Disponível em: <https://repositorio.unb.br/handle/10482/42822>. Acesso em: 8 jan. 2023.

14. Idem.

15. Idem.

16. Idem.

17. AROUCA, S. *O dilema preventivista*: contribuição para a compreensão e crítica da medicina preventiva. 1975. Tese (Doutorado) – Faculdade de Ciências Médicas da UNICAMP, Campinas, 1975. p. 90.

18. Idem, p. 90.

19. ESCOREL, S. *Reviravolta na saúde*: origem e articulação do movimento sanitário. Rio de Janeiro: Editora Fiocruz, 1999. p. 115.

20. Idem, p. 116.

21. Idem, p. 118.

22. GUIMARÃES, R. Hésio Cordeiro e o Instituto de Medicina Social. *Physis: Revista de Saúde Coletiva*, v. 31, p. e310307, 2021. Disponível em: <https://www.scielo.br/j/physis/a/W8KNwMmBHZzFcXPV4yszWzD/?lang=pt>. Acesso em: 9 jan. 2023.

23. Idem.

24. VENTURA, M. *O espetáculo mais triste da Terra*. São Paulo: Companhia das Letras, 2011. p. 76.

3. O Partido Sanitário

1. CENTRO BRASILEIRO DE ESTUDOS DE SAÚDE. A questão democrática na área de saúde. Documento apresentado pelo CEBES – Nacional no 1º Simpósio sobre Política Nacional de Saúde na Câmara Federal, out. 1979. Disponível em:

NOTAS

<https://cebes.org.br/site/wp-content/uploads/2015/10/Cebes_Sa%C3%BA-de-e-Democracia.pdf>. Acesso em: 5 jan. 2023.

2. ESCOREL, S. *Reviravolta na saúde*: origem e articulação do movimento sanitário. Rio de Janeiro: Editora Fiocruz, 1999. p 102.

3. CAMPOS, G. W. S. *Os médicos e a política pública de saúde*. São Paulo: Hucitec, 1988. p. 55.

4. Idem, p. 58.

5. PIRES, Waldir. O grande destino do SUS. *Revista Baiana de Saúde Pública*, v. 33, n. 2, p. 136-146, 2009. Disponível em: <https://rbsp.sesab.ba.gov.br/index.php/rbsp/article/view/212>. Acesso em: 15 dez. 2022.

6. PAIVA, C. H. A.; REIS, J. F. R.; NETO, L. A. A. *Hésio Cordeiro e a história da saúde no Brasil*. Rio de Janeiro: Casa de Oswaldo Cruz, 2022. p. 98-99.

7. Idem, p. 72.

8. Idem, p. 60.

9. PIRES, Waldir. O grande destino do SUS. *Revista Baiana de Saúde Pública*, v. 33, n. 2, p. 136-146, 2009. Disponível em: <https://rbsp.sesab.ba.gov.br/index.php/rbsp/article/view/212>. Acesso em: 15 dez. 2022.

4. A crise do Inamps

1. COSTA, V. Plano Nacional de Saúde III. *Diário de Pernambuco*, 28 nov. 1969. Primeiro Caderno, p. 4.

2. FERNANDES, H. Em primeira mão. *Tribuna da Imprensa*, 20 fev. 1970. p. 3.

3. COMISSÃO dá fim ao PNS: inviabilidade. *Tribuna da Imprensa*, 27 fev. 1970. Primeiro Caderno, p. 1.

4. VALLE, H. R. INPS: processos guardados em caixas de margarina. *Tribuna da Imprensa*, 29-30 jan. 1972. p. 9.

5. MELLO, C. G. *O sistema de saúde em crise*. São Paulo: Cebes-Hucitec, 1976. p. 116.

6. *Tribuna da Imprensa*, 4 nov. 1989. p. 12.

7. BRASIL. Informe confidencial do SNI, 1º out. 1982. Sistema de Informações do Arquivo Nacional, 2023. Disponível em: <http://imagem.sian.an.gov.br/acervo/derivadas/BR_DFANBSB_V8/MIC/GNC/CCC/82007323/BR_DFANBSB_V8_MIC_GNC_CCC_82007323_d0001de0001.pdf>. Acesso em: 12 jan. 2023.

8. TEIXEIRA, S. M. F. Reorientação da assistência médica previdenciária: um passo adiante ou dois atrás? *Revista de Administração Pública*, v. 19, n. 1,

p. 48-58, 1985. Disponível em: <https://bibliotecadigital.fgv.br/ojs/index.php/rap/article/view/10372>. Acesso em: 13 jan. 2023.

9. BRASIL. Informe confidencial do SNI, 3 nov. 1979. Sistema de Informações do Arquivo Nacional, 2023. Disponível em: < http://imagem.sian.an.gov.br/acervo/derivadas/BR_DFANBSB_V8/MIC/GNC/AAA/80005613/BR_DFANBSB_V8_MIC_GNC_AAA_80005613_d0001de0001.pdf>. Acesso em: 3 nov. 2022.

10. Idem.

11. *Jornal do Brasil*, 10 mar. 1985. p. 12.

5. A saúde antes do SUS

1. MELLO, C. G. *Saúde e assistência médica no Brasil*. São Paulo: Cebes-Hucitec, 1977. p. 221.

2. SOARES, J. C. R. S. Política de medicamentos no Brasil e miséria filosófica. *Saúde em Debate*, n. 25, p. 42-46, jun. 1989.

3. Idem.

4 STRALEN, C. J. A luta do movimento sindical dos trabalhadores rurais pela equiparação da assistência médica rural à assistência médica urbana. *Saúde em Debate*, n. 24, p. 31, mar. 1989.

5. AGORA, tudo normal. O Victor do Amaral reabriu a maternidade. *Diário da Tarde*, 11 out. 1973. p. 3.

6. SANT'ANNA, A. R. O futuro entregue às baratas. *Jornal do Brasil*, 8 maio 1985. Caderno B, p. 28.

7. RANGEL, F. Falastrões. *Jornal do Brasil*, 22 set. 1987. Caderno B, p. 2.

8. TRANSMISSÃO da aids por transfusão aumenta no Rio. *O Fluminense*, 6 jan. 1988. p. 9.

6. A Constituinte e o surgimento do SUS

1. ANAIS da VIII Conferência Nacional de Saúde. Brasília: Centro de Documentação do Ministério da Saúde, 1987. p. 371.

2. CUT já criticou tudo e a Conclat aguarda. *Correio Braziliense*, 19 mar. 1986. p. 6.

3. CREMERJ vai examinar ação de secretário. *Jornal do Brasil*, 23 fev. 1984. Primeiro Caderno, p. 7.

4. MÉDICOS decidem acabar a greve para negociar. *Jornal do Brasil*, 24 fev. 1984. Primeiro Caderno, p. 7.

NOTAS

5. BRIZOLA recebe com aspereza profissionais de saúde. *Jornal do Brasil*, 12 maio 1984. Primeiro Caderno, p. 8.

6. COMISSÃO NACIONAL DA REFORMA SANITÁRIA. *Documentos III*. Rio de Janeiro: Secretaria da CNRS, 1987. Disponível em: <https://bvsms.saude. gov.br/bvs/publicacoes/cd05_08.pdf>. Acesso em: 20 dez. 2022.

7. Associação Médica do Rio Grande do Sul. A criação do SUS | Uma conversa com o ex-ministro da Saúde Alceni Guerra. Disponível em: <https://www. youtube.com/watch?v=1Lx73qiuUhc&t=1880s>. Acesso em: 28 dez. 2023.

8. CORDEIRO, H. A saúde perdeu um pouco das suas bandeiras. *Radis*, n. 102, p. 19, 2011.

7. O SUS paulista

1. INSTITUTO DANTE PAZZANESE DE CARDIOLOGIA. Linha do tempo. Disponível em: <https://www.idpc.org.br/institucional/historia/>. Acesso em: 14 jan. 2023.

2. BARATA, L. R. B.; MENDES, J. D. V. *Os hospitais filantrópicos do século XXI e o SUS*. São Paulo: Secretaria de Saúde, 2005. Disponível em: <https://docs.bvsalud. org/biblioref/ses-sp/year/ses-7918/ses-7918-1689.pdf>. Acesso em: 26 jan. 2023.

8. INCA

1. TEIXEIRA, L. A.; FONSECA, C. O. *De doença desconhecida a problema de saúde pública*: o INCA e o controle do câncer no Brasil. Rio de Janeiro: Ministério da Saúde, 2007. p. 120.

2. Idem, p. 145.

9. A pandemia e o SUS

1. CARVALHO, L. M. *O cadete e o capitão*: a vida de Jair Bolsonaro no quartel. São Paulo: Todavia, 2019. p. 292.

2. LIMA, B. Médico pró-cloroquina é responsável por fiscalização no Conselho de Medicina. Metrópoles, 20 out. 21. Coluna de Guilherme Amado. Disponível em: <https://www.metropoles.com/colunas/guilherme-amado/medico-pro-cloro- quina-e-responsavel-por-fiscalizacao-no-conselho-de-medicina>. Acesso em: 20 jan. 2023.

310   SUS: UMA BIOGRAFIA

3. SOARES, I. Bolsonaro: "Tem idiota que diz 'vai comprar vacina'. Só se for na casa da tua mãe." *Correio Braziliense*, 4 mar. 21. Disponível em: <https://www.correiobraziliense.com.br/politica/2021/03/4910153-bolsonaro-tem-idiota-que-diz-vai--comprar-vacina--so-se-for-na-casa-da-tua-mae.html >. Acesso em: 19 jan. 2023.

10. O futuro

1. SCHEFFER, M. Bancada da saúde no Congresso dá guinada à direita. *Estadão*, 6 out. 2022. Blog Política&Saúde. Disponível em: <https://www.estadao.com.br/politica/politica-e-saude/eleicoes-2022-bancada-da-saude-no-congresso--da-guinada-a-direita/>. Acesso em: 26 jan. 2023.
2. INSPER. *Judicialização da saúde no Brasil*: perfil das demandas, causas e propostas de solução. Série Justiça Pesquisa, 2019. Disponível em: <https://www.cnj.jus.br/wp-content/uploads/2018/01/f74c66d46cfea933bf22005ca50ec915.pdf>. Acesso em: 3 fev. 2023.
3. MARINHO, A.; CARDOSO, S. S.; DE ALMEIDA, V. V. *Desigualdade de transplantes de órgãos no Brasil*: análise do perfil dos receptores por sexo e raça ou cor. Brasília: IPEA, 2011. p. 37.
4. RETROSPECTIVA da saúde: eventos climáticos, vacinação e variantes da covid marcam 2021. Faculdade de Medicina da UFMG, 3 jan. 2022. Disponível em: <https://www.medicina.ufmg.br/retrospectiva-da-saude-impactos-vao-de-neve-no-sul-ao-abandono-indigena-no-norte/>. Acesso em: 5 fev. 2023.
5. STADEN, H. *Duas viagens ao Brasil*. Belo Horizonte: Itatiaia, 1988. p 107.

Bibliografia

ALENCAR, J. *Senhora*. Rio de Janeiro: Ediouro, 1985.

ALMEIDA, M. J. *A organização dos serviços de saúde em Londrina*. Londrina: Inesco, 2013.

AMARANTE, P. (org.) *Loucura e transformação social*: autobiografia da reforma psiquiátrica no Brasil. São Paulo: Zagodoni Editorial, 2021.

_____ . *Lugares da memória*. São Paulo: Zagodoni Editorial, 2017.

AMADO, J. *Tenda dos milagres*. São Paulo: Klick, 2001.

ARBEX, D. *Holocausto brasileiro*. São Paulo: Geração Editorial, 2017.

BRITTO, N. *Oswaldo Cruz*: a construção de um mito da ciência brasileira. Rio de janeiro: Editora Fiocruz, 1995.

BULCÃO, C. *Pequena enciclopédia de personagens da literatura brasileira*. Rio de Janeiro: Editora Campus, 2005.

CAMPOS, G. W. S. *A saúde pública e a defesa da vida*. São Paulo: Hucitec, 1994.

_____ . *Os médicos e a política pública de saúde*. São Paulo: Hucitec, 1988.

CARVALHO, L. M. *O cadete e o capitão*: a vida de Jair Bolsonaro no quartel. São Paulo: Todavia, 2019.

CHAVES, M.; ROSA, A. R. (org.). *Educação médica nas Américas*. São Paulo: Editora Cortez, 1990.

COSTA, E. A. *1967: um mergulho no Amazonas*: em busca da medicina pública para o Brasil. São Paulo: Novo Século, 2018.

COSTA, V. *Política nacional de saúde*. Recife: Companhia Editora de Pernambuco, 1971.

EDLER, F. C. *Clementino Fraga Filho*: depoimento de um médico humanista. Rio de Janeiro: Editora Fiocruz, 2009.

_____ . *A medicina no Brasil imperial*: clima, parasitas e patologia tropical. Rio de Janeiro: Editora Fiocruz, 2011.

ESCOREL, S. *Reviravolta na saúde*: origem e articulação do movimento sanitário. Rio de Janeiro: Editora Fiocruz, 1999.

FALEIROS, V. P. *et al*. *A construção do SUS*: histórias da reforma sanitária e do processo participativo. Brasília: Ministério da Saúde, 2006.

FLEURY, S. (org.) *A utopia revisitada*. Rio de Janeiro: Abrasco, 1995.

GOULART, A. A. *Municipalização*: veredas, caminhos do movimento municipalista de saúde do Brasil. Rio de Janeiro, Abrasco/Conaems, 1996.

GOULART, E. M. A. *O viés médico na literatura de Guimarães Rosa*. Belo Horizonte: Faculdade de Medicina da UFMG, 2011.

FREYRE, G. *Casa-grande & senzala*. Rio de Janeiro: Record, 2001.

_____ . *Ordem e progresso*. São Paulo: Global, 2016.

JORGE, B. A. L.; LANZIERI, P. G. *Um homem, uma doença, uma história*. Niterói: Editora da UFF, 2012.

JOSÉ, E. *Waldir Pires*: biografia. Aparecida: Versal Editores, 2018.

HENRION, C. T.; LAURELL, A. C. *Por el derecho universal a la salud*. Buenos Aires: Clacso, 2015.

KARASCH, M. C. *A vida dos escravos no Rio de Janeiro 1808-1850*. São Paulo: Companhia das Letras, 1987.

MACHADO. F. A. *O SUS que eu vivi*. Rio de Janeiro: Cebes, 2014.

MANDETTA, L. H. *Um paciente chamado Brasil*. Rio de Janeiro: Objetiva, 2020.

MANN, T. *A montanha mágica*. Rio de Janeiro: Nova Fronteira, 2011.

MARQUES. R. M. (org.) *Sistema de Saúde no Brasil*. Rio de Janeiro: Ministério da Saúde, 2016.

MELLO, C. G. *Saúde e assistência médica no Brasil*. São Paulo: Cebes-Hucitec, 1977.

_____ . *O sistema de saúde em crise*. São Paulo: Cebes-Hucitec, 1976.

MOTTA, M. B. (org.) *Michel Foucault*: arte, epistemologia, filosofia e história da medicina. Rio de Janeiro: Forense Universitária, 2011.

MOTTA, M.; SARMENTO, C. E. *A construção de um estado*: a fusão em debate. Rio de Janeiro: Editora FGV, 2001.

NAVA, P. *Galo das trevas*. Rio de Janeiro: José Olympio, 1981.

_____ . *Capítulos da história da medicina no Brasil*. São Paulo: Ateliê Editorial, 2004.

NUNES, E. D. Medicina social: aspectos históricos e teóricos. São Paulo: Global, 1983.

OLIVEIRA, J. A. A.; TEIXEIRA, S. M. F. *(Im)previdência social*. Petrópolis: Vozes, 1986.

BIBLIOGRAFIA   313

PAIVA, C. H. A.; REIS, J. F. R.; NETO, L. A. A. *Hésio Cordeiro e a história da saúde no Brasil.* Rio de Janeiro: Casa de Oswaldo Cruz, 2022.

PIMENTA, T. S.; GOMES, F. *Escravidão, doenças e práticas de cura no Brasil.* Rio de Janeiro: Outras Letras, 2016.

SANTOS FILHO, L. *História geral da medicina brasileira.* São Paulo: Hucitec, 1991.

SCLIAR, M. *Oswaldo Cruz.* São Paulo: Imprensa Oficial, 2012.

SCHWARCZ, L. M., STARLING, H. M. *A bailarina da morte:* a gripe espanhola no Brasil. São Paulo: Companhia das Letras, 2020.

SOUSA, M. F.; MENDES, A. (org.). *Tempos radicais da saúde em São Paulo*: a construção do SUS na maior cidade brasileira. São Paulo: Hucitec, 2003.

STADEN, H. *Duas viagens ao Brasil.* Belo Horizonte: Itatiaia, 1988.

TEIXEIRA, L. A.; FONSECA, C. O. *De doença desconhecida a problema de saúde pública*: O INCA e o controle do câncer no Brasil. Rio de Janeiro: Ministério da Saúde, 2007.

VARELLA, D.; CESCHIN, M. *A saúde dos planos de saúde*: desafios da assistência privada no Brasil. São Paulo: Paralela, 2014.

VENTURA, M. *O espetáculo mais triste da Terra:* o incêndio do Gran Circo Norte-Americano. São Paulo: Companhia das Letras, 2011.

VERISSIMO, E. *Olhai os lírios do campo.* Rio de Janeiro: José Olympio, 1973.

VILLA, M. A. *Collor presidente*: trinta meses de turbulências, reformas, intrigas e corrupção. Rio de Janeiro: Record, 2016.

Periódicos

A Tribuna, Brasil Médico, Caxias Magazine, Ciência & Cultura, Correio Braziliense, Correio de Notícias, Correio de Notícias (Paraná), Correio do Povo (Santa Catarina), Correio Paulistano, Diário Carioca, Diário da Manhã, Diário da Noite, Diário da Tarde (Curitiba), Diário de Natal, Diário de Pernambuco, Diário do Acre, Diário do Pará, Folha de S.Paulo, Jornal do Brasil, Jornal do Comércio, Lavoura e Comércio, Manchete, Movimento, O Cruzeiro, O Fluminense, O Globo, O Jornal, O Lutador (Minas Gerais), O Pasquim, Saúde em Debate, Tribuna da Imprensa, Tribuna de Santos.

FONTES ELETRÔNICAS

ABRASCO. Cronologia da Associação Brasileira de Pós-Graduação em Saúde Coletiva. Rio de Janeiro, RJ, 2004. Disponível em: <http://www.abrasco.org.br/UserFiles/File/ABRASCO_25_ANOS/10%20Cap-cronoediretor.pdf>. Acesso em: 13 abr. 2022.

AGUIAR, N. Modalidades assistenciais do INAMPS. *Revista Brasileira de Educação Médica*, v. 3, n. 1, jan.-abr. 1979. Disponível em: <https://www.scielo.br/j/rbem/a/scgtqHppMyDcNSSwZqQRGRR/?format=pdf&lang=pt>. Acesso em: 24 mar. 2022.

ALMEIDA FILHO, N. Nunca fomos flexnerianos: Anísio Teixeira e a educação superior em saúde no Brasil. *Cadernos de Saúde Pública*, v. 30, n. 12, p. 2.531-2.553, dez. 2014. Disponível em: <https://doi.org/10.1590/0102-311XET011214>. Acesso em: 4 jan. 2023.

AMARAL, J. L. *Duzentos anos de medicina no Brasil*. Rio de Janeiro: UERJ, 2007. Tese (Doutorado) – Instituto de Medicina Social, Universidade do Estado do Rio de Janeiro. Disponível em: <https://portal.cfm.org.br/images/stories/biblioteca/duzentos%20anos%20de%20medicina%20no%20brasil.pdf>. Acesso em: 24 out. 2022.

ANAIS da IV Conferência Nacional de Saúde. Brasília: Centro de Documentação do Ministério da Saúde, 1967. Disponível em: <https://bvsms.saude.gov.br/bvs/publicacoes/anais_4_conferencia_nacional_saude.pdf>. Acesso em: 7 jan. 2023.

ANAIS da VIII Conferência Nacional de Saúde. Brasília: Centro de Documentação do Ministério da Saúde, 1987. Disponível em <http://www.ccs.saude.gov.br/cns/pdfs/8conferencia/8conf_nac_anais.pdf>. Acesso em: 12 jan. 2023.

ARAÚJO, J. C. S. Universidade brasileira segundo o inquérito de 1928: ensino, pesquisa e extensão. *Revista HISTEDBR On-line*, v. 13, n. 51, p. 373-382, 2013. Disponível em: <https://periodicos.sbu.unicamp.br/ojs/index.php/histedbr/article/view/8640283/7842>. Acesso em: 4 jan. 2023.

AROUCA, S. *O dilema preventivista*: contribuição para a compreensão e crítica da medicina preventiva. 1975. Tese (Doutorado) – Faculdade de Ciências Médicas da UNICAMP, Campinas, 1975. Disponível em: <https://www.cesteh.ensp.fiocruz.br/sites/default/files/o_dilema_preventivista.pdf>. Acesso em: 24 dez. 2022.

BIBLIOGRAFIA

BARATA, L. R. B.; MENDES, J. D. V. *Os hospitais filantrópicos do século XXI e o SUS.* São Paulo: Secretaria de Saúde, 2005. Disponível em: <https://docs.bvsalud.org/biblioref/ses-sp/year/ses-7918/ses-7918-1689.pdf>. Acesso em: 26 jan. 2023.

BEZERRA, A. C. V. Das brigadas sanitárias aos agentes de controle de endemias: o processo de formação e os trabalhadores do campo. *Hygeia: Revista Brasileira de Geografia Médica e Saúde*, v. 13, n. 25, p. 65, 2017. Disponível em: <https://www.researchgate.net/publication/320094563_DAS_BRIGADAS_SANITARIAS_AOS_AGENTES_DE_CONTROLE_DE_ENDEMIAS_O_PROCESSO_DE_FORMA-CAO_E_OS_TRABALHOS_DE_CAMPO>. Acesso em: 12 jan. 2023.

BOLETIM Epidemiológico. Brasília: Ministério da Saúde, 2020. Disponível em: <https://www.gov.br/saude/pt-br/centrais-de-conteudo/publicacoes/boletins/epidemiologicos>. Acesso em: 5 fev. 2023.

BRAGHINI, K. M. Z. A história dos estudantes "excedentes" nos anos 1960: a superlotação das universidades e um "torvelinho de situações improvisadas". *Educar em Revista*, p. 123-144, 2014. Disponível em: <https://www.scielo.br/j/er/a/LRjYPXnRxwFHYwMG6RwzYzd/abstract/?lang=pt>. Acesso em: 5 jan. 2023.

BRASIL. Decreto-Lei nº 200, de 25 de fevereiro de 1967. Disponível em: <https://www.planalto.gov.br/ccivil_03/decreto-lei/del0200.htm>. Acesso em: 6 jan. 2023.

BRASIL. Financiamento público de saúde. Eixo 1, v. 1. Brasília: Ministério da Saúde, 2013. Disponível em <https://bvsms.saude.gov.br/bvs/publicacoes/financiamento_publico_saude_eixo_1.pdf>. Acesso em: 19 set. 2022.

BRASIL. Informe confidencial do SNI, 1º out. 1982. Sistema de Informações do Arquivo Nacional, 2023. Disponível em: <http://imagem.sian.an.gov.br/acervo/derivadas/BR_DFANBSB_V8/MIC/GNC/CCC/82007323/BR_DFANBSB_V8_MIC_GNC_CCC_82007323_d0001de0001.pdf>. Acesso em: 12 jan. 2023.

BRASIL. Informe confidencial do SNI, 3 nov. 1979. Sistema de Informações do Arquivo Nacional, 2023. Disponível em: < http://imagem.sian.an.gov.br/acervo/derivadas/BR_DFANBSB_V8/MIC/GNC/AAA/80005613/BR_DFANBSB_V8_MIC_GNC_AAA_80005613_d0001de0001.pdf>. Acesso em: 3 nov. 2022.

BRASIL. Lei complementar nº 11, de 25 de maio de 1971. Disponível em: <https://www.planalto.gov.br/ccivil_03/leis/lcp/lcp11.htm>. Acesso em: 24 dez 2022.

BRASIL. Lei nº 6.229, de 17 de julho de 1975. Disponível em: <https://www2.camara.leg.br/legin/fed/lei/1970-1979/lei-6229-17-julho-1975-357715-publi-cacaooriginal-1-pl.html>. Acesso em: 18 set. 2022.

BRASIL. Relatório da CPI da Pandemia. Brasília, 2022. Disponível em: <https://legis.senado.leg.br/comissoes/mnas?codcol=2441&tp=4>. Acesso em: 18 fev. 2023

BUENOS, R. C. L.; PIERUCCINI, M. C. *Abertura de escolas médicas no Brasil*. Brasília: Diretoria do Conselho Federal de Medicina, 2005. Disponível em: <https://cbcsp.org.br/wp-content/uploads/2016/12/Escolas_de_Medicina.pdf>. Acesso em: 5 jan. 2023.

BULCÃO, L. G.; EL-KAREH, A. C.; SAYD, J. D. Ciência e ensino médico no Brasil (1930-1950). *História, Ciências, Saúde-Manguinhos*, v. 14, p. 469-487, 2007. Disponível em: <https://www.scielo.br/j/hcsm/a/cqkc7Vs3nYdSSd4BTWgcGnb/>. Acesso em: 4 jan. 2023.

CASTRO, J. L.; GERMANO, J. W. A Difusão da Medicina Social no Brasil: o Protagonismo de Juan César García e da OPAS. *Revista Cronos*, v. 11, n. 1, p. 219, 2010. Disponível em: <https://repositorio.ufrn.br/handle/123456789/30537>. Acesso em: 4 jan. 2023.

CENTRO BRASILEIRO DE ESTUDOS DE SAÚDE. *A questão democrática na área de saúde*. Documento apresentado pelo CEBES – Nacional no 1º Simpósio sobre Política Nacional de Saúde na Câmara Federal, out. 1979. Disponível em: <https://cebes.org.br/site/wp-content/uploads/2015/10/Cebes_Sa%C3%BAde--e-Democracia.pdf>. Acesso em: 5 jan. 2023.

CENTRO DE PESQUISA E DOCUMENTAÇÃO DE HISTÓRIA CONTEMPORÂNEA DO BRASIL. Plano Salte. *Dicionário Histórico-Biográfico Brasileiro*. Disponível em: < https://www18.fgv.br/CPDOC/acervo/dicionarios/verbete--tematico/plano-salte>. Acesso em: 22 dez. 2022.

CEREZA, V. C.; CARRARO, G. *A busca por direitos sociais no Brasil*: período pós abolição da escravatura e os reflexos nos anos 30 da lei de benefícios. Curitiba: IBDP, 2021. Disponível em: <https://www.ibdp.org.br/wp-content/uploads/2021/10/Artigo-07-A-BUSCA-POR-DIREITOS-SOCIAIS-NO-BRASIL-PERIODO-POS-ABOLICAO-DA-ESCRAVATURA-E-OS-REFLEXOS--NOS-30-ANOS-DA-LEI-DE-BENEFICIOS-Valber-Cruz-Cereza-e-Gissele--Carraro.pdf>. Acesso em: 15 jan. 2023.

CHAGAS, J; TORRES, R. Saúde tem seção específica na Constituição Cidadã. Escola Politécnica de Saúde Joaquim Venâncio, 1º set. 2008. Disponível em: <https://www.epsjv.fiocruz.br/noticias/reportagem/saude-tem-secao-especifica-na-constituicao-cidada>. Acesso em: 23 jan. 2023.

BIBLIOGRAFIA   317

CHICO JÚNIOR. O atropelado do dia e o Inamps. *O Pasquim*, n. 500, p. 35, 26 jan.-1º fev. 1979.

CHIORO, A.; SCAFF, A. *A implantação do Sistema Único de Saúde*. Brasília: Ministério da Saúde, 1999. Disponível em: <http://www.escoladesaude.pr.gov.br/arquivos/File/Material3_ChioroA.pdf>. Acesso em: 20 jan. 2023.

CISLAGHI, J. F.; TEIXEIRA, S. O.; SOUZA, T. O. *O financiamento do SUS*: principais dilemas. Rio de Janeiro: IPEA, 2012. Disponível em: <https://www.ipea.gov.br/code2011/chamada2011/pdf/area2/area2-artigo16.pdf>. Acesso em: 19 set. 2022.

COMISSÃO NACIONAL DA REFORMA SANITÁRIA. *Documentos III*. Rio de Janeiro: Secretaria da CNRS, 1987. Disponível em: <https://bvsms.saude.gov.br/bvs/publicacoes/cd05_08.pdf>. Acesso em: 20 dez. 2022.

CONFERÊNCIA INTERNACIONAL SOBRE CUIDADOS PRIMÁRIOS DE SAÚDE. Declaração de Alma-Ata, 1978, Alma-Ata. Disponível em: <https://bvsms.saude.gov.br/bvs/publicacoes/declaracao_alma_ata.pdf>. Acesso em: 25 dez. 2022.

CONSELHO NACIONAL DE SECRETÁRIOS DE SAÚDE. *CONASS Debate*: A crise contemporânea dos modelos de atenção à saúde. Brasília: CONASS, 2014. Disponível em: <https://www.conass.org.br/biblioteca/pdf/conass-debate-n3.pdf>. Acesso em: 27 jun. 2022.

COSENDEY, M. A. E. *et al*. Assistência farmacêutica na atenção básica de saúde: a experiência de três estados brasileiros. *Cadernos de Saúde Pública*, v. 16, p. 171-182, 2000. Disponível em: <https://www.scielo.br/j/csp/a/yJj5ZwmB5dyMwPCtTfgpfPN/abstract/?lang=pt>. Acesso em: 14 jan. 2023.

COSTA, A. M. *et al*. Centro Brasileiro de Estudos de Saúde: movimento em defesa do direito à saúde. *Saúde em Debate*, v. 44, p. 135-141, 2020. Disponível em: <https://www.scielo.br/j/sdeb/a/SwMJG4gTGRyrrRJjdKxPZTD/?lang=pt>. Acesso em: 18 jan. 2023.

COSTA, E. A. Sistema Único de Saúde: uma visão crítica de sua definição constitucional: Questão democrática sem projeto nacional?. *Comunicação em Ciências da Saúde*, v. 30, n. 3, p. 59-86, 2020. Disponível em: <https://revistaccs.escs.edu.br/index.php/comunicacaoemcienciasdasaude/article/view/521>. Acesso em: 8 mai. 2022.

DOMINGUES, C. M. A. S. *et al*. 46 anos do Programa Nacional de Imunizações: uma história repleta de conquistas e desafios a serem superados. *Cadernos de Saúde Pública*, v. 36, 2020. Disponível em: <https://www.scielo.br/j/csp/a/XxZCT7tKQjP3V6pCyywtXMx/?lang=pt>. Acesso em: 16 dez. 2022.

ESCOLA de Cirurgia da Bahia. *Dicionário Histórico-Biográfico Ciências da Saúde no Brasil*. Rio de Janeiro: FIOCRUZ, s/d. Disponível em: <https://dichistoria-saude.coc.fiocruz.br/iah/pt/verbetes/escirba.htm>. Acesso em: 2 jan. 2023.

ESCOREL, S. As bases universitárias. In: *Reviravolta na saúde*: origem e articulação do movimento sanitário. Rio de Janeiro: Editora Fiocruz, 1999. p. 18-30. Disponível em: <https://books.scielo.org/id/qxhc3/pdf/escorel-9788575413616-03.pdf>. Acesso em: 2 nov. 2022.

_____. O movimento estudantil e o centro brasileiro de estudos de saúde (Cebes). In: *Reviravolta na saúde*: origem e articulação do movimento sanitário. Rio de Janeiro: Editora Fiocruz, 1999, p. 68-88. Disponível em: <https://books.scielo.org/id/qxhc3/pdf/escorel-9788575413616-06.pdf>. Acesso em: 18 jan. 2023.

FELIPE, J. S. *A construção do sistema único de saúde*: narrativa de um sujeito em ação. 2021. 285 f., il. Tese (Doutorado em Ciências da Saúde) — Universidade de Brasília, Brasília, 2021. Disponível em: <https://repositorio.unb.br/handle/10482/42822>. Acesso em: 8 jan. 2023.

GUIMARÃES, R. Hésio Cordeiro e o Instituto de Medicina Social. *Physis: Revista de Saúde Coletiva*, v. 31, p. e310307, 2021. Disponível em: <https://www.scielo.br/j/physis/a/W8KNwMmBHZzFcXPV4yszWzD/?lang=pt>. Acesso em: 9 jan. 2023.

GIOVANELLA, L. As origens e as correntes atuais do enfoque estratégico em planejamento de saúde na América Latina. *Cadernos de Saúde Pública*, v. 7, n. 1, p. 26-44, jan. 1991. Disponível em <https://www.scielo.br/j/csp/a/YKWdkntvNY7r7wKQ6LskrpD/?lang=pt#>. Acesso em: 26. dez. 2022.

INSTITUTO DANTE PAZZANESE DE CARDIOLOGIA. Linha do tempo. Disponível em: <https://www.idpc.org.br/institucional/historia/>. Acesso em: 14 jan. 2023.

INSPER. *Judicialização da saúde no Brasil*: perfil das demandas, causas e propostas de solução. Disponível em: <https://www.insper.edu.br/wp-content/uploads/2020/07/Relatorio_CNJ-FINAL-.pdf>. Acesso em: 3 fev. 2023.

JUNIOR, I. M. A vigilância epidemiológica no Brasil e a Fundação SESP. *ANPUH – XXII Simpósio Nacional de História*, João Pessoa, 2003. Disponível em: <https://anpuh.org.br/uploads/anais-simposios/pdf/2019-01/1548177543_c1163039630028c5ff14eaa4291184f5.pdf>. Acesso em: 12 jan. 2023.

BIBLIOGRAFIA

KATZMAN, M. T. *Urbanização e concentração industrial*: 1940/70. Rio de Janeiro: IPEA, 1974. Disponível em: <https://repositorio.ipea.gov.br/handle/11058/6553>. Acesso em: 10 jan. 2023.

LAFFIN, N. H. F.; BONACIM, C. A. G. Custos da saúde: judicialização de medicamentos ofertados pelo SUS. *Anais do Congresso Brasileiro de Custos – ABC*, 2017. Disponível em: <https://anpcont.org.br/wp-content/uploads/2022/05/324_merged.pdf>. Acesso em: 3 fev. 2023.

LAVRAS, C.; PRIETO, S.; CONTADOR, V. *Movimento Sanitário Brasileiro na década de 70*: a participação das universidades e dos municípios-memórias. Brasília: Conselho Nacional de Secretários Municipais de Saúde, Conasems, 2007. Disponível em: <https://pesquisa.bvsalud.org/bvsms/resource/pt/mis-15842>. Acesso em: 26 mar. 2022.

LIMA, B. Médico pró-cloroquina é responsável por fiscalização no Conselho de Medicina. Metrópoles, 20 out. 21. Coluna de Guilherme Amado. Disponível em: <https://www.metropoles.com/colunas/guilherme-amado/medico-pro--cloroquina-e-responsavel-por-fiscalizacao-no-conselho-de-medicina>. Acesso em: 20 jan. 2023.

LIMA, J. C. F.; BRAGA, I. F. Entrevista: Nelson Rodrigues dos Santos. *Trabalho, Educação e Saúde*, [S. l.], v. 6, n. 3, 2022. Disponível em: <https://www.tes.epsjv.fiocruz.br/index.php/tes/article/view/1694>. Acesso em: 7 jan. 2023.

MARCOLIN, N. O aprendizado tropical. *Pesquisa FAPESP*, n. 85, mar. 2003. Disponível em: <https://revistapesquisa.fapesp.br/o-aprendizado-tropical/>. Acesso em: 29 dez. 2022.

MARINHO, A. Um estudo sobre as filas para transplantes no Sistema Único de Saúde brasileiro. *Cadernos de Saúde Pública*, v. 22, p. 2.229-2.239, 2006. Disponível em: <https://www.scielo.br/j/csp/a/D579DPWHMHh3nL5gc9LS7R-B/?lang=pt.> Acesso em: 3 jan. 2023.

MATTA, G. C.; PONTES, A. L. M. (org.). *Políticas de saúde*: organização e operacionalização do sistema único de saúde. Rio de Janeiro: EPSJV/FIOCRUZ, 2007. Disponível em: <https://www.epsjv.fiocruz.br/publicacao/livro/politicas-de-saude-organizacao-e-operacionalizacao-do-sistema-unico-de-saude>. Acesso em: 19 set. 2022.

MERCADANTE, O. A. (coord.) Evolução das políticas e do sistema de saúde. In: FINKELMAN, J. (org.) *Caminhos da saúde no Brasil*. Rio de Janeiro: Editora Fiocruz, 2002. Disponível em: <https://books.scielo.org/id/sd/pdf/finkelman-9788575412848-05.pdf >. Acesso em: 23 out. 2022.

320 SUS: UMA BIOGRAFIA

MIRANZI, S. *et al.* Compreendendo a história da saúde pública no Brasil 1870-1990. *Saúde Coletiva*, v. 7, n. 41, p. 157-162, 2010. Disponível em: <https://www.redalyc.org/pdf/842/84213511007.pdf>. Acesso em: 3 nov. 2022.

OSORIO, M.; REGO, H. R. S.; VERSIANI, M. H. Rio de Janeiro: trajetória institucional e especificidades do marco de poder. *Cadernos do Desenvolvimento Fluminense*, n. 12, p. 73-92, 2017. Disponível em: <https://www.e-publicacoes.uerj.br/index.php/cdf/article/view/36738>. Acesso em: 12 set. 2022.

PAIM, J. S. Comentário: o "Plano Nacional de Saúde" de 1967 e os "planos de saúde", hoje: algo em comum? *Revista de Saúde Pública*, v. 40, p. 386-388, 2006. Disponível em: <https://www.scielo.br/j/rsp/a/q3yYqLDkfWNDfSk-QxX3mXHq/>. Acesso em: 18 nov. 2022.

PARADA, R. A construção do Sistema Estadual de Saúde: antecedentes e formas de inserção. *Physis: Revista de Saúde Coletiva*, v. 11, p. 19-104, 2001. Disponível em: <https://www.scielo.br/j/physis/a/QH3SFxyFLb4CjRNPTTZJpLK/abstract/?lang=pt>. Acesso em: 12 set. 2022.

PAZ, E. S. A. *et al. A importância do Sistema Único de Saúde na pandemia do coronavírus*. Trabalho de Conclusão de Curso (Graduação em Enfermagem) – Faculdade de Ciências Biológicas e da Saúde, Universidade São Judas. Disponível em: <https://repositorio.animaeducacao.com.br/handle/ANIMA/14530>. Acesso em: 29 jan. 2023.

PEREIRA, M. O Brasil ainda é um imenso hospital. *Revista de Medicina*, v. 3, n. 22, p. 3-9, 1922. Disponível em: <https://www.revistas.usp.br/revistadc/article/view/56845>. Acesso em: 2 jan. 2023.

PIOLA, S. F. *et al.* Estruturas de financiamento e gasto do sistema público de saúde. *A saúde no Brasil em 2030 – prospecção estratégica do sistema de saúde brasileiro*: estrutura do financiamento e do gasto setorial. Rio de Janeiro: Fiocruz/Ipea/Ministério da Saúde/Secretaria de Assuntos Estratégicos da Presidência da República, 2013. Disponível em: <https://books.scielo.org/id/z9374/pdf/noronha-9788581100180-03.pdf>. Acesso em: 19 set. 2022.

PIRES, W. O grande destino do SUS. *Revista Baiana de Saúde Pública*, v. 33, n. 2, p. 136-146, 2009. Disponível em: <https://rbsp.sesab.ba.gov.br/index.php/rbsp/article/view/212>. Acesso em: 15 dez. 2022.

PÔRTO, A. O sistema de saúde do escravo no Brasil do século XIX: doenças, instituições e práticas terapêuticas. *História, Ciências, Saúde–Manguinhos*,

BIBLIOGRAFIA

v. 13, p. 1019-1027, 2006. Disponível em: <https://www.scielo.br/j/hcsm/a/ GkKtTp4QKvCrNJnpmzD4H9K/>. Acesso em: 24 dez. 2022.

RETROSPECTIVA da saúde: eventos climáticos, vacinação e variantes da covid marcam 2021. Faculdade de Medicina da UFMG, 3 jan. 2022. Disponível em: <https://www.medicina.ufmg.br/retrospectiva-da-saude-impactos-vao-de-ne-ve-no-sul-ao-abandono-indigena-no-norte/>. Acesso em: 5 fev. 2023.

SÁ, D. M. A voz do Brasil: Miguel Pereira e o discurso sobre o "imenso hospital". *História, Ciências, Saúde-Manguinhos*, v. 16, p. 333-348, jul. 2009. Disponível em: <https://www.scielo.br/j/hcsm/a/jhCVgqYXYJyF85D4FZJJp6P/?format=pdf&lang=pt>. Acesso em: 30 dez. 2022.

SANTOS, I. S. *O mix público-privado no sistema de saúde brasileiro*: elementos para a regulação da cobertura duplicada. 2009. Tese (Doutorado em Saúde Pública) – Escola Nacional de Saúde Pública Sergio Arouca, Fundação Oswaldo Cruz, Rio de Janeiro, 2009. Disponível em: <https://bvsms.saude.gov.br/bvs/ publicacoes/premio2010/doutorado/trabalho_isabelassantossantos_mh_d.pdf>. Acesso em: 14 abr. 2022.

SANTOS, L. A.; MORAES, C.; COELHO, V. S. P. Os anos 80: a politização do sangue. *Physis: Revista de Saúde Coletiva*, v. 2, p. 107-149, 1992. Disponível em: <https://www.scielo.br/j/physis/a/HLrkyKL54XHtSFRPKmWSvmC/?format=pdf&lang=pt>. Acesso em: 16 jan. 2023.

SCHEFFER, M. Bancada da saúde no Congresso dá guinada à direita. *Estadão*, 6 out. 2022. Blog Política&Saúde. Disponível em: <https://www.estadao.com. br/politica/politica-e-saude/eleicoes-2022-bancada-da-saude-no-congresso--da-guinada-a-direita/>. Acesso em: 26 jan. 2023.

SCHEFFER, M. *et al. Demografia Médica no Brasil 2020*. São Paulo, SP: FMUSP, CFM, 2020. Disponível em: <https://www.fm.usp.br/fmusp/conteudo/DemografiaMedica2020_9DEZ.pdf>. Acesso em: 18 nov. 2022.

SIQUEIRA, R. P. M. Anísio Teixeira e a UDF: a universidade sonhada. *Anais de História e Democracia*: precisamos falar sobre isso, 2018. Disponível em: <https://www.encontro2018.sp.anpuh.org/resources/anais/8/1534861982_ARQUIVO_ANPUH-ANISIOTEIXEIRAEAUDF.pdf>. Acesso em: 4 jan. 2023.

SOARES, I. Bolsonaro: "Tem idiota que diz 'vai comprar vacina'. Só se for na casa da tua mãe." *Correio Braziliense*, 4 mar. 21. Disponível em: <https://www.correio-braziliense.com.br/politica/2021/03/4910153-bolsonaro-tem-idiota-que-diz-vai--comprar-vacina--so-se-for-na-casa-da-tua-mae.html >. Acesso em: 19 jan. 2023.

SOUZA, C. M. C. Hospital Ana Nery (1940-1950) – mais saúde para os trabalhadores da Bahia. *XXVIII Simpósio Nacional de História*, 2015. Disponível em: <http://www.snh2015.anpuh.org/resources/anais/39/1434405665_ARQUIVO_hospitalananeryanpuh2015.pdf>. Acesso em: 31 dez. 2022.

STEUER, R. S. *Exercício de poder na saúde*: o caso Incor. 1997. Tese (Doutorado em Serviços de Saúde Pública) – Faculdade de Saúde Pública, Universidade de São Paulo, São Paulo, 1997. Disponível em: <https://teses.usp.br/teses/disponiveis/6/6135/tde-26112018-122330/pt-br.php>. Acesso em: 24 mar. 2022.

TEIXEIRA, S. M. F. Reorientação da assistência médica previdenciária: um passo adiante ou dois atrás? *Revista de Administração Pública*, v. 19, n. 1, p. 48-58, 1985. Disponível em: <https://bibliotecadigital.fgv.br/ojs/index.php/rap/article/view/10372>. Acesso em: 13 jan. 2023.

VIEIRA, F. S. *Direito à saúde no Brasil*: seus contornos, judicialização e a necessidade de macrojustiça. Rio de Janeiro: IPEA, 2020. Disponível em: <https://repositorio.ipea.gov.br/bitstream/11058/9714/1/TD_2547.pdf>. Acesso em: 3 fev. 2023.

ZANATTA, M. Falta de verba e falhas de gestão põem SUS em xeque. *JusBrasil*, 4 mai. 2010. Disponível em: <https://www.jusbrasil.com.br/noticias/falta-de-verba-e-falhas-de-gestao-poem-sus-em-xeque/2174280>. Acesso em: 19 set. 2022.

ENTREVISTADOS

Ana Maria Malik
Antonio Britto
Arlindo Fábio Gómez de Sousa
Ary Carvalho de Miranda
Beatriz Aguiar
Carlos Alberto Trindade (Carlão)
Christina Tavares
Eduardo de Azeredo Costa
Eduardo Jorge
Francisco Eduardo Campos
Henri Jouval
Jorge Luiz do Amaral (Bigu)

BIBLIOGRAFIA

José Gomes Temporão
José Carvalho de Noronha
Luís Carlos Lobo
Luiz Roberto Tenório
Marco Porto
Maria Manuela Pontes
Mourad Ibrahim Belaciano
Paulo Amarante
Rivaldo Venâncio da Cunha (Sergipe)
Roberto Freire
Roberto Medronho
Sonia Fleury

Índice onomástico

A

A. C. Camargo, 225

Abraham Flexner, 71, 76, 78

Abraham Horwitz, 144

Acácio Ferreira, 134-135

Academia Brasileira de Letras (ABL), 180

Academia Brasílica dos Esquecidos, 69

Academia das Ciências e de História Natural, 69

Academia dos Felizes, 69

Academia dos Seletos, 69

Academia Médico-Cirúrgica, 70

Academia Nacional de Medicina, 43, 114, 243

Ações Integradas de Saúde (AIS), 23, 118, 130-131, 152-154, 169, 180-182, 194, 212, 231

Adalto Cordeiro de Oliveira, 171

Adão Pereira Nunes, 104

Adayr Eiras de Araújo, 144, 238

Adib Domingos Jatene, 26, 82, 154, 188, 224, 226-227, 229, 232-233, 241, 265-266

Adilson Gomes de Oliveira, 159

Adolfo Chorny, 105

Adolfo Lutz, 17, 49, 60, 85, 140

Adylson Motta, 201

Affonso Romano de Sant'Anna, 176

Agência Brasileira de Inteligência (Abin), 254

Agência Nacional de Saúde Suplementar (ANS), 28, 220, 271, 291-292

Agência Nacional de Vigilância Sanitária (Anvisa), 246, 252-253, 294-295

Aguinaldo Silva, 25, 191

Airamir Padilha ("Comandante Padilha"), 177

Akira Homma, 190

Alair Ferreira, 151

Alberto Torres, 162

Albrecht von Haller, 42

Alcenir Guerra, 207, 240

Alexander L. Paterson, 46

Alexandre Lourenço, 201

Alexandre Medeiros, 192

Alexandre Padilha, 271

Alexandre Rodrigues Ferreira, 69

Aliança Democrática, 24, 26, 128, 135

Aliança para o Progresso, 19

Aliança Renovadora Nacional (Arena), 133, 158, 168

Alma-Ata, 88, 109, 212

Almir Gabriel, 200-201

Aloysio Salles, 149-151, 154, 157, 159

Aluísio Alves, 184

Américo Piquet Carneiro, 104

Ana Carolina Rios, 253

Ana Lipke, 196

Ana Maria Malik, 227, 235, 277, 286

Ana Pimentel, 271

André Mendonça, 253

André Singer, 269

Angelita Habr-Gama, 235

Anísio Teixeira, 75, 78-79, 85, 103

Antoine Lavoisier, 42

Antônio Barra Torres, 253

Antônio Britto, 267, 285

Antônio Ermírio de Moraes, 131

Antônio Ivo, 117, 179

Antônio Januário de Faria, 46

Antônio José Alves, 46

Antônio José Peixoto, 47

Antônio Pacífico Pereira, 46

Antônio Paulo Capanema de Souza, 174

Antônio Pedro Pimentel, 72, 108

Antônio Prudente, 225

Aparício Marinho, 117, 135, 139, 184

Arlindo Chinaglia, 193, 271

Arlindo Fábio Gómez de Sousa, 101, 103, 190-191, 197-199, 201

Arnaldo Barcelos, 143

Arthur Chioro, 237, 242

Arthur Lira, 271

Arthur Virgílio Filho, 130

Arthur Virgílio Neto, 130

Arthur Virgílio, 130

Artur da Costa e Silva, 85, 102, 141, 144

Ary Carvalho de Miranda, 190, 192, 197, 208, 235

Ary Frauzino, 151, 239

Asa Cristina Laurell, 120

Asilo Santa Genoveva, 213

Associação Brasileira da Indústria Farmacêutica (Abifarma), 164

Associação Brasileira de Educação Médica (ABEM), 80, 82, 86, 112

Associação Brasileira de Escolas Médicas (ABEM), ver Associação Brasileira de Educação Médica (ABEM)

Associação Brasileira de Imprensa (ABI), 196

Associação Brasileira de Medicina de Grupo e Empresarial (Abramge), 201

ÍNDICE ONOMÁSTICO

Associação Brasileira de Pós-Graduação em Saúde Coletiva (Abrasco), 124, 180

Associação Brasileira Interdisciplinar de AIDS (Abia), 176

Associação dos Residentes (Amererj), 209

Associação Latino-Americana de Saúde Mental, 217

Associação Médica Americana (AMA), 71, 99

Associação Médica Brasileira (AMB), 62-63, 81-82, 124-126, 142

Associação Médica de Brasília (AMBR), 89

Associação Médica de Nova Iguaçu (AMNI), 150

Associação Médica do Estado do Rio de Janeiro (Amerj), 164, 209

Associação Médica do Rio Grande do Sul (Amrigs), 126, 207

Associação Médica Fluminense (AMF), 150

Associação Nacional de Hospitais Privados (Anahp), 267, 285, 288

Associação Nacional de Medicina do Trabalho (ANAMT), 290

Associação Nacional dos Médicos Residentes (ANMR), 82, 126

Associação Paulista de Hospitais (SPDM), 231

Associação Paulista de Medicina (APM), 231

AstraZeneca, 260-261

Augusto Heleno, 251, 253

Azienda Unità Sanitaria Locale (USL), 212

B

Banco Mundial, 92, 269

Beatriz Aguiar, 151 ,154, 181, 194, 239, 276

Beneficência Portuguesa de São Paulo (BP), 131, 159

Bernardo Bedrikow, 188

Betinho, *ver* Herbert José de Souza

Beto Preto, 271

Bharat Biotech, 260

Bio-Manguinhos, 190

Bloomberg Philanthropies, 246

Braz Cubas, 36

Bulhões, 210

C

Caetano Veloso, 25, 192

Caio Benjamin Dias, 88

Caixas de Aposentadoria e Pensões (CAP), 18, 167

Calvin Kunin, 165

Campanha Nacional do Câncer, 239

Campanha Natal Sem Fome, 176

Cândido Borges Monteiro, 45

Cândido Portinari, 75

Cantídio Sampaio, 158

Carlos Alberto Bonacim, 278

Carlos Alberto Muniz, 134

Carlos Alberto Pelegrino, 249

Carlos Alberto Trindade ("Carlão"), 112, 182

Carlos Alexandre Bohrer, 219

Carlos Castelo Branco, 180

Carlos Chagas Filho, 86

Carlos Chagas, 17, 19, 52-53, 55, 60, 72, 85

Carlos Eduardo Almeida, 241

Carlos Finlay, 50

Carlos Gentile de Mello, 21-22, 118, 121, 125, 146, 148-149, 164

Carlos Hiram, 133

Carlos Lessa, 135

Carlos Monforte, 192

Carlos Monte, 185

Carlos Morel, 197-198

Carlos Mosconi, 200, 204-205

Carlos Sant'Anna, 129, 133, 135, 205

Carlos Seidl, 54

Carlos Vidal, 94

Carlyle Guerra de Macedo, 92, 94

Carmen Prudente, 225

Cartão Nacional de Saúde, 219

Casa de Oswaldo Cruz, 46, 53, 57, 76

Casa de Saúde Anchieta, 215

Casa de Saúde Dr. Eiras, 142, 213, 216

Casa de Saúde Santa Branca, 108

Casa de Saúde São José, 108

Casa de Saúde São Lucas, 149, 179

Casa dos Artistas, 170

Casa Ronald McDonald, 241

Castro Alves, 46

Cecília Meireles, 75

Central de Medicamentos (CEME), 163, 165

Central de Regulação de Oferta de Serviços de Saúde (Cross), 277

Central Única dos Trabalhadores (CUT), 193, 201, 270

Centro Acadêmico Oswaldo Cruz (CAOC), 90

Centro Brasileiro de Estudos de Saúde (Cebes), 21, 115, 117-121, 123, 180, 203, 210-212, 215, 252

Centro de Atenção Psicossocial (CAPS), 215

Centro de Cancerologia do Rio de Janeiro, 225

Centro de Estudos Estratégicos da Fiocruz (CEE), 264, 298

Centro de Ginecologia Luiza Gomes de Lemos, 240

Centro de Informações da Marinha (Cenimar), 143

Centro de Pesquisa e Documentação de História Contemporânea do Brasil (CPDOC), 59

Centro de Transplante de Medula Óssea (CEMO), 239

Centro Psiquiátrico Pedro II, 209, 213

Chagas Freitas, 195

Chico Buarque, 133

Chico da Silva, 171

ÍNDICE ONOMÁSTICO

Chico Júnior, 65

Chico Mário, 23, 176, 178

Christiaan Barnard, 226

Christina Tavares, 24, 132, 189, 191, 198, 201

Clarissa Tércio, 258

Claudia Maria de Rezende Travassos, 111

Claudio Amaral, 175

Clementino Fraga Filho, 76-77, 82, 86, 90, 147, 150

Clínica Psiquiátrica Humaitá, 213

Clínica Santa Genoveva, 179

Clínica São José, 146

Clínica São Vicente, 146, 179

Clovis Junqueira, 174

Clóvis Salgado, 94

Colônia Juliano Moreira, 209-210, 213, 217

Comando Geral dos Trabalhadores (CGT), 201

Comissão de Saúde da Câmara dos Deputados, 123

Comissão de Sistematização, 203, 205

Comissão do Ensino Médico, 80

Comissão Interinstitucional de Saúde (CIS), 154

Comissão Nacional da Reforma Sanitária (CNRS), 198-199

Comissão Nacional de Avaliação da Residência, 82

Comissão Nacional de Controle de Meningite, 141

Comissão Nacional de Incorporação de Tecnologias (Conitec), 274-275

Comissão Parlamentar de Inquérito (CPI), 166, 255, 257-260, 290

Compagnie Générale de Radiologie (CGR), 160

ConecteSUS, 261, 276

Confederação Nacional dos Trabalhadores na Agricultura (Contag), 201

Conferência Internacional sobre Cuidados Primários de Saúde, 21

Conselho Consultivo da Administração de Saúde Previdenciária (Conasp), 23, 152-155, 214

Conselho Federal de Medicina (CFM), 80, 82, 188, 251, 255-256, 258-259, 290

Conselho Nacional de Justiça (CNJ), 279

Conselho Nacional de Saúde (Conep), 261

Conselho Nacional de Secretarias Municipais de Saúde (Conasems), 153-154, 208

Conselho Nacional de Secretários de Saúde (Conass), 153-154, 250

Conselho Regional de Medicina (CRM), 26, 65, 125, 258-259, 263

Conselho Regional de Medicina do Estado do Rio de Janeiro (Cremerj), 26, 196, 209

330   SUS: UMA BIOGRAFIA

Contribuição Provisória sobre Movimentação Financeira (CPMF), 26, 266-267

Controladoria Geral da União (CGU), 253

Coordenação Geral do Sistema Nacional de Transplantes (CGSNT), 280

Coordenação Nacional de Aperfeiçoamento de Pessoal de Nível Superior (Capes), 78, 245

Cora Rónai, 219

CoronaVac, 259

Covaxin, 260

Crescêncio Antunes da Silveira, 82

Cristiane M. de Cruz e Souza, 57

Cristina Oliveira Fonseca, 240

Cruz Vermelha Internacional, 177

D

Dalton Paranaguá, 91

Daniel Soranz, 271

Daniela Arbex, 211

Darci Brum, 160, 184

Darcy Ribeiro, 79

Dataprev, 137

DataSUS, 276

David Capistrano da Costa Filho ("Davizinho"), 119, 215

David Capistrano da Costa, 100, 119, 210

David Nasser, 83

Declaração Universal dos Direitos Humanos, 19

Delfim Netto, 160

Deolindo Couto, 144

Departamento de Educação Médica da OMS, 86

Departamento de Epidemiologia da Secretaria de Saúde do Rio de Janeiro, 175

Departamento de Imunização, 273

Departamento de Medicina Preventiva, 96, 101, 109

Departamento de Ordem Política e Social (DOPS), 143

Departamento de Saúde Comunitária, 91

Departamento de Saúde da Comunidade, 111

Departamento de Saúde Mental e Enfrentamento do Uso Abusivo de Álcool e outras Drogas, 273

Departamento de Vigilância de IST/AIDS e Hepatites Virais, 273

Departamento Geral de Fiscalização Sanitária do Rio de Janeiro, 174

Departamento Nacional de Endemias Rurais (DENERu), 220

Departamento Nacional de Saúde Pública (DNSP), 53

Destacamento de Operações de Informações – Centro de Operações de Defesa Interna (DOI-Codi), 92

ÍNDICE ONOMÁSTICO

Dilma Rousseff, 237, 242, 258, 271, 279

Dirce Costa Zerbini, 226

Distrito Sanitário Especial Indígena (DSEI), 289

Divisão Nacional de Saúde Mental (Dinsam), 209-210

Divisão Nacional de Vigilância Sanitária de Medicamentos (Dimed), 163

Djavan, 25 ,192

doença de Chagas, 17, 97, 140

Dom Adriano Hypólito, 105

Dom João VI, 69

Dom Pedro II, 70

Dominichi Miranda de Sá, 53

Donald Trump, 251, 254

Doutrina Monroe, 19

E

Edmur Pastorello, 154, 239

Eduardo Bolsonaro, 250

Eduardo Chapot-Prévost, 49

Eduardo de Azeredo Costa, 128, 182

Eduardo Jorge, 128, 200-205, 208, 221, 228, 265-266

Eduardo Paes, 235

Eduardo Pazuello, 207, 254-255, 257-260

Eduardo Peixoto, 132

Egídio Sales Guerra, 49-50

Eleutério Rodriguez Neto, 95, 114, 198

Elisa de Souza Almeida, 130

Elsa Ramos Paim, 101

Emenda Dante de Oliveira, 128

Emílio Bonfante de Maria, 119

Emilio Ribas, 17

Emmanuel Fortes Silveira Cavalcanti, 258

Encontros Científicos de Estudantes de Medicina (Ecem), 119

Enrico Berlinguer, 20

Érica Dumont Pena, 289

Erico Verissimo, 74

Erlon Chaves, 171

Ernane Galvêas, 160

Ernani Braga, 86

Ernesto Geisel, 81-82, 228

Erno Harzheim, 250

Escola de Cirurgia da Bahia, 69

Escola Nacional de Saúde Pública Sérgio Arouca (ENSP), 100-103, 111, 117, 165, 181, 190, 197

Escola Paulista de Medicina, 74

Escola Politécnica de Saúde Joaquim Venâncio (EPSJV), 204

Escola Superior das Forças Armadas, 82

Escola Superior de Guerra (ESG), 22, 153

Escola Tropicalista Baiana, 17, 46

Escola-Parque da Bahia, 78

Estêvão Benfica Senra, 288

Eugene P. Campbell, 85

Eugênio Fontes, 74

Eugênio Marcos Andrade Goulart, 57-58

Eunício Oliveira, 271

Eurico Gaspar Dutra, 19, 59

Eurípedes Craide, 168

Euryclides de Jesus Zerbini, 82, 223-224, 226-227

Exame Nacional de Cursos ("Provão"), 284

F

Fabíola de Aguiar Nunes, 129, 133

Faculdade de Ciências Médicas do Rio de Janeiro, 74

Faculdade de Medicina da Paraíba (UFPB), 101

Faculdade de Medicina de Brasília, 86

Faculdade de Medicina de Itajubá, 80

Faculdade de Medicina de Montpellier, 39, 42

Faculdade de Medicina de Teresópolis, 175

Faculdade de Medicina do Rio de Janeiro (UFRJ), 52-53, 71, 76, 86, 90, 104, 144, 147, 149, 292

Fauze Carlos, 226

Federação Brasileira de Hospitais (FBH), 125, 131, 146, 193, 201

Federação das Associações de Moradores do Estado do Rio de Janeiro (Famerj), 26, 134

Federação das Indústrias do Estado de São Paulo (Fiesp), 188

Federação de Moradores do Estado, *ver* Federação das Associações de Moradores do Estado do Rio de Janeiro (Famerj)

Federação Nacional dos Estabelecimentos de Serviços de Saúde (Fenaess), 157-158

Federação Nacional dos Médicos (Fenam), 82

Félix Guattari, 210

Fernanda Montenegro, 25, 192

Fernando Azevedo, 73

Fernando Collor de Mello, 26, 206-208, 220, 227, 240-241, 265, 281-282

Fernando Henrique Cardoso (FHC), 26, 200, 227, 241, 249, 265-266, 292

Fernando Molica, 192

Fernando Pedrosa, 258

Fidel Castro, 19

Finaes, 202

Financiadora de Estudos e Projetos (Finep), 101

FioSaúde, 270

Firmo Neto, 171

Flavio Edler, 46

Food and Drug Administration (FDA), 254

Fórum Social Mundial de Porto Alegre, 217

Francisco Costa Neto, 185

Francisco de Assis Figueiredo, 250

ÍNDICE ONOMÁSTICO

Francisco de Paula da Rocha Lagoa, 102, 145

Francisco Dornelles, 129

Francisco Eduardo Campos ("Chico Gordo"), 93-95

Francisco Julião, 167

Francisco Pereira Passos, 48

Franco Basaglia, 20-21, 210-211

Franco Cavalli, 244

Franco Montoro, 230

frei Vicente do Salvador, 34

Fundação Adib Jatene, 227

Fundação Ary Frauzino, 238, 240-241

Fundação Carlos Chagas Filho de Amparo à Pesquisa do Estado do Rio de Janeiro (Faperj), 26

Fundação Carnegie, 71

Fundação de Amparo à Pesquisa do Estado de São Paulo (Fapesp), 224

Fundação de Assistência Médica e de Urgência de Contagem (Famuc), 96

Fundação Ford, 19, 224

Fundação Getúlio Vargas (FGV), 59, 227, 239, 266, 286

Fundação Guggenheim, 224

Fundação Instituto de Pesquisas Econômicas (Fipe), 266

Fundação Kellogg, 19, 92, 95, 99-100, 105

Fundação Nacional de Saúde (Funasa), 220

Fundação Nacional dos Povos Indígenas (Funai), 289

Fundação Oswaldo Cruz (Fiocruz), 24-25, 28, 95, 101-103, 105, 117, 132-133, 135, 145, 149, 179, 188-191, 197, 204, 206, 214, 220, 229, 242, 246, 251, 264, 270, 273, 275, 291

Fundação Parques e Jardins, 241

Fundação Rockefeller, 19, 75-76, 86

Fundação Serviço Especial de Saúde Pública (FSESP), 219-220

Fundo das Nações Unidas para a Infância (Unicef), 21, 88

Fundo de Assistência ao Trabalhador Rural (Funrural), 96, 162, 167-169

Fundo Nacional de Saúde (FNS), 26

G

Gabinete de Segurança Institucional (GSI), 251

Gabriel Oselka, 188

Gama Press, 176

Garrastazu Médici, 83, 145

Gastão Wagner de Sousa Campos, 60, 62, 125

Getúlio Vargas, 56, 72, 74, 167, 225

Gilberto Freyre, 34-35, 38, 44

Gilberto Kassab, 62

Gilson Cantarino, 111

Giovanni Berlinguer, 20-21, 211

Gladistone de Lima Sousa, 224

Golbery do Couto e Silva, 126-127

Gonzalo Vecina Neto, 294

Gran Circo Norte-Americano, 108

334   SUS: UMA BIOGRAFIA

Gregório Baremblitt, 217

Gregório Bezerra, 168

Gregório Kazi, 217

Guerrilha do Araguaia, 183

Guido Mantega, 267

Guilardo Martins Alves, 132

Guilherme Amado, 258

Guilherme Robalinho, 160

Guilherme Rodrigues da Silva, 129-130, 228

Guilherme Sampaio Ferraz, 152

H

Haddad Meio Colé, 87, 90

Hebe de Bonafini, 217

Hedyl Rodrigues Valle, 145

Heitor Furtado, 136

Heitor Villa-Lobos, 75

Helcio de Mattos, 111

Hélio Fernandes, 144, 179

Heloisa M. Starling, 54

Henfil ver Henrique de Souza Filho

Henri Jouval, 87, 90, 95, 130, 137, 149-150, 152, 283

Henrique de Souza Filho (Henfil), 23, 173, 176, 178

Henrique Martins, 135

Herbert José de Souza (Betinho), 23, 176, 178-180, 211

Herculano Lassance Cunha, 39

Hermilo Borba Filho, 171

Heródoto Bento de Mello, 218

Herval Pina Ribeiro, 131, 184

Hésio de Albuquerque Cordeiro, 15, 20-21, 24-26, 66, 104-106, 117-118, 121, 129-133, 135-136, 160, 174, 176-177, 180, 183-185, 191, 201, 220, 293

Hipócrates, 43

Hiran Gonçalves, 270

Hoechst, 175, 179

Hospital Alemão Oswaldo Cruz, 230

Hospital Auxiliar de Cotoxó, 228

Hospital Auxiliar de Suzano, 228

Hospital Azevedo Lima, 108

Hospital Barão de Lucena, 64

Hospital Carlos Chagas, 149, 195

Hospital Central da Aeronáutica, 108

Hospital Colônia Adauto Botelho, 208

Hospital Colônia Santana, 213

Hospital da Lagoa, 148, 184, 214

Hospital das Clínicas (HC), 64, 99, 129-130, 170, 174, 224, 226-228, 235, 250

Hospital de Base de Brasília, 65

Hospital de Custódia e Tratamento Psiquiátrico Heitor Carrilho, 209, 213

Hospital de Oncologia, 240

Hospital do Coração (HCOR), 230

Hospital do Engenho de Dentro, 210

Hospital do Subúrbio, 59

Hospital do Tatuapé, 64

Hospital dos Servidores do Estado (HSE), 59, 82, 149, 177, 237

ÍNDICE ONOMÁSTICO

Hospital e Maternidade Matarazzo, 157

Hospital e Maternidade São José, 169

Hospital Federal Cardoso Fontes, 136, 172

Hospital Federal de Ipanema (HFI), 171, 181, 243

Hospital Getúlio Vargas Filho, 108

Hospital Getúlio Vargas, 172

Hospital Israelita Albert Einstein, 178, 230, 234, 258, 286

Hospital João XXIII, 96

Hospital Luiz Palmier, 108

Hospital Moinhos de Vento, 230

Hospital Municipal Albert Schweitzer, 172

Hospital Municipal Jesus (HMJ), 195

Hospital Municipal Miguel Couto, 149

Hospital Municipal Souza Aguiar, 170, 172, 195, 275

Hospital Nossa Senhora das Graças, 64

Hospital Nossa Senhora de Lourdes, 170

Hospital Pedro Ernesto, 104, 110

Hospital Pedro II, 171

Hospital Português, 57

Hospital Psiquiátrico de Jurujuba, 212-213

Hospital Psiquiátrico do Juqueri, 213

Hospital Psiquiátrico São Pedro, 213

Hospital Regional de Sobradinho, 89, 283

Hospital San Giovanni, 210

Hospital Santa Cruz, 108

Hospital São Bento, 159

Hospital São João Batista, 72-73

Hospital São João da Escócia, 168

Hospital São Luiz Gonzaga, 226

Hospital São Sebastião, 196, 226

Hospital São Vicente de Paulo, 178

Hospital Sírio-Libanês, 230, 234

Hospital Universitário Antônio Pedro (HUAP), 17, 67-68, 73, 107-111, 150, 161, 224, 243

Hospital Universitário Clementino Fraga Filho (HUCFF) (Hospital do Fundão), 72, 150

Hospital Universitário Gaffrée e Guinle (HUGG), 178

Hospital Universitário Pedro Ernesto (HUPE), 104, 110, 150

Hospital Victor Ferreira do Amaral, 171

Hugo Coelho Barbosa Tomassini, 109, 111, 195

Humberto Costa, 241-242, 292

Humberto Fernandes Ribeiro ("Limoeiro"), 171

I

IBSAÚDE, 207

Ignácio Azevedo do Amaral, 74

II Congresso de Controle do Câncer, 245

III Conferência Nacional de Saúde, 79

Inácio Ferreira da Câmara, 39

Inglês de Souza, 43

Instituto Behring, 175-176

Instituto Brasileiro de Geografia e Estatística (IBGE), 287

Instituto Butantã, 49, 52, 259

Instituto Dante Pazzanese de Cardiologia, 224, 227

Instituto de Administração Financeira da Previdência e Assistência Social (Iapas), 22, 130, 183

Instituto de Aposentadoria e Pensões (IAPs), 18, 21-22, 56-57, 61-62

Instituto de Aposentadoria e Pensões dos Bancários (IAPB), 18

Instituto de Aposentadoria e Pensões dos Comerciários (IAPC), 18

Instituto de Aposentadoria e Pensões dos Empregados em Transportes e Cargas (Iapetec), 57

Instituto de Aposentadoria e Pensões dos Industriários (IAPI), 18, 61, 269

Instituto de Aposentadoria e Pensões dos Marítimos (IAPM), 18

Instituto de Aposentadoria e Pensões dos Servidores do Estado (Ipase), 18

Instituto de Assistência dos Servidores do Estado do Rio de Janeiro (Iaserj), 237

Instituto de Ensino e Pesquisa (Insper), 279

Instituto de Medicina Infantil de Pernambuco (IMIP), 171

Instituto de Medicina Social (IMS), 20, 101, 103-106

Instituto de Medicina Tropical, 90

Instituto de Pesquisa Econômica Aplicada (IPEA), 280

Instituto de Saúde Coletiva da Universidade Federal da Bahia, 78

Instituto do Câncer do Estado de São Paulo (Icesp), 234

Instituto do Coração (InCor), 224, 227, 234

Instituto Estadual de Hematologia (Hemorio), 176-177

Instituto Evandro Chagas (IEC), 140, 219

Instituto Fernandes Figueira (IFF), 149

Instituto Municipal Nise da Silveira, 209

Instituto Nacional de Assistência Médica da Previdência Social (Inamps), 15, 22-26, 64-65, 82, 111, 113-114, 117-118, 121, 126, 129-132, 135-136, 138-140, 146, 149-152, 154-160, 166, 169, 172-173, 175-178, 180, 182-185, 187, 191, 194-195, 199, 207, 213, 218, 220-221, 239, 267, 276

ÍNDICE ONOMÁSTICO

Instituto Nacional de Câncer (INCA), 11-12, 143, 151, 177, 181, 237-246, 276, 284, 287

Instituto Nacional de Controle e Qualidade em Saúde (INCQS), 132

Instituto Nacional de Pesquisa Educacional (INEP), 78

Instituto Nacional de Previdência Social (INPS), 21-22, 62, 64, 125, 130, 142, 145-146, 150, 153, 169, 183-184

Instituto Pasteur, 49

Instituto Philippe Pinel, 209, 213

Instituto Socioambiental (ISA), 288

Instituto Soroterápico, 17, 49, 52

Instituto Superior de Educação do Rio de Janeiro, 75

International Agency for Research on Cancer (IARC), 246

Isabel Mortara, 244

Isaías Maciel, 150

Isaura Bruno, 171

Ismael Alexandrino, 271

Ítalo Bruno, 151

Itamar Franco, 241

IV Conferência Nacional de Saúde, 84, 141

Ivo Pitanguy, 108

J

J. J. Seabra, 49-50

Jacob Kligerman, 241

Jaguar, 171

Jaime Breilh, 120

Jair Bolsonaro, 140, 249-254, 257-260, 262, 264, 273-274, 279, 288-289, 295

Jair Soares, 126-127

Jairnilson Paim, 119

Jamil Haddad, 238, 241-242

Jandira Feghali, 127, 271

Januário Montone, 220, 232, 277, 286, 291

Jarbas Passarinho, 80, 143, 157-160

Jayme Landmann, 150, 165

João Cardoso de Miranda, 69

João Carlos Serra, 126, 135-136, 185

João Dória, 259

João Figueiredo, 131, 149-151, 157, 159-160, 239

João Francisco dos Santos ("Madame Satã"), 171

João Gabbardo, 250, 253

João Goulart, 79, 129, 167

João Guimarães Rosa, 58

João Paulo dos Reis Velloso, 102

João Regazzi, 154

João Yunes, 188, 230

Joel Vivas, 132, 135

Jofran Frejat, 158

Johann Emanuel Pohl, 34

John Ligertwood Paterson, 45-46

Jorge Gama, 134

Jorge Leite, 132, 135, 139

Jorge Luiz do Amaral ("Bigu"), 81, 127, 172, 210

Jorge Marsillac, 144, 238

Jorge Solla, 271

José Bonifácio, 171

José Carlos de Almeida Azevedo, 89

José Carvalho de Noronha, 20, 105, 117, 242, 269

José de Alencar, 43

José de Anchieta, padre, 36

José de Aristodemo Pinotti, 160, 182, 267

José Eduardo M. R. Sousa, 227

José Elias Murad, 200

José Francisco da Silva Lima, 45

José Gomes Temporão, 20, 114, 118, 120, 130, 181, 237, 242-244, 264, 267, 269, 275

José Henrique Ferreira, 69

José Hilário, 223

José Lopes Pontes, 86

José Luís Fiori, 20-21, 105, 121, 129

José Maria Amaral, 132

José Pinto de Azevedo, 69

José Roberto Ferreira, 86

José Rosati, 111

José Ruben Ferreira de Alcântara Bonfim, 118

José Saraiva Felipe, 20, 93, 96-97, 128, 152, 220, 244

José Sarney, 16, 24, 26, 128-130, 133, 135, 139, 179, 182-183, 188, 193, 198-199, 204, 240

José Serra, 180, 219, 241, 265-266, 292

Joyce Aragão, 154

Juan César García, 20, 94, 105, 120

Julian Czapski, 158

Juliana Chagas, 204

Julio Argentino Roca, 48

Julyan Peard, 46

Jurandir Freire Costa, 44

Juscelino Kubitschek, 61, 79

Jussara Calmon Reis de Souza Soares, 165

L

Laerte (psiquiatra), 134

Laerte Ramos de Carvalho, 86

Lazzaro Spallanzani, 42

Lei 4.214, 167

Lei 8.080, 207, 281-282

Lei 8.142, 207-208

Lei Basaglia, 210

Lei Eloy Chaves, 18, 56, 166

Lei Sérgio Arouca, 288

Leo Prates, 271

Léo Simões, 132, 136, 151

Leon Hirszman, 178

Leonardo Gorbacz, 217

Leonel de Moura Brizola (Brizola), 128, 130, 135, 154, 176, 182, 194-197, 239

Leonel Miranda, 84, 141-145, 213-214, 218, 238

Leopold Auenbrugger, 42

Leslie Charles Scofield, 97

Licínio Cardoso, 74

Liga Pró-Saneamento do Brasil, 53

ÍNDICE ONOMÁSTICO

Ligia Bahia, 154

Lilia M. Schwarcz, 54

Louis Pasteur, 48

Lourival Baptista, 188

Lúcia Souto, 154

Luciano Dias Azevedo, 253

Ludgero Ferreira, 46

Luís Carlos Lobo, 86, 88-90, 191, 268, 275, 277, 283-284

Luís Eduardo Magalhães, 206, 292

Luís Inácio Lula da Silva (Lula), 26, 93, 114, 127, 181, 241, 267, 269, 272, 293

Luís Moraes Júnior, 52

Luís Murgel, 142

Luis Ricardo Miranda, 260

Luiz Antonio Santini, 11-12, 15, 117, 187-188, 206, 263

Luiz Antônio Teixeira, 240

Luiz Cordoni Júnior, 198

Luiz dos Santos Vilhena, 32

Luiz Gastão Rosenfeld, 175

Luiz Gonzaga do Nascimento e Silva, 171

Luiz Henrique Mandetta, 249-251, 253-254

Luiz Humberto Prisco Viana, 130

Luiz Maklouf Carvalho, 249

Luiz Romero Farias, 207

Luiza Erundina, 228

Lumena Furtado, 237

Lurdinha Maia, 154

Lurtz Sabiá, 142

Lutegarde Vieira de Freitas, 67

Lycurgo Santos Filho, 36-37, 40

M

Machado de Assis, 43

Magalhães Pinto, 149

Manoel Joaquim Ferreira Fernandes Eiras, 47, 142, 213, 216

Manoel Rodrigues da Silva, 16

Manoel Rodrigues de Carvalho ("Nequinha"), 58

Manoel Victorino, 46

Manuel Antônio de Almeida, 40

Manuel da Nóbrega, 36

Manuel Maria Pires Caldas, 46

Márcio Dias, 111

Marcio Torres, 111

Marco Antonio Villa, 207

Marco Maciel, 197

Marcos Cintra, 266

Marcos Garcia, 159

Marcos Moraes, 240-241, 243-244

Marcos Pontes, 253

Margaret Chan, 246

Margareth Thatcher, 205

Maria Augusta Generoso Estrela, 70

Maria Manuela Pinto Carneiro Alves dos Santos, 111, 149, 154-155

Marianna de Camargo Cancela, 287

Mario Chaves, 95, 105

Mário Corrêa Lima, 174

Mário Covas, 200, 204

Mario Dal Poz, 134, 276, 284

Mário Hamilton, 123

Mario Kroeff, 225

Mário Magalhães, 212

Mario Quintana, 137

Mario Rodrigues ("Mario Presidente"), 134-135

Mario Scheffer, 270

Mario Testa, 105

Mário Victor de Assis Pacheco, 121, 164

Marisa Monte, 185

Martim Francisco, 171

Martinelli, 225

Mauro Malin, 192

Mauro Ventura, 107

Mavi Amon, 177

Mayra Pinheiro, 257-258, 290

Medical College and Hospital for Women, 71

Michel Foucault, 20, 105

Michel Temer, 260, 292

Miguel Pereira, 53, 271

Milton Mello Milreu, 158-159

Miro Teixeira, 135, 194

Moacir Maia, 137

Moacyr Scliar, 50

Modesto da Silveira, 135

Mourad Ibrahim Belaciano, 270

Movimento Democrático Brasileiro (MDB), 24, 109, 128, 142, 271

Movimento dos Trabalhadores da Saúde Mental (MTSM), 210

N

Namir Salek, 178

Naomar de Almeida Filho, 78-79

Nathália Helena Fernandes Laffin, 278

Nelson Jobim, 200

Nelson Moraes, 104

Nelson Rodrigues dos Santos ("Nelsão"), 90-92

Nelson Senise, 196

Nelson Teich, 254

Nicolas Maduro, 254

Nildo Aguiar, 118, 134, 151, 154-155, 181, 194-195, 239, 276

Nilo Timóteo da Costa, 184

Nina Pereira Nunes, 104-106

Nise da Silveira, 209, 212

Nise Yamaguchi, 252-253, 258

Nísia Trindade, 27, 251, 271

Norma Bengell, 171

O

Oldemário Touguinhó, 170

Ordem dos Músicos de Santa Catarina, 171

Organização das Nações Unidas (ONU), 19

Organização dos Estados Americanos (OEA), 19

Organização Mundial da Saúde (OMS), 20-21, 86, 175, 211, 245-246, 248, 251, 274, 278, 294

ÍNDICE ONOMÁSTICO

Organização Pan-Americana da Saúde (OPAS), 19-20, 59, 77, 79, 85, 92, 94, 98, 102, 105, 124, 129, 144, 207, 218, 245, 273

Organização para a Cooperação e Desenvolvimento Econômico (OCDE), 267

Organizações Sociais de Saúde (OSS), 231-235, 286

Orivaldo Perin, 136, 192

Orlandino Prado, 142

Oscar Pirajá Martins, 158

Oscar Rodrigues Alves, 50

Osmar Freire de Sequeira, 31

Osmar Terra, 21, 183, 252

Oswaldo Costa, 102

Oswaldo Gonçalves Cruz, 17, 19, 25, 49-52, 60, 85, 190, 230

Otavio Medeiros, 127

Otoni Moreira Gomes, 224

Otto Edward Henry Wucherer, 45

Otto von Bismarck, 56

P

Partido Cidadania, 167

Partido Comunista Brasileiro (PCB) ("Partidão"), 16, 21, 82, 92, 98, 113, 117, 119, 121, 136, 167-168, 190, 194, 197, 211

Partido Comunista do Brasil (PCdoB), 127, 183, 271

Partido Comunista Italiano (PCI), 20

Partido da Frente Liberal (PFL), 24, 26, 117, 128, 132, 135, 139, 168, 182, 188

Partido da Social Democracia Brasileira (PSDB), 25, 130

Partido Democrático Social (PDS), 128, 136, 151, 168, 201

Partido Democrático Trabalhista (PDT), 271

Partido do Movimento Democrático Brasileiro (PMDB), 24-26, 117, 128-130, 132-135, 138-139, 182, 184, 194, 200-201, 204, 230, 242

Partido dos Trabalhadores (PT), 193, 200-202, 204, 234, 242, 266-267, 271, 292

Partido Liberal (PL), 270

Partido Popular (PP), 133

Partido Progressistas (PP), 270-271

Partido Sanitário, 15-17, 21, 23-26, 94, 115, 117-118, 128-129, 131-133, 138, 160, 174, 177, 188, 198, 204, 209, 213, 220, 265, 269-270, 276, 283, 288, 293

Partido Social Cristão (PSC), 258

Partido Social Democrático (PSD), 62, 271

Partido Trabalhista Brasileiro (PTB), 25

Pastoral da Criança, 293

Paulo Amarante, 118, 123, 208-215, 217

Paulo Baccarini, 130

Paulo Buss, 95, 197

Paulo Cesar Farias, 207

Paulo Delgado, 216

Paulo Gadelha, 242

Paulo Guedes, 251, 268

Paulo Henrique Melo, 183

Paulo Jacson Barros, 250

Paulo Maluf, 128, 229

Paulo Motta, 239

Paulo Paim, 202

Paulo Vanzolini, 224

Pedro Afonso, 49

Pedro Kassab, 62-63, 81, 124-125, 142, 144, 164

Pedro Lessa, 134-135

Pedro Malan, 265-266

Pedro Napoleão Chernoviz, 42

Pedro Nava, 41, 43, 65, 68-69

Pedro Veloso da Costa, 144

Philippe Pinel, 215

PL nº 903, 158

Planejamento Consultoria Empresarial, 159

Plano de Apoio às Residências (PAR), 95

Plano de Integração, Regionalização e Hierarquização da Saúde no Município de Niterói, 111

Plano de Previdência da Saúde, 126

Plano Nacional de Imunizações (PNI), 28, 140, 220, 264, 272-273, 293

Plano Nacional de Saúde (PNS), 84, 142-145

Plano Saúde, Alimentação, Transporte e Energia (Salte), 59

Polícia Federal (PF), 94, 156-157, 159, 179, 295

Polícia Militar (PM), 157, 176, 260, 290

Policlínica da Faculdade de Medicina, 72

Policlínica São Sebastião, 108

Política de Saúde para a População Negra, 272

Política Nacional de Medicamentos, 278

Política Nacional de Prevenção e Controle do Câncer, 240

Política Nacional de Saúde, 24, 84

Portaria nº 3.046 do Inamps, 152

Posto de Assistência Médica (PAM), 151, 184

Prevent Senior, 261

Programa Bolsa Família, 168, 268, 293

Programa de Apoio ao Desenvolvimento Institucional do Sistema Único de Saúde (Proadi-SUS), 230

Programa de Estudos e Pesquisas Populacionais e Epidemiológicas (Peppe), 102

Programa de Preparação Estratégica de Pessoal de Saúde (PPREPS/OPAS), 92

ÍNDICE ONOMÁSTICO

Programa Farmácia Popular, 27, 272, 294

Programa Mais Médicos, 258, 272, 282

Programa Médico de Família de Niterói, 111

Programa Minha Casa Minha Vida, 293

Programa Nacional de Avaliação do Sistema Hospitalar Psiquiátrico (PNASH), 216

Programa Nacional de Imunizações (PNI), 28, 140, 220, 264, 272-273, 293

Programa Saúde da Família, 27, 267, 275, 294

Projeto Austin, 105

Projeto Docente Assistencial da Paraíba, 94

Projeto Montes Claros, 97

Projeto Niterói, 17, 111-112

Projeto Papucaia, 113

Projeto Periferia Urbana, 92

Promoção e Educação para a Saúde e Educação Sexual (Peses), 101-102

Psiquiatria Democrática, 210

R

Raimundo Bezerra, 205

Raimundo Nina Rodrigues, 46

Raimundo Padilha, 161

Raissa Soares, 255

Raphael de Almeida Magalhães, 138, 185, 221

Raquel Torres, 204

Raul Pompeia, 43

Rede de Institutos Nacionais de Câncer (Rinc), 246

Rede Sarah, 234

Reforma Flexner, 75, 77

Regina Duarte, 251

Regina Xavier, 154

Reinaldo Guimarães, 20-21, 104, 106, 121, 129

Reinhold Stephanes, 22, 153

Relação Nacional de Medicamentos Essenciais (Rename), 278

Relatório Flexner, 71, 77, 79

Renato Santana, 119

René Laclètte, 65

Renilson Rehem de Souza, 183

Renovação Médica (REME), 125-128, 209-210, 291

Ricardo Barros, 207, 260, 271, 278

Richard Nixon, 245

Rita Lobato Velho Lopes, 71

Rivaldo Venâncio da Cunha ("Sergipe"), 118, 197

Robert Castel, 210

Robert Koch, 48

Roberto Chabo, 126-127, 195-196, 201

Roberto Freire, 167, 200, 203, 205-206, 268

Roberto Jefferson, 25, 181, 203, 214

Roberto Jorge Haddock Lobo, 45

Roberto Medronho, 120, 127

Roberto Parada, 154

Roberto Souto Maior, 157

Rodolfo Mayer, 170

Rodrigues Alves, 48-50

Rogerio Marinho, 270

Romeu Tuma, 156-159

Ronald Reagan, 205

Ronaldo Gomes, 133

Roquette-Pinto, 74-75

Rosylane Nascimento das Mercês Rocha, 290

Rubem Medina, 135, 151

Rubens P. Moura, 171

Ruth Cardoso, 293

S

Samuel Pessoa, 90

Sanatório Oswaldo Cruz, 31, 136

Santa Casa de Misericórdia, 35-36, 72, 96, 107, 173, 224, 226

Sarah Escorel, 100-102, 118, 123

Saturnino Braga, 179, 184

Sebastião de Castro Ferreira Pinto, 16

Secretaria de Ciência, Tecnologia, Inovação e Complexo da Saúde (SECTICS/MS), 275

Secretaria de Educação e Saúde Pública da Bahia, 78

Secretaria de Estado de Segurança Pública (SESP), 97

Secretaria de Informação e Saúde

Digital, 273

Secretaria de Saúde Indígena (Sesai), 289

Semanas de Estudos sobre Saúde Coletiva (Sesac), 94, 119

Senado Federal, 166, 200, 216, 266, 270, 292

Sérgio Arouca, 15, 20, 24-25, 66, 94, 98-103, 112, 117-121, 123, 132-133, 135, 154, 165, 174, 176, 184-185, 188-190, 192, 197-198, 201-203, 206, 210, 212, 214, 220, 288, 293, 295-296

Sérgio Gomes, 119

Serviço de Assistência Médica ao Comércio e à Indústria (Samcil), 62

Serviço de Assistência Médica Domiciliar e de Urgência (Samdu), 56, 195

Serviço de Assistência Social Evangélico (SASE), 150-151

Serviço de Atendimento Móvel de Urgência (SAMU), 195, 294

Serviço Especial de Saúde Pública (SESP), 59-60, 140

Serviço Nacional de Informações (SNI), 102, 127, 143, 150, 155

Serviço Nacional do Câncer (SNC), 238

Servizio Sanitario Nazionale (SSN) (Plano Nacional de Saúde da Itália), 20

Sílio Andrade, 201

Silvano Raia, 223-224

ÍNDICE ONOMÁSTICO

Simão Sessim, 151

Sindicato dos Hospitais do Estado de São Paulo, 193

Sindicato dos Médicos do Rio de Janeiro (SinMed/RJ), 21, 26, 126

Sindicato Nacional das Empresas Aéreas, 280

Sindicato Nacional dos Docentes das Instituições de Ensino Superior (Andes), 270

Sindicatos de Hospitais Privados do Rio de Janeiro, 204

Sistema Integral Informatizado da Saúde, 218

Sistema Nacional de Vigilância Epidemiológica (SNVE), 141

Sistemas Unificados e Descentralizado de Saúde nos estados (SUDS), 180-181, 185

Sociedade Brasileira de Hematologia e Hemoterapia, 175

Sociedade de Hematologia do Rio de Janeiro, 174

Sociedade de Medicina do Rio de Janeiro, 43

Sociedade de Medicina e Cirurgia do Rio de Janeiro, 47, 125

Sociedade Harveyana de Edimburgo, 69

Sonia Fleury, 21, 118, 123, 152-153, 200, 220, 269, 293

Subsistema de Atenção à Saúde Indígena (SASI), 27, 289-290

Suely Rozenfeld, 111

Superintendência de Campanhas de Saúde Pública (Sucam), 140, 220

Supremo Tribunal Federal (STF), 279, 290

Sylvio Picanço, 108

T

Tancredo Neves, 16, 24, 128-129, 132-133, 135, 137, 139, 156, 160, 200-201

Tânia Salgado Pimenta, 35

Telma de Souza, 215

Thomas Mann, 32

Thomas Sydenham, 43

Thomas Wright Hall, 46

Thomaz Camanho Netto, 157-158

TrateCov, 257

Tribunal de Contas da União (TCU), 131

U

Ubiratan de Paula Santos ("Bira"), 119

Ulysses Guimarães, 25, 133, 135, 185

Unesco, 86

União dos Médicos (Unimed), 62

União Estadual dos Estudantes (UEE), 16, 90

União Nacional dos Estudantes (UNE), 16, 90

Unidade de Terapia Intensiva (UTI), 227, 277

Unidades Auxiliares de Saúde (UAS), 98

Union for International Cancer Control (UICC), 244

United States Agency for International Development (Usaid), 80, 85, 97

Universidade Aberta do Sistema Único de Saúde (UNA-SUS), 295

Universidade Autônoma Metropolitana (UAM), 105

Universidade Central do Ecuador, 105

Universidade de Brasília (UnB), 79, 85-87, 89, 270, 283

Universidade de Campinas (Unicamp), 98-100, 119, 160

Universidade de Columbia, 46

Universidade de São Paulo (USP), 90-91, 101, 166, 224-229, 232, 279

Universidade de Stanford, 87

Universidade de Tulane de New Orleans, 97

Universidade do Brasil, 86

Universidade do Distrito Federal (UDF), 75, 104

Universidade do Estado da Guanabara (UEG), 104

Universidade do Estado do Rio de Janeiro (UERJ), 20, 101, 103-106, 121, 150, 152, 165

Universidade Estadual de Londrina (UEL), 91

Universidade Federal de Minas Gerais (UFMG), 57, 93, 120, 289

Universidade Federal de São Paulo (Unifesp), 232

Universidade Federal do Estado do Rio de Janeiro (UFERJ), 16, 73

Universidade Federal do Estado do Rio de Janeiro (Unirio), 174

Universidade Federal Fluminense (UFF), 12, 16-17, 72-73, 107-109, 112-113, 150, 223-224, 282

Universidade Hacettepe, 88

Universidade Popular das Madres da Plaza de Mayo, 214

V

V Conferência Nacional de Saúde, 141

V Congresso Brasileiro de Psiquiatria, 210

Valdir Quadros, 119

Valquíria (irmã de Marcos Garcia), 159

Veloso Costa, 83

VIII Conferência Nacional de Saúde, 25, 93, 187-188, 198, 202, 296

Visconde de Taunay, 42-43

Vital Brazil, 17, 49, 60, 85

W

Waldir Pires, 15, 24-26, 129-130, 133-139, 180, 183-185, 265

ÍNDICE ONOMÁSTICO

Waldyr Arcoverde, 154, 213, 239
Walter Leser, 229-230
Wanderson Oliveira, 253
Wellington Moreira Franco, 109, 111
Western Research, 87
Willem Pies ("Guilherme Piso"), 68-69
William T. G. Morton, 45
Wilson Fadul, 79

Y

Yanomami, 288
Yara Vargas, 273

Yassushi Yoneshigue, 150, 155
Yolanda Costa e Silva, 80
Yolanda Pires, 133

Z

Zeferino Vaz, 86, 100
Zezé Barbosa, 139
Zilda Arns, 293
Ziraldo, 178

Este livro foi composto na tipografia Minion Pro,
em corpo 11/15, e impresso em
papel off-white no Sistema Cameron da
Divisão Gráfica da Distribuidora Record.